Annick Perrot, Maxime Schwartz

Robert Koch und Louis Pasteur

Annick Perrot und Maxime Schwartz

Robert Koch und Louis Pasteur

Duell zweier Giganten

Aus dem Französischen von Ruthild Kropp

THEISS

Die Deutsche Nationalbibliothek verzeichnet diese Publikation
in der Deutschen Nationalbibliografie;
detaillierte bibliografische Daten sind im Internet über
http://dnb.d-nb.de abrufbar.

Der Konrad Theiss Verlag ist ein Imprint der WBG

Die Herausgabe des Werkes wurde durch die Vereinsmitglieder der WBG ermöglicht.
Redaktion: Ulrike Burgi, Köln
Satz: TypoGraphik Anette Klinge, Gelnhausen
Einbandabbildungen: Robert Koch © Materialscientist – Wikimedia commons,
Louis Pasteur© Félix Nadar Crisco – Wikimedia commons
Einbandgestaltung: Stefan Schmid Design, Stuttgart
Gedruckt auf säurefreiem und alterungsbeständigem Papier
Printed in Germany

Besuchen Sie uns im Internet: www.wbg-wissenverbindet.de

ISBN 978-3-8062-3150-2

Elektronisch sind folgende Ausgaben erhältlich:
eBook (PDF): 978-3-8062-3227-1
eBook (epub): 978-3-8062-3228-8

Inhalt

Vorwort

– Pasteur und Koch? Pasteur, den kenne ich, aber Koch, wer ist denn das? Und wie spricht man ihn aus? »Coq«? »Coche«?

– Koch war Deutscher. Das »ch« in seinem Namen spricht man demnach deutsch aus, wie ein »r«, das aus dem Grund des Rachens kommt.

– Wer war er?

– Der »Kochsche Bazillus«, das sagt Ihnen nichts?

– Aber ja, das Tuberkelbakterium. Er hat es also entdeckt, aber wie kann man ihn mit unserem großen Pasteur vergleichen?

– Unser großer Pasteur! Was hat er Ihrer Meinung nach eigentlich erforscht?

– Hmm, den Impfstoff gegen die Tollwut und … (Schweigen)

So in etwa könnte ein Dialog lauten, den wir mit den meisten Franzosen führen könnten, die den Umschlag dieses Buches betrachten. Bezüglich Pasteur ist er ohne Zweifel übertrieben. Nach einigen Minuten Bedenkzeit würde sich unser Gesprächspartner wahrscheinlich erinnern, dass Pasteur die Rolle der Mikroben bei der Gärung entdeckt hat, dass er die Theorie der spontanen Entstehung widerlegt und die französische Seidenraupenzucht gerettet hat, bevor er einen Impfstoff gegen den Milzbrand entwickelte, eine Krankheit, die Kuh- und Schafherden vernichtete. Aber welcher Franzose kennt von Koch mehr als den Bazillus, der seinen Namen trägt?

Und auf der anderen Seite des Rheins – wie wäre dort die Reaktion? Den Name Pasteur kennt man, jedoch ausschließlich in Bezug auf seine Arbeit zu den Impfstoffen. Koch, dieser nationale Held, der die Bakterien entdeckt hat, die für die Tuberkulose und die Cholera verantwortlich sind, wird als der Erfinder der Bakteriologie angesehen.

Dieses Buch hat zunächst das Ziel zu zeigen, wie begrenzt die Wahrnehmung von Kochs Werk in Frankreich ist – so wie die deutsche Wahrnehmung vom Werk Pasteurs.

Viele Menschen auf beiden Seiten des Rheins, aber auch der Rest der Welt, erinnern sich zweifellos daran, dass diese beiden Gelehrten Rivalen waren. Es ist diese Rivalität, die sich übrigens auch auf ihre Mitarbeiter erstreckt hat, auf die wir noch zurückkommen werden. Eine heftige Rivalität, die mit einer kaum gekannten Schärfe in Worten und Briefen einherging. Um sie zu verstehen, ist es nötig, sie aus dem Blickwinkel der französisch-deutschen Beziehungen dieser Epoche zu betrachten, die dem Deutsch-Französischen Krieg von 1870 folgte. Dieser Krieg machte aus Pasteur, der in seiner Jugend ganz offen deutschfreundlich gewesen war, einen Gelehrten, der Deutschland abgrundtief hasste. Robert Koch, der kleine Landarzt, dem es gelang, sich auf den Gipfel des Ruhms zu schwingen, hat, wie wir sehen werden, schwer an der Konkurrenz des großen Pasteur getragen, die einen Schatten auf ihn warf.

Man könnte denken, dass diese Rivalität fruchtlos und kontraproduktiv war. Sie schuf jedoch, so scheint es, einen Wettstreit, der jeden der beiden Protagonisten über sich hinaus wachsen ließ. Das Werk dieser beiden Giganten der Wissenschaft, und allgemeiner der französischen und deutschen Schulen, erwies sich als eine wunderbare Ergänzung. Dank dieser Gelehrten sind die meisten Infektionskrankheiten, die vor ihnen die Menschheit dezimierten, zumindest in den entwickelten Ländern besiegt worden.

Wie Pasteur von Deutschland überwältigt wurde

1852: Schwarzer, tadelloser Gehrock, kleine Brille mit Stahlrand und gestutzter Bart, die dem jungen Chemieprofessor genau die nötige Strenge und Ernsthaftigkeit geben. Louis Pasteur, 30 Jahre alt, fährt durch Deutschland, bequem untergebracht in einem Eisenbahnabteil. Im Kopf ein einziges Ziel: »Zu den Quellen der racemischen Säure zu gelangen.« Um sie aufzustöbern, wird er, so hat er es versprochen, »bis zum Ende der Welt« gehen! In seiner Tasche befinden sich Empfehlungsschreiben von Eilhard Mitscherlich, einem berühmten deutschen Chemiker, und von seinem Lehrer Jean-Baptiste Dumas, einem nicht weniger berühmten französischer Chemiker. Marschgepäck, das es ihm erlauben wird, mit den Fabrikanten dieser geheimnisvollen Säure Kontakt aufzunehmen. Am 9. September lässt er in Paris seine Ehefrau Marie zurück, mit der er seit drei Jahren verheiratet ist, bei ihr die kleine Jeanne, 2 Jahre, und Batitisse, Jean-Baptiste, ein Baby von 10 Monaten.

Worum handelt es sich eigentlich bei dieser racemische Säure, die Pasteur mit solcher Entschlossenheit suchte? Während seiner Studien an der École normale supérieure in der Rue d'Ulm in Paris hatte dieser junge Jurassien (Bewohner des französischen Departements Jura, Anm. d. Übers.) eine Leidenschaft für die Kristallografie entwickelt. So groß war seine Leidenschaft, dass er sie gar zum Thema seiner Dissertation in Chemie und Physik machte. Eine seiner bevorzugten Verbindungen war die Weinsäure, die im Weinstein vorkommt. Dieser setzt sich während der Umwandlung des Traubensaftes in Wein dort ab, wo die alkoholische Gärung stattfindet, nämlich auf dem Grund der Weinfässer. Diese Weinsäure wurde von der Industrie vielfach genutzt, besonders für die Fixierung von Farben auf Stoffen. Nun aber hatte der Deutsche Eilhard Mitscherlich 1844 entdeckt, dass eine Weinsäure aus der Fabrik des Elsässer Industriellen Charles Kestner besondere optische Eigenschaften aufwies, die sie von den klassischen Weinsäuren unterschied.[1] Diese besondere Weinsäure wurde racemische Säure genannt. 1848 hatte Pasteur gezeigt, dass die racemische Säure eigentlich eine Mischung zweier Sorten von Tartraten (Salzen der Weinsäure, Anm. d. Übers.) ist, deren Moleküle, nach seiner Erkenntnis, sich durch die Anordnung ihrer Atome im Raum voneinander unterscheiden, jede verhält sich wie das Spiegelbild der anderen. Diese Arbeiten hatten Pasteur in dem erlesenen Milieu der Chemiker sofort bekannt gemacht. Nun ruhte er nicht eher, bis er seine Arbeiten an der berühmten racemischen Säure fortsetzen konnte. Jedoch mangelte es ihm an dieser Substanz, denn der Industrielle Charles Kestner, der nicht wusste, wie diese Mischung in seiner Fabrik entstanden war, hatte seine Bestände aufgebraucht. Deswegen hatte Pasteur sich in den Kopf gesetzt, diese racemische Säure bei anderen Industriellen zu finden, in der Hoffnung, dabei das Geheimnis ihrer Entstehung zu entdecken.

Nun, im August 1852, ist Mitscherlich, assoziiertes ausländisches Mitglied der Académie des sciences (Akademie der Wissenschaften, Anm. d. Übers.), auf der Durchreise nach Paris, in Begleitung von Gustav Rose, einem weiteren deutschen Kristallografen. Diese Herren drücken gegenüber Jean-Baptiste Biot[2] ihren Wunsch aus, den jungen Chemiker und seine Produkte kennenzulernen. Pasteur ist begeistert und zeigt ihnen »im

Collège de France zweieinhalb Stunden lang seine Kristalle«. »Sie waren sehr erfreut und haben mit großem Lob über meine Arbeiten gesprochen«, kommentiert er. Daraufhin wird Pasteur zu einem Abendessen zum Baron Louis Jacques Thénard gebeten, bei dem die Crème de la Crème der Chemie zusammenkommt: Dumas[3], Chevreul, Regnault, Pelouze, etc.

Tief beeindruckt von der Entdeckung Pasteurs hinsichtlich der racemischen Säure beglückwünscht Mitscherlich ihn warmherzig: »Wir haben diese Kristalle immer wieder studiert, sodass wir überzeugt sind, dass unsere Entdeckung für eine beträchtliche Zeit ignoriert worden wäre, wenn Sie bei Ihren erneuten Untersuchungen nicht diese bemerkenswerte Tatsache entdeckt hätten.«

Und er weist ihn auf einen Fabrikanten und Freund hin, Herr Fikentscher, der in Zwickau nahe Leipzig lebt und möglicherweise über diese magische Verbindung verfügt. Pasteur kann seine Aufregung nicht verbergen. Er muss diese Säure unbedingt vor Ort suchen. Er ist dermaßen überzeugend, dass er die Unterstützung von Jean-Baptiste Biot und Jean-Baptiste Dumas, den Spitzen der Académie des sciences erhält.

Sobald die Reise nach Deutschland entschieden ist, wird Pasteur von Jean-Baptiste Dumas mit einer weiteren Mission betraut. Dumas war auf die Durchführung des Unterfangens bedacht und unterstützte es mit seinem wissenschaftlichen Ansehen: »Er soll alle deutschen Laboratorien besuchen und alle wissenschaftlichen Einrichtungen in einem Teil Deutschlands, um sie mit den französischen zu vergleichen und bei Bedarf all das zu übernehmen, was an ihnen gut ist.« Industriespionage, gewissermaßen!

Allerdings zeigt sich die begehrte Säure sehr viel aufsässiger als vorgesehen und zieht sich so weit zurück, wie der Detektiv vorrückt.

Wenn seine leidenschaftliche Gralssuche seinem Geist die Muße lässt, sich für seine Umgebung zu interessieren, vertraut er seine Reiseeindrücke seiner »lieben Marie« an, in kurzen Kommentaren, ertränkt in einem üppigen Strom an Erklärungen über Weinstein und racemische Säuren. Die Reise erscheint ihm lang, zumal er »bei jedem Aufenthalt erhebliche Zeit« verliert. Eine Unannehmlichkeit, die von der »Vorzüglichkeit der deutschen Eisenbahn« aufgewogen wird. Da sitzt er nun, bequem in einem Abteil zweiter Klasse eingerichtet, »das besser ist als die der ersten Klasse in Frankreich«: bescheidener Preis und wenig Erschütterungen. Nach Brüssel, wo ein Aufenthalt von vier Stunden ihm eine Besichtigung erlauben wird, bewundert er Köln, wo sich »der Rhein in seiner ganzen Schönheit« ausbreitet, Hannover, »das Vermögen und Vornehmheit ausstrahlt«, Magdeburg, »ein sehr sehenswerter Ort«, Leipzig, das seine bonapartistische Ader anspricht, die auf seinen Vater zurückging[4], »die berühmte Schlacht des Kaiserreichs.«

In Zwickau an der Mulde, einer Stadt in Sachsen nahe Leipzig, erreicht er sein erstes Ziel, den Fabrikanten Herrn Fikentscher. Der überaus höfliche Empfang begeistert Pasteur. Zumal dieser Mann sehr kenntnisreich und aufgeklärt ist und ihm kein Detail verschweigt, kein Geheimnis seiner Fabrik, obwohl Pasteur eher an eine gewisse Zurückhaltung von Seiten der Industriellen gewöhnt ist. Die Umgebung von Zwickau, wohin ihn sein neuer Freund für einen Abendspaziergang mitnimmt, imponiert ihm noch mehr. Höchst beeindruckt erkennt er den industriellen Reichtum des Landes, den er nicht vermutete, und, *de facto*, den Wohlstand, wenn nicht gar Überfluss seiner Bewohner: »Ich habe zum ersten Mal riesige Kohlengruben gesehen und in einer von ihnen eine der größten Dampfmaschinen der Welt, die in einer Tiefe von 300 Metern in der Mine Wasser suchte, wo 200 Arbeiter arbeiten. Es gibt mehr als 60 Kohlengruben dieser Art in dem Land. Auch ist das Dorf, das an die Stadt grenzt, das reichste in Deutschland. Der ärmste Bauer besitzt 400 000 Francs. Mehrere sind Millionäre. Herr Fikentscher selbst scheint es sehr gut zu gehen. Seine Fabrik ist sehr erfolgreich. Sie umgibt eine Gruppe von Häusern, die aus der Ferne und auf der Höhe, auf der sie stehen, nahezu ein kleines Dorf zu formen scheinen. Drumherum liegen 20 Hektar sehr gepflegten Geländes. All dies ist das Ergebnis weniger Jahre Arbeit[5].«

Zurück in Leipzig bieten die Besuche in den Laboratorien die Möglichkeit, die Bekanntschaft bedeutender Professoren, Chemiker und Physiker, zu machen, mit denen er mit »großem Entgegenkommen« Ratschläge, Produkte, Adressen und Hinweise bezüglich der Kristallografie austauscht, etwa mit den Professoren Erdmann, Hankel, Neumann. Alle sind sehr offen für eine Zusammenarbeit mit Pasteur, ohne Hintergedanken.

Aber die racemische Säure ist nicht vorhanden ...

Die Weinsteine erwarten ihn, so scheint es ihm, in Wien, dann in Triest und Venedig. Es ist Zeit, die Reise wieder aufzunehmen. Ein Halt in Dresden, ein Visum muss erteilt werden, und vor dem Sprung in den nächsten Zug ein Durchmarsch durchs Museum, wo er den Gemälden, die ihn begeistern, ein, zwei oder drei Kreuze zuteilt. Dies erlaubt ihm das geübte Auge des Künstlers, der er ist, seit zwischen Collège und der familiären Gerberei in Arbois seine künstlerische Berufung erwachte. Erinnert er sich an seine Jugend und an die etwa 40 Porträts seiner Mitbürger, die er in Pastellfarben zeichnete und die ihm einen gewissen Ruf im heimatlichen Jura eintrugen? Am folgenden Tag empfängt ihn in Freiberg der Mineraloge Breithaupt »wie man es in Frankreich nicht machen würde«. Unter dessen geduldiger Leitung entdeckt er für mehrere Stunden die schönsten mineralogischen und kristallografischen Exemplare der prächtigsten Sammlungen der Stadt. Dann, geleitet von einer wahren Besessenheit alles zu sehen und zu entdecken, unterhält sich Pasteur mit anderen Professoren und steigt in ein Bergwerk hinab. Dort lernt er, so räumt er ein, »eine Vielzahl von Dingen, die ich in meiner Eigenschaft als Chemieprofessor seit Langem hätte wissen müssen.« Er freut sich über »die Annehmlichkeiten, die ihm in Zukunft die Bekanntschaft mit diesen gelehrten Professoren aus Deutschland verschaffen kann«. Die Vorzüglichkeit dieser Beziehungen lässt ihn wie auf Wolken schweben. Marie versichert er »sehr fern von Dir mit dem Körper, jedoch viel näher mit den Gedanken« zu sein. Später lässt er sich dazu hinreißen hinzuzufügen: »An dich und an die Wissenschaft für das Leben.«

Aber die racemische Säure ist nicht vorhanden!

Er hat Industrieanlagen, Laboratorien, Fabriken, Minen, Sammlungen etc. abgeklappert, es steht außer Frage aufzugeben. Unerschüttert legt er Kilometer um Kilometer zurück. Nach einer Reise von 24 Stunden erreicht er Wien. Der gleiche vollkommene Empfang »von einem Entgegenkommen, das man kaum beschreiben kann« lässt nicht auf sich warten. Von Herrn Redtenbacher insbesondere, der ihn durch seine Fabrik führt, das Heiligtum, in dem er endlich die racemische Säure sehen wird, die er so sehr begehrt ... Jedoch in sehr kleinen Mengen, und die Fabrikanten halten sie für Kalisulfat! Nun realisiert Pasteur, dass »die Fabrikanten nicht wissen, wovon er spricht«.

Nach all seinen Besuchen folgert er, dass alle Weinsteine racemische Säure enthalten, mehr oder weniger, je nach ihrer Herkunft (die aus Österreich und Ungarn weniger als die aus Neapel), aber dass sie durch die Techniken des Raffinierens der Weinsäure eliminiert wurde. Also ist es nutzlos, sie »bis ans Ende der Welt« zu suchen. Er wird nicht nach Venedig fahren und Marie wird weder die Spitzen noch ein Objekt aus Koralle bekommen, wie er es in einem seiner Briefe versprochen hatte.

In Wien durchwandert er, während er auf einige Antworten wartet, die charmante Stadt, bestaunt die »prachtvollen Hotels, die mit Skulpturen beladen sind«. Er lässt sich rühren von »dem bewundernswertesten, schönsten Meisterwerk des Canova, dem Grabmal der Marie-Christine, Erzherzogin von Österreich«. Bezüglich seines Verhältnisses zu den Bewohnern, vertraut er Marie an[6]: »Meine Meinung, meine liebe Marie, ist, dass wir in Frankreich voller Vorurteile gegenüber Fremden sind, gegenüber ihren Gewohnheiten, ihrer Kultur, ihrem Stil, ihren Städten, etc. [...] Diese österreichischen Soldaten, die uns so lächerlich gemacht haben, haben ein solch schönes Betragen und ihre Offiziere sind die schönsten Männer und die elegantesten, die man sehen kann. Ihre Uniformen sind zuweilen betörend, besonders bei den ranghöheren Offizieren. Und dann sind sie so wenig zivilisiert[7], diese Österreicher, dass ich nicht einmal auf der Straße eine Auskunft von einer eher gut gestellten Person erbeten habe, ohne dass sie mir in gutem Französisch und mit viel Liebenswürdigkeit geantwortet hätte.«

Vor seiner Rückkehr muss ein letzter Halt in Prag sein. M. Redtenbacher hat ihm von einer Fabrik erzählt, die beträchtliche Mengen an Weinsäure besitzen soll, und empfiehlt ihm Doktor Rassmann, Chemiker des Prager Werkes. Dieser verkündet ihm auf Anhieb, dass er »seit Langem racemische Säure erhält … ausgehend von Weinsäure«. Pasteur, wie versteinert, beglückwünscht ihn, versteckt jedoch nur schwer seine Zweifel. Tatsächlich merkt er rasch, dass Rassmann sich irrt: »Er hat niemals racemische Säure aus reiner Weinsäure erhalten.« Ein Jahr später wird Pasteur mit einer neuartigen Technik selbst Weinsäure in racemische Säure umwandeln!

Auf seinem Rückweg stoppt Pasteur in Darmstadt, wo er Herrn Merck kennenlernt, Direktor einer Fabrik für chemische Produkte, die seinen Namen trägt. Ebenso Justus Liebig, mit dem er in einigen Jahren, während seiner Arbeiten über die Gärung, Streit bekommen wird.

Sein erster Kontakt mit den deutschen Ländern, ein Aufenthalt, der einen Monat dauert, hat sich als sehr positiv erwiesen. Pasteur ist angenehm überrascht von dem Empfang, der ihm bereitet wird. Zudem wird seiner Eitelkeit geschmeichelt, indem er den Bekanntheitsgrad entdeckt, von dem seine Arbeiten in Deutschland profitieren. So äußert er sich gegenüber seinem Vater, der ihn getadelt hatte, eine solche Reise zu unternehmen[8]: »Ich war überrascht zu sehen, wie sehr meine Forschungen in Deutschland bekannt sind. Dank ihnen wurde ich auf die herzlichste und kultivierteste Art empfangen und konnte mir so für die Zukunft sehr angenehme und nützliche Beziehungen verschaffen.« Und er fügt hinzu: »Ich habe mehr als je das Verlangen, Deutschland kennenzulernen.«

Leider wird der Deutsch-Französische Krieg von 1870 seine Meinung über Deutschland von Grund auf ändern.

Robert Koch, Landarzt

Während Pasteur »die deutschen Länder« von West nach Ost, von Westfalen bis Sachsen durchquert, entdeckt er ein Gebiet, das noch kein Staat ist. Seit den 1850er-Jahren befinden sich die Länder im Umbruch. Es ist der Beginn eines wirtschaftlichen Umbaus, einer tief gehenden Industrialisierung, deren augenfällige Zeichen den Reisenden überrascht haben. Besonders die Minen, Zeugnisse einer Industrialisierung im Aufbruch, die die Kohle- und Eisenproduktion, den Maschinenbau und die Baumwollverarbeitung in Rekordgeschwindigkeit beschleunigen wird und, Eckstein des Wandels, der sensationelle Aufschwung der Eisenbahn.

In der Eisenbahn, jener, die ihn von Hannover nach Magdeburg bringt, konnte Pasteur nicht die etwa 60 km südlich gelegenen Höhen des Harzes erahnen, eine Orientierung für Hexen und Dämonen, jedoch auch reich an Silber-, Blei und Eisenminen. Er konnte nicht ahnen, dass in diesem Augenblick ein kleiner Junge von neun Jahren, Robert, seinen kurzsichtigen Blick über diese Berge schweifen lässt, wo er geboren wurde und die er in- und auswendig kennt. Sein Vater, der Ingenieur Hermann Koch, überwacht die Aktivitäten des Bergbaus in der Region. Er wohnt in Clausthal, der Hauptstadt des Oberharz.

An diesem 10. September 1852 sind sie nur wenige Kilometer voneinander entfernt: Louis, der junge Gelehrte, ungeduldig auf der Suche nach einem unwahrscheinlichen Graal, während Robert, der eifrige Schüler, über das Land zieht und botanisiert.

Ihre Wege werden sich eines Tages, viel später, kreuzen. In der Zwischenzeit wird sich Pasteur mit der Gärung befassen und wird bewiesen haben, dass sie durch Mikroorganismen verursacht wird. Er wird den Grundsatz der spontanen Entstehung widerlegt, die Ursachen für die Krankheiten des Weins bestimmt und die Erforschung der Infektionskrankheiten in Angriff genommen haben – im besonderen Fall der Seidenraupen. Robert Koch, der Arzt geworden ist, richtet seine Aufmerksamkeit auf die ganz neue bakterielle Forschung.

Wie sieht der Weg aus, der den jungen Robert aus den Bergen des Oberharzes zu den Studien der Krankheiten, der Mikroorganismen bringt, bis dahin, dass er seinen Namen einem furchterregenden Keim gibt?

Das Bergwerksland, das Pasteur schwärmen lässt, ist Kochs Alltag. Hermann Koch, berühmter Fachmann, ist Verwalter der Minen von Clausthal, seine Ehefrau, Mathilde, Tochter eines Inspekteurs der Eisenminen. Das Elternhaus mit einer rosafarbenen Fassade ist riesig, denn der mehrköpfige Haushalt zählt 13 Kinder (zwei sterben sehr jung), zwei unverheiratete Tanten und die Dienerschaft. Fast zwanzig Personen füllen das Haus im Laufe der Jahre. Trotz Hermanns Honoratiorenstandes bedeutet dies, dass das Familienleben einfach und die Nahrung bescheiden ist. Man ist weit entfernt von der wohlhabenden Industriebourgeoisie, die Pasteur kennenlernt. In diesem Bienenstock voller Kinder regelt Mathilde die Versorgung; ansonsten herrscht wenig Aufsicht, die Freiheit regiert.

Robert, am 11. Dezember 1843 geboren, das dritte der Geschwister, lernt eifrig und glänzt in Mathematik ebenso wie in den anderen wissenschaftlichen Fächern – vielleicht die Verheißung auf eine Zukunft als »Gelehrter«. Er ist gut in Englisch, was ihm in seiner Karriere sehr nützlich sein wird, aber mittelmäßig im Französischen, was nicht ohne Folgen für seine Beziehungen zu der französischen Wissenschaft bleiben wird. Zu all dem gesellt sich eine Vorliebe für die Musik – er spielt Klavier und singt gelegentlich im Schulchor – und eine Leidenschaft für das Schachspiel, die ihn sein Leben lang begleiten wird. Ein Onkel, Eduard Biewend, ein Bruder von Mathilde, ist darauf bedacht, seine klassische Erziehung zu vervollständigen. Er nimmt ihn mit auf lange Ausflüge in die Berge und den Wald und fördert sein Beobachtungsvermögen. Man studiert, man trägt zusammen, man sammelt alles: Insekten, Pflanzen, Blumen, Steine ... Und vor allem führt ihn Eduard in die heroischen Anfänge der Fotografie ein, indem er die Handhabung der Platten erklärt, die Zubereitung der Lösungen, eine Erfahrung, an die sich Robert zu erinnern wissen wird.

Nun kommt die Zeit des Herzklopfens und der Berufswahl. Seit seiner Kindheit liebt er eine Kusine seines Alters. Nun meint die vernünftige Agathe (Gödicke) jedoch, dass es ihnen mit ihren 15 Jahren noch an Reife mangelt, um sich einander zu verpflichten. Vier Jahre vergehen und die ausgedehnte Familie bietet Ersatz: Robert verliebt sich in Emmy Fraatz, eine andere Kusine. Sie wird seine Ehefrau. Agathe wird ihm, in treuer Erinnerung, Blumen zu seinem 66. Geburtstag schicken!

Doch welche Zukunft soll er mit seinen 19 Jahren anstreben? Robert träumt davon, Seemann zu werden, zu reisen, die Welt zu durchstreifen, ein Traum, der durch seine Kurzsichtigkeit und das Tragen einer Brille zunichte gemacht wird – ein wahres Handicap beim Leben auf einem Schiff. Soll er nach Amerika emigrieren, wie es drei seiner Brüder getan haben? Seine besorgte Mutter redet es ihm aus, während sein Vater ihn dazu ermuntert. Herz und Vernunft entscheiden. Er wird bei Emmy bleiben, nicht weit entfernt von seinen Bergen, und die nahe gelegene Göttinger Universität besuchen, um sich für eine Professur in den Wissenschaften ausbilden zu lassen.

Dann noch eine kurze Unschlüssigkeit, letztendlich entscheidet er sich für die Medizin, in der er 1866 sein Diplom erhält. Die Universität von Göttingen ist außergewöhnlich angesehen und beherbergte damals berühmte Professoren. In seiner Antrittsrede in der Akademie der Wissenschaften zu Berlin wird Robert Koch 1909 über die Ursprünge seiner Berufung berichten[1]: »Wenn ich nunmehr dazu übergehe, dem akademischen Brauche entsprechend, von meiner wissenschaftlichen Laufbahn und insbesondere von meinen Beziehungen zur Bakteriologie zu berichten, so möchte ich zunächst erwähnen, daß ich auf der Universität keine unmittelbare Anregung für meine spätere wissenschaftliche Richtung empfangen habe, einfach aus dem Grunde, weil es damals noch keine Bakteriologie gab[2]. Dennoch möchte ich einiger meiner damaligen Lehrer in Dankbarkeit gedenken, nämlich des Anatomen Henle, des Klinikers Hasse und besonders des Physiologen Meißner, welche den Sinn für wissenschaftliche Forschung in mir geweckt haben.« Lehrer, die zählten, besonders Jakob Henle. In einem 1840 veröffentlichten Buch war er einer der Ersten, der vermutete, dass die epidemischen Krankheiten von Mikroorganismen wie den Bakterien verursacht werden könnten. Aufgrund der nur schwachen Vergrößerungen der Mikroskope (was er bedauerte) konnte er diese Hypothese nicht untermauern. Er legte seine *Postulate* vor, die beinahe mit denen identisch sind, die Koch mit umfassenden Nachweisen etwa 40 Jahre später formulieren wird und auf die wir noch zurückkommen werden. Jedenfalls konnte Henle in Ermangelung der Hilfsmittel nie die experimentellen Beweise zur

Unterstützung seiner mikrobiellen Theorie erbringen, an der er mehr und mehr das Interesse verlor. Er war nicht weniger als einer der bedeutendsten pathologischen Anatomen.

Wenn Robert Koch, während er in Göttingen studierte, zuweilen nach Clausthal zurückkehrte, hätte er dort ... Alfred Nobel treffen können. Der schwedische Chemiker hatte sich tatsächlich zwischen 1864 und 1865 dort aufgehalten, nachdem er darüber informiert worden war, dass man in den Minen des Oberharzes eine Methode entdeckt hatte, Nitroglyzerin zu stabilisieren und seine Benutzung weniger gefährlich zu machen. Tatsächlich hatte ein Ingenieur, der in diesen Minen arbeitete, die Idee, das sehr instabile Nitroglyzerin mit einem grobem Sand (*Pochsand*), den man bei der Förderung der Erze erhielt, zu mischen, was es viel beherrschbarer machte. Hermann Koch war einverstanden, Alfred Nobel zu empfangen, damit er bei den Versuchen zusehen konnte, an denen übrigens Hugo Koch, ein Bruder Roberts, beteiligt war. Ein sehr nützlicher Besuch für Nobel, denn auf der Heimreise hatte er die Idee, *Pochsand* durch *Kieselgur* (Diatomeenerde) zu ersetzen, was sehr viel wirkungsvoller war. So erfand er das Dynamit. Wegen dieses so einträglichen Besuches gab er aus Dankbarkeit gegenüber Hermann Koch zwei Brüdern von Robert das Kapital, Minen in Amerika abbauen zu können, wohin sie emigriert waren. Falls Robert Koch Alfred Nobel bei dieser Gelegenheit tatsächlich begegnet ist, dann ist er ohne Zweifel der einzige Empfänger des Nobelpreises, der den Schöpfer des Preises, der seinen Namen trägt, getroffen hat.[3]

Nachdem er sein Diplom erhalten hat, verbringt Koch drei Monate an der Berliner Charité. Dort besucht er einen Kurs von Rudolf Virchow[4], ohne Zweifel der renommierteste Arzt Deutschlands jener Zeit. Dieser unangefochtenen Autorität wird er 20 Jahre später heftig widersprechen. Robert Koch findet kaum Muße, seine Vorliebe für die Forschung, die in Göttingen geweckt wurde, hier zu befriedigen. Und die beiden während seines Studiums veröffentlichten Artikel erfüllen seine Hoffnungen nicht. Sein aktuelles Vorhaben ist, Emmy zu heiraten und ihr einen gewissen Wohlstand zu bieten, was bedeutet, rasch und angemessen seinen Lebensunterhalt zu verdienen. Die Anzeige für eine Assistentenstelle am Hamburger Krankenhaus erreicht ihn im richtigen Moment. In der Stadt herrscht gerade eine Choleraepidemie. Er arbeitet sich in diese Krankheit ein und lernt ihren klinischen Verlauf kennen. Bei dieser Gelegenheit sieht er im Stuhlgang der an Cholera Erkrankten Vibrionen, die er 17 Jahre später identifizieren wird. Er zeichnet sie, jedoch ohne ihre Bedeutung zu verstehen.

Während Koch sich in Hamburg niederlässt, bricht am 16. Juni 1866 der Krieg zwischen Österreich und Preußen aus. Ab August, mit dem Prager Frieden, annektiert Bismarck ganz Hannover und andere Gebiete für Preußen, die den Norddeutschen Bund formen werden. Die Grenzen haben sich verschoben. Plötzlich wird Koch Preuße.

Leider, so lehrreich sie sei, ist seine Funktion am Hamburger Krankenhaus nicht ausreichend lukrativ, um Robert in den Augen der Erwählten seines Herzens zu einer akzeptablen Partie zu machen. Er nimmt eine Stelle in einer Einrichtung für geistig zurückgebliebene Kinder an in dem kleinen Dorf Langenhagen im Norden Hannovers. Ein festes Einkommen ist gesichert und er weitet seine Aktivität aus, indem er eine Landarztpraxis eröffnet. Rasch wird er als Arzt von den Dorfbewohnern geschätzt. Nun erlaubt ein anständiger Verdienst die Hochzeit mit Emmy. Sie findet am 16. Juli 1867 in der Kirche von Clausthal statt. Die sehr große Zahl der Anwesenden spiegelt die Bekanntheit der beiden Familien, der von Hermann Koch, dem »Patron« der Minen in der Region, und der von Emmys Vater, der wichtige Ämter in der evangelistischen Kirche der Stadt bekleidete.

In Langenhagen richtet sich das junge Paar in einer großen Wohnung mit sieben Zimmern ein. Robert erwirbt ein Kabriolett mit einem Pferd, dann zwei, was ihm erlaubt, den Radius seiner Hausbesuche zu erweitern und zugleich sein Ansehen bei der Bevölkerung zu erhöhen.

Neben seiner Praxis als Mediziner pflegt Robert weiterhin die ihm von seinem Onkel Eduard eingeimpfte Leidenschaft für das Sammeln und Bestimmen von Proben aus der Natur. Jedoch interessiert er sich mehr und mehr und besonders für die Mikroorganismen, die er mit einem relativ wenig entwickelten Mikroskop beobachtet. Der zukünftige Mikrobiologe ist im Entstehen.

Dieses idyllische Leben hätte sich ohne Zweifel lange Zeit fortgesetzt, wenn Roberts Stelle in der Langenhagener Einrichtung nicht aus administrativen und finanziellen Gründen abgeschafft worden wäre … und wenn Emmy nicht schwanger geworden wäre.

Es folgt eine sehr schwierige Zeit für Robert. Er ist 25 Jahre alt. Bei seiner Suche nach einer neuen Lebenslage folgen Versuch auf Versuch und Umzug auf Umzug. Im Juni 1868 eröffnet er eine Praxis in Braetz, nahe Frankfurt an der Oder, kann sich jedoch gegenüber einem gut installierten Arzt vor Ort nicht durchsetzen. Nach drei Monaten wirft er das Handtuch und bricht auf nach Niemegk, nahe Potsdam, nicht weit von Berlin. Emmy hat sich während dieser Zeit nach Clausthal zu ihren Eltern geflüchtet und schenkt am 6. September 1868 unter großen Schmerzen einer Tochter, Gertrud, das Leben. Für sein ganzes Leben wird sie Roberts Stolz und Freude sein. Sie wird seine kleine Trudy sein.

Die Familie lässt sich in Niemegk nieder, aber der Aufenthalt ist kurz. Die Bewohner ziehen die Heilkundigen den Medizinern vor, die finanzielle Situation bessert sich nicht. Mit diesen Schwierigkeiten beginnt sich eine gewisse Spannung zwischen den Eheleuten aufzubauen. Sie verlassen Niemegk im Juli 1879 für Rakwitz (Rakoniewice), eine kleine Stadt in der damals preußischen Provinz Posen. Mit geschickter Politik ermutigt die preußische Regierung die Niederlassung deutscher Ärzte in den annektierten Regionen, eine Methode, einen sanften germanischen Einfluss durchzusetzen. Mit Leichtigkeit passt sich der junge Arzt an, lernt polnisch, baut Beziehungen auf. Ein heimischer Baron, großer Landbesitzer und sehr unbeholfen, verletzt sich versehentlich mit seiner Pistole. Die eifrige Sorgfalt, die ihm Robert widmet, festigt seinen Ruf.

Robert wird stark in Anspruch genommen und arbeitet sehr viel. Im Dezember 1869 schreibt er an seinen Vater, dass er am Tag seines Geburtstages fünf verschiedene Besuche auf dem Lande abgestattet hat und dass er von 4:30 Uhr bis 23:30 Uhr auf den Beinen war! Trotz eines erschöpfenden Tempos gelingt es ihm, etwas Zeit für seine wissenschaftlichen Beobachtungen zu finden. Er hält eine Reihe von Tieren, macht Musik und besucht ziemlich häufig die örtlichen Restaurants und Bierstuben. Er hat gewissermaßen einen Ruf als Lebemann, der ihm die Sympathie seiner Patienten sichert. Wie einige Jahre zuvor in Langenhagen hat sich das Glück eingestellt und die Zukunft erscheint strahlend. Nun schlägt das Schicksal erneut zu. 1870 bricht der Deutsch-Französische Krieg aus.

Säbelrasseln

Die Jahre 1865–1870 verlaufen ereignisreich für Pasteur. Diese harte Zeit wird ihm Befriedigung auf wissenschaftlicher Ebene bringen, ihn jedoch mit unheilbaren Verletzungen zurücklassen. 1857 wird er zum wissenschaftlichen Direktor und Administrator der École normale ernannt. Seine autoritäre Art und sein absoluter Mangel an Flexibilität führen zu einem offenen Konflikt mit den Schülern, wodurch er sich genötigt sieht, 1867 von seinen Funktionen als Administrator zurückzutreten.

1865 entreißt ihn ein aufrüttelnder Appell Jean-Baptiste Dumas' seinem Labor: »Das Elend übertrifft alles, was man sich vorstellen kann«. Sein früherer Chemieprofessor an der Sorbonne ist inzwischen zum Senator im Departement Gard avanciert. Er studiert gerade die Krankheit, die die Seidenraupen dezimiert und die Seidenraupenzucht ruiniert; Frankreich produziert 10 % der Seide weltweit. Zu Beginn zögernd – Pasteur weiß nichts über die Seidenraupen – nimmt er schließlich, ein wenig aus Dankbarkeit, auch aus Pflichtgefühl und besonders wegen der Herausforderung, den Appell an. Ahnt der Gelehrte, dass möglicherweise eine Mikrobe mit der Krankheit zusammenhängt? Pasteur beginnt mit dieser Studie und führt sie während wiederholten Aufenthalten in der Region Alès weiter.

Dieses Unternehmen birgt eine Menge Tücken. Die nicht geringste ist, dass die Seidenraupen nicht nur von einer einzigen, sondern von zwei Krankheiten befallen sind, der Flecksucht und der Schlaffsucht. Es benötigt fünf Jahre hartnäckiger und ermüdender Arbeit, um Lösungen für diese Probleme zu finden. Im Fall der Flecksucht, einer Krankheit, die sich durch das Auftreten schwarzer Flecken, vergleichbar einem Pfefferkorn, auf dem Körper der Raupen und der voll entwickelten Schmetterlinge zeigt, stellt er fest, dass die Krankheit vom weiblichen Schmetterling auf seine Nachkommenschaft weiter gegeben wird. Er entwickelt eine Technik namens *Grainage*, die darin besteht, die Weibchen zur Zeit der Eiablage zu isolieren und die Eier (*graines*) zu zerstören, sobald die Untersuchung des Weibchens das Vorhandensein schwarzer Flecken zeigt. So werden nur gesunde Eier erhalten, um unbeschadete Raupen schlüpfen zu lassen. Mit der Schlaffsucht verhält es sich schwieriger. Die Krankheit wird in diesem Fall durch die Ausscheidungen der kranken Raupen übertragen. Heute nennt man dies eine fäkal-orale Übertragung. Pasteur schlägt Hygienemethoden vor, um die Ansteckung zu verhindern. Nach ihm ist der Krankheitserreger ein Bazillus, den er identifiziert und der eine seltsame Eigenschaft zeigt: Er bildet kleine, lichtbrechende Kugeln, die sehr widerstandsfähig gegenüber externen Bedingungen sind und sich wie die Samen von Bakterien, die Sporen, verhalten. Die Identifizierung dieses Bakteriums als Auslöser der Schlaffsucht wird heute diskutiert[1], aber sie hat zwei Nachwirkungen: Einerseits werden die Hygienemaßnahmen, die Pasteur durchsetzt, wirksam sein, obwohl der Auslöser der Übertragung ein anderer war, und, andererseits, wird sich dieser Beweis für die Bildung von Sporen bei einem Bakterium im Zentrum der Kontroverse zwischen Pasteur und Koch wiederfinden. Diese Arbeiten über die Seidenraupen markieren einen Wendepunkt in Pasteurs Forscherleben, die kleine Raupe wird ihn an die Studie der Infektionskrankheiten binden, ein Thema, das er nicht mehr loslassen wird.

Zur gleichen Zeit wird Pasteur auf persönlicher Ebene von mehreren aufeinander folgenden unglücklichen Ereignissen getroffen. Im September 1865 verlieren Louis und Marie ihr Nesthäkchen Camille im Alter von zwei Jahren. Im folgenden Jahr, im Mai 1866, trifft es ihre Tochter Cécile, 13 Jahre. Diese beiden Verluste kommen noch zu jenem von Jeanne hinzu, die 1859 starb. Ihnen bleiben von nun an zwei Kinder, Jean-Baptiste, geboren 1851, und Marie-Louise, geboren 1858. Im Oktober 1868 schließlich wird Pasteur Opfer eines Schlaganfalls, vielleicht verursacht durch all die Unglücksfälle oder durch zu viel Arbeit. Man glaubt ihn verloren. Er überlebt, bleibt jedoch auf der linken Seite teilweise gelähmt. Seinen physischen Fähigkeiten werden nie mehr die gleichen sein, aber seine intellektuellen Talente sind intakt und sein Arbeitseifer hat kaum nachgelassen. »*Laboremus, laboremus*«, pflegt er zu sagen[2].

Infolge seiner Arbeiten über die Gärung wird er 1863 von Napoléon III. mit der Mission betraut, die Krankheiten des Weines zu untersuchen. Pasteur widmet sich nun voll und ganz der Aufgabe, die Ursachen und Heilmittel zu erforschen. Beobachtungen in vielen Weinkellern, Befragungen unter den Winzern, innerhalb von zwei Jahren kommt er gut voran. Napoléon III. wünscht den Stand seiner Forschungen zu erfahren und bittet ihn ins Château de Compiègne. Eine schmeichelhafte Einladung für ein bonapartistisches Herz und einen Mann, der für die Ehrungen und Anerkennungen der Großen dieser Welt anfällig ist. Pasteur begibt sich also zu einer der *séries* von Compiègne, vom 29. November bis zum 6. Dezember 1865, begleitet von einem jungen Bediensteten der École normale, der als Kammerdiener geeignet ist. Im Laufe dieser *séries* versammeln Napoléon III. und Kaiserin Eugénie etwa 100 Persönlichkeiten aus verschiedenen Bereichen. Pasteur nimmt an vielfachen Zerstreuungen teil, die den Geladenen geboten werden. Er bewundert nicht nur die festliche Kleidung der schönen Damen und wird vom Charme der Kaiserin überwältigt, er erfährt unter anderem die gewaltige Genugtuung, Anerkennung von den Herrschenden für die Wirksamkeit seiner Technik der Pasteurisation zu erhalten, die es erlaubt, Wein haltbar zu machen. Und nun die Attraktion! Napoléon drückt sein lebhaftes Interesse aus und versichert Pasteur: »Ich wäre sehr glücklich, wenn mein Name mit diesen interessanten Entdeckungen verbunden wäre.« Dies wird in der Einleitung seines Werkes *Études sur le vin. Ses maladies, causes qui les provoquent, procédés nouveaux pour le conserver et pour le vieillir* passieren. Da ist er nun, geweiht von der Macht.

Nicht erstaunlich ist, dass er, infolge der Einladung, die ihm vom Kaiser anlässlich seiner Arbeiten über die Seidenraupen ausgesprochen wurde, seine Methoden der *Grainage* im großen Maßstab auf einem kaiserlichen Landgut erprobt, das mit Maulbeerbäumen bepflanzt ist. Dies ist die Villa Vicentina an der Adria, wo er für sieben Monate residiert[3]. Dieses riesige Landgut gehörte zuvor Elisa Bacciochi, der Schwester Napoléons I., deren Tochter es dem kaiserlichen Prinzen vererbt hatte. Ein willkommener Urlaubsort nach dem schrecklichen Anfall, den er erlitten hatte. Und produktiv außerdem: »Die Entwicklung der Seidenraupen der Villa Vicentina ist wunderbar gelungen«, schreibt er in einem Brief vom 18. Juni 1870 an Sainte-Claire Deville. Sein Verfahren der *Grainage* hat Wunder bewirkt, ihm die Anerkennung des Kaisers und der Seidenraupenprovinzen eingetragen. Ein solcher Erfolg ist einen Sitz im Senat wert ... aber die Ereignisse entscheiden anders darüber, und der geplante Erlass wird niemals veröffentlicht.

Im Juli 1870 muss er daran denken, nach Paris zurückzukehren. Sein Rückweg verläuft in Mäandern über Wien, München, wo er wünscht, den deutschen Chemiker Liebig zu treffen, seinen treuesten Gegner in der Frage der Gärung. Er will ihn um jeden Preis überzeugen. Tatsächlich hat Pasteur durch entscheidende Experimente bewiesen, dass jede Art der Gärung als Ursprung einen charakteristischen Gärstoff hat, dass die Gärung ein Phänomen des Lebens ist. Noch 13 Jahre später waren die Überzeugungen Liebigs nicht erschüttert, nach denen die Gärung an die »Fäulnis« der anwesenden Hefe gebunden ist, besonders in Bezug auf die Essiggärung. Pasteur beweist, dass der Wein sich in Essig verwandelt dank der Tätigkeit einer »kleinen Pflanze[4]«, der *Mycoderma aceti*. Liebig behauptete noch, dass ein verwesender pflanzlicher oder tierischer Stoff für die Gärung nötig sei. Kurz, er bestritt die eigene Existenz der Gärstoffe und ihre Fähigkeit zu zerstören und zu verändern. Der Chemiker, um 20 Jahre älter als er, empfängt ihn höflich, erklärt sich leidend und entzieht sich jeder Diskussion. Die Frage wird nicht debattiert.

Ein Stopp in Straßburg in den ersten Tagen des Juli 1870. Hier macht Pasteur sich Sorgen um seine Familie wegen der Entwicklung einer Pockenepidemie in Paris und der Wirksamkeit der Impfungen[5] seiner Tochter und »den wenig beruhigenden Neuigkeiten«, die ihn aus Paris durch Saint-Claire Deville erreichen. Sieht er, wie sich die Gefahr abzeichnet, die aus den Illusionen der französischen Politik entstanden ist? Hört er das »Säbelrasseln«, das nur das warnende Ohr Offenbachs ein Jahr zuvor wahrgenommen zu haben scheint[6]? Hat er endlich dem Baron Stoffel zugehört, einem Vetter von Madame Pasteur, Adjudant des Kaisers, der als Militärattaché der französischen Botschaft nach Berlin geschickt wurde? Dessen Weitblick kündigte das drohende Unwetter an, das im Entstehen war. Jedoch wurde der Baron mit seinen zu genauen Berichten über die einwandfreie Organisation Preußens als zu pessimistisch angesehen. Er wurde selbst verdächtigt, »ein Prussomane zu sein, gekauft von Herrn von Bismarck[7]«.

Am 15. Juli, zurück in Paris, begegnet Pasteur seinem Kollegen und Freund, dem Chemiker Saint-Claire Deville, der niedergeschlagen vor den Schülern steht: »Ah! Meine armen Kinder, wir sind verloren!« Er war ebenfalls von einer Mission aus Deutschland zurückgekehrt, er hatte die Realität gesehen, er hatte die preußische Armee gesehen, die sich an der Grenze versammelte, was Pasteur entgangen zu sein scheint.

19. Juli, Frankreich erklärt Preußen den Krieg! Eine Falle Bismarcks aufgestellt für Napoléon III. Bismarck, der seit etwa zehn Jahren davon träumt, das Mosaik der deutschen Staaten unter der Leitung Preußens zu sammeln und zusammen zu schweißen. Eine Besessenheit.

Deutschland besteht, im Gegensatz zu Frankreich und England, seit dem Mittelalter aus einzelnen Ländern, ein Bund von etwa 40 Staaten, eifersüchtig auf ihre Unabhängigkeit bedacht. Zu Beginn des 19. Jahrhunderts entwickeln sich die Gedanken weiter. Die Beben der Revolutionskriege, gefolgt von dem brutalen Druck der napoleonischen Herrschaft, haben eine Erweckung der Nationalidee ausgelöst. Unter dem Hirtenstab Bismarcks werden die Umrisse des Nationalgefühls Form annehmen.

Otto von Bismarck ist der treueste Untertan des Königs der Preußen, Wilhelm I., 1862 zum Ministerpräsidenten ernannt, sichert ihm das völlige Vertrauen, das ihm der König entgegenbringt, eine quasi absolute Macht. Schrittweise und rasch »durch das Eisen und durch das Feuer«, öffnet er den Weg für seine fixe Idee, die deutsche Einheit. Er will die preußische Macht bestätigen.

Der vernichtende Sieg, der in Sadowa 1866 »wie ein Donnerschlag« in einem blitzartigen Feldzug davongetragen wurde, hat das lästige Österreich und seine hegemonialen Träume von »Großdeutschland« zur Seite gedrängt. Ohne Zeit zu verlieren, vereint Bismarck Norddeutschland: Hannover[8], Kurhessen, Nassau, Schleswig-Holstein und die verbündeten Staaten nördlich des Mains. Sein Territorium erstreckt sich von der Saar bis zur Memel, Embryo des zukünftigen deutschen Reiches.

In Biarritz hat Napoléon III. 1865 Bismarck seiner wohlwollenden Neutralität im österreichisch-preußischen Krieg versichert, wofür sie territoriale Kompensationen verhandelten, »das Trinkgeld«. Er möchte Luxemburg kaufen, persönlicher Besitz des Königs der Niederlande, Wilhelm III. Die angebotenen fünf Millionen Florins kamen dem Herrscher entgegen, der in eine ernsthafte finanzielle Krise geraten war.

Bismarck, der vorgetäuscht hatte, das Projekt zu akzeptieren, weiß gekonnt die geheimen Absprachen zu verbreiten und präsentiert sie als eine Aggression Frankreichs. Er erntet das, was er sich gewünscht hatte: Der Groll der Deutschen gegenüber Frankreich, der seit der Besatzung durch Napoléon I., dem Onkel des gegenwärtigen Kaisers, unter der Oberfläche schwelt, explodiert in einer heftigen Reaktion. Die französische Diplomatie wird wütend. Auf beiden Seiten wird mobil gemacht. Das Eingreifen Englands wendet die Krise ab, es schlägt einen Vertrag vor, den Londoner Vertrag, der 1867 unterzeichnet wird, die

Neutralität Luxemburgs erklärt und haarscharf einem angekündigten Krieg ausweicht.

Wegen seiner unglücklichen und ungeschickten Verhandlungen wurde Napoléon III. vom scharfsinnigen und listigen Bismarck an der Nase herumgeführt. Die Gegnerschaft zwischen Frankreich und Preußen geht daraus gestärkt hervor. Bismarck will den Krieg, seiner Meinung nach der sicherste Weg, die deutsche Einheit zu stärken ... Er zieht die Fäden, spinnt Intrigen, er versucht, Napoléon III. zu provozieren, ihn dazu zu verlocken, der Angreifer zu werden. Der Nationalstolz auf beiden Seiten der Grenze ist ausreichend angeheizt, sodass ein Funke ihn entflammen kann. Der Glücksfall ergibt sich: Die Vakanz des spanischen Throns, die in die Emser Depesche mündet, die in ein Wespennest stechen wird.

Gegen den Rat des Königs setzt Bismarck die Kandidatur des Prinzen Léopold von Hohenzollern-Sigmaringen[9] für den spanischen Thron durch. Die Reaktion Frankreichs, die sich der Ministerpräsidenten erhofft, lässt nicht auf sich warten. Frankreich widersetzt sich der preußischen Anmaßung, einer zu eindeutigen Drohung der Rückkehr des Kaiserreichs Karls V.! Die deutsche Vereinigung, das Risiko der Einkreisung ... zu viel Hohenzollern! Der diplomatische Austausch macht gute Fortschritte. Glücklicherweise war der Vater Léopolds weise genug, ihn vom Verzicht zu überzeugen. Hier könnte diese Episode enden und sich die weißglühenden Gemüter beruhigen. Nun aber verlangen auf der Seite Frankreichs die Kriegshetzer, etwa die Kaiserin und der Außenminister Herzog von Gramont, von den Preußen einen formellen Verzicht darauf, in Zukunft die Krone Spaniens anzustreben. Napoléon lenkt ein. Der Botschafter Graf Benedetti, soll die Zusage von König Wilhelm I bewirken, der sich zu dieser Zeit zur Kur in Bad Ems, nahe Koblenz, aufhält. Seine Majestät ist nervös. Der König hat in den Verzicht Léopolds eingewilligt, er kann sich nicht für die Zukunft engagieren. Benedetti lässt nicht locker. Die gleiche Weigerung, verbindlich und höflich, die Angelegenheit ist beendet. Am 13. Juli erhält Bismarck per Telegraf ein Protokoll des Tages. Der zweite Glücksfall. Bismarck löscht und verstümmelt mit einem machiavellistischen Federstrich und erstellt so eine schroffe, unverschämte, provokative Version dieses Protokolls: »Nachdem die Nachrichten von der Entsagung des Erbprinzen von Hohenzollern der Kaiserlich Französischen Regierung von der Königlich Spanischen amtlich mitgeteilt worden sind, hat der Französische Botschafter in Ems an Seine Majestät den König noch die Forderung gestellt, ihn zu autorisieren, dass er nach Paris telegraphiere, dass Seine Majestät der König sich für alle Zukunft verpflichte, niemals wieder seine Zustimmung zu geben, wenn die Hohenzollern auf ihre Kandidatur wieder zurückkommen sollten. Seine Majestät der König hat es darauf abgelehnt, den Franz. Botschafter nochmals zu empfangen, und demselben durch den Adjutanten vom Dienst sagen lassen, dass Seine Majestät dem Botschafter nichts weiter mitzuteilen habe.«

»Dies wird den Eindruck des roten Tuches auf den gallischen Stier machen«, freut sich Bismarck. Die Pariser Presse entstellt die Information noch etwas mehr, als ob dies nötig wäre, besonders indem sie – absichtlich? – das deutsche Wort *Adjudant* falsch übersetzt, das Flügeladjutant bedeutet, durch »Adjudant«, welches in diesem Fall Anton Wilhelm Fürst Radziwill war, der aus einer alten aristokratischen preußischen Familie stammte.

Dem Kaiser durch einen einfachen Adjudanten antworten zu lassen. In Frankreich ist die Empörung allumfassend. Die Kriegspartei verstärkt sie, obwohl Thiers und Gambetta Zeit zu gewinnen suchen.

Die französische Armee jedoch ist kaum vorbereitet: Napoléon ist sich dessen bewusst, Bismarck davon überzeugt. Der Stab, der es eilig hat zu kämpfen, vergisst das Desaster der Expedition nach Mexiko, um sich nur an die Siege zu erinnern: Magenta, Sewastopol, Tonkin, Algerien. Und dann, man besitzt das Chassepot! Das Zaubergewehr feuert eine 11-mm-Patrone über 150 bis 1200 Meter!

Die Falle schnappt zu. Frankreich kann nicht mehr zurückrudern. Wie es sich Bismarck erhoffte, ist es Frankreich, das den Krieg erklärt. Der Minister Émile Ollivier erklärt widerwillig, dass er »die Konsequenzen mit zuversichtlichem Herzen akzeptiert«. Nun wirft sich der Kriegstreiber Feldwebel Leboeuf in die Brust: »Wir sind bereit, ganz und gar bereit; wenn der Krieg ein Jahr dauern sollte, wird uns nicht ein einziger Gamaschenknopf fehlen.« Die Pariser äußern ihre Begeisterung vor den Tuilerien. Nach der Mobilmachung zählen die Kriegsparteien ihre militärischen Kräfte (neben den Gamaschenknöpfen!): 800000 schlecht vorbereitete Franzosen gegen 1,2 Millionen disziplinierte Deutsche und Preußen. Das Chassepotgewehr gegen Kruppsche Kanonen! Nicht zu sprechen von der Strategie, gewagt bei den Franzosen, durchdacht bei den Preußen! Die gegnerischen Streitmächte sind bereit, eine in der Improvisation, die andere meisterlich organisiert. Der Krieg kann beginnen!

Der Krieg

Als Pasteur von der Villa Vicentina zurückgekehrt ist und an der École normale eintrifft, ist diese am Sieden. Rasch reagieren die Schüler auf die allgemeine Mobilmachung, obwohl ihre 10-jährige Verpflichtung sie davon befreit. Bouillier, der Direktor, und Bertin, der Verwalter, ein Freund Pasteurs, der ihm auf diesen Posten gefolgt ist, wollen das große Haus nicht ohne Weiteres aufgeben und haben die Idee, es in ein Krankenhaus für verwundete Seminaristen zu verwandeln. Der Sohn Pasteurs, Jean-Baptiste, der sein Juraexamen abgelegt hat, begibt sich als Sanitäter zum Val-de-Grâce. Dieser Monat August ist eine Quelle der Besorgnis für die Pasteurs. Die Nachrichten von Katastrophen häufen sich. Und Jean-Baptiste hat das Pech, sich in den Sälen der Verwundeten und Kranken, mit denen er täglich in Kontakt kommt, ein Typhusfieber zuzuziehen[1]. Glücklicherweise erholt er sich rasch. Trotzdem steht nicht zur Debatte, dass er in einem Krankenhaus im Hintergrund bleibt. Pasteur interveniert, damit er für die Front eingeteilt wird.

Die französischen Illusionen lösen sich in Rauch auf. Etwa 20 Tage reichen aus. Schneid und Heroismus gehen rasch in schweren und blutigen Niederlagen unter, die der Unfähigkeit der Armeeführung geschuldet sind. Die Nachricht über die ersten Rückschläge betäubt die Bevölkerung. Das Debakel wird größer. Mac Mahon, unschlüssiger und konfuser Stratege, zieht sich in wilder Flucht zurück, Bazaine wird in die Enge getrieben und schließt sich in Metz ein (die Belagerung wird lange dauern), die preußische Armee rückt vor. Der kranke Kaiser bringt sich aus dem belagerten Metz in Sicherheit und wird selbst in Sedan eingeschlossen. Nach drei Tagen erbitterter Kämpfe und des letzten verzweifelten Widerstandes, ist die Katastrophe vollkommen. Am 2. September kapituliert Napoléon. Am 3. verlässt er als Gefangener endgültig Frankreich, um in Preußen interniert zu werden. Am 4. September verkündet Léon Gambetta seinen Thronverzicht. Das Kaiserreich liegt am Boden. Die Dritte Republik wird ausgerufen. Und der Krieg geht weiter ...

Die Bewunderung, die Pasteur für den Kaiser empfindet, ändert sich trotz seiner Fassungslosigkeit über einen so unerwarteten Zusammenbruch nicht. Am Tag nach Sedan, am 5. September 1870, schreibt er an Marschall Vaillant: »Ich bin zerbrochen vor Schmerz. Alle meine Illusionen sind verschwunden. Sie wissen um meine Hingabe an das Gemeinwohl und das Kaiserreich. Gewährt mir die Gunst und nennt meinen Namen, wenn Ihr an Seine Majestät die Kaiserin schreibt, nennt ihn unter den Personen, die sich für alle Ewigkeit ihrer Güte und der des Kaisers erinnern werden. Trotz des unnützen und dummen Geschreis in den Straßen und der schändlichen Fehler der letzten Zeit kann der Kaiser mit Zuversicht das Urteil der Nachwelt erwarten. Seine Herrschaft wird eine der glorreichsten unserer Geschichte bleiben. Meine größte Freude wäre es gewesen, meine Familie Ihrer Majestät der Kaiserin vor Ihrer Abfahrt vorstellen zu können. Ein Gefühl der Diskretion hat mich, wie Ihr unschwer verstehen werdet, davon abgehalten, um diese Ehre nachzusuchen.«

Pasteurs Lähmung befreit ihn davon, in ein Bataillon einzutreten. Unnütz für die Front arbeitet er weiter und dies, dank der freundschaftlichen Hartnäckigkeit von Bertin, vorzugsweise fern von Paris. Hierzu veranlasst ihn die Bekanntmachung vom

Untergang des Kaiserreichs. Am 5. September, am gleichen Tag, an dem er sich »zerbrochen vor Schmerz« nennt, verlässt er Paris. Nun beginnt eine Folge von Rundreisen und unvorhergesehenen Ereignissen, die ihn zuerst nach Arbois führen!

Die unerwartete Nachricht bewirkt bei Pasteur ein Unverständnis, das ihn versteinern lässt. Was hätte sein Vater gedacht, Haudegen des Premier Empire? Sein bonapartistisches Herz blutet, niedergeschlagen »von dem Verhängnis, das unser liebes Vaterland getroffen hat. So weit wie möglich wende ich meine Gedanken ab von diesen grauenvollen Abgründen, die sich ohne Ende unter unseren Füßen aufgetan haben.« Die Bewunderung, die er dem deutschen Volk zollte, ist einem intensiven Hass gewichen. Allerdings äußert er hellsichtig seine Meinung über die Ursache all des Übels[2]: »Welch Unwissenheit unserer Armeeführer über den Zustand der jeweiligen Streitkräfte der beiden Nationen! Oh! Wir anderen Wissenschaftler hatten Recht, die Erbärmlichkeit des Erziehungsministeriums zu bedauern: Der wahre Grund für all unser derzeitiges Unglück liegt dort [...]. Ich wünschte, dass Frankreich sich gewehrt hätte bis zum letzten Mann, bis zum letzten Bollwerk! Ich wünschte, dass sich der Krieg hingezogen hätte bis ins Herz des Winters, damit uns die Elemente zu Hilfe gekommen wären, alle diese Vandalen umgekommen wären in der Kälte, durch Elend und Krankheiten. Jede meiner Arbeiten bis zu meinem letzten Tag soll das Epigraf tragen: *Hass auf Preußen. Rache. Rache*.«

Was ist in der Zwischenzeit mit Robert Koch geschehen, dem Arzt von Rakwitz?

Nach den Plänen Bismarcks sollten alle deutschen Staaten hinter Preußen, der angegriffenen Macht, einen Block bilden, eingehüllt in der Verteidigungsposition. Man muss mit Härte gegen den Angreifer vorgehen, der nach seiner Ansicht Elsass und Lothringen unberechtigt besitzt!

So wie Pasteur in seiner Jugend eher deutschlandfreundlich war, so hatte die Familie Robert Kochs eine gewisse Verbundenheit für Frankreich gezeigt. Roberts Vater, Hermann, war einige Jahre lang Bergbauingenieur in dem Land gewesen und sein ältester Sohn Adolf wurde 1840 dort geboren. Als jedoch der Krieg ausbricht, ist es geboten, sich zu beteiligen: eine Frage der Ehre. Drei von Roberts Brüdern, Hugo, Albert und Ernst, melden sich freiwillig. Von der Bewegung mitgerissen, will Robert sich auch engagieren. Leider trägt ihm seine Kurzsichtigkeit den Stempel »Freistellung« in seinem Dienstbuch ein. Die patriotische Ader überwindet diese zu energische Ablehnung und dank seines einflussreichen Lehrers Virchow gelingt es ihm, sich im August 1870 als Militärarzt in ein Feldlazarett bei Mainz abkommandieren zu lassen. Bald wird er nach Saint-Privat-la-Montagne geschickt im Département Moselle, wo er die ersten Schäden feststellt, die durch den Krieg entstanden sind. Eine weitere Versetzung führt ihn nach Ay, nahe Metz, wo er sich etwas langweilt und sich wünscht, andere Regionen Frankreichs zu sehen. Das wird Neufchâteau nahe Nancy sein, dann Orléans. Auf der Fahrt nach Orléans, während er Nemours passiert, meint er die Kanonen nahe Paris zu hören. Er hofft, dass die Belagerung der Stadt rasch von Erfolg gekrönt sei und zum Ende des Krieges führen werde. Die Begeisterung der ersten Tage, getragen von dem raschen Sieg der deutschen und preußischen Armee, lässt nach und macht Platz für die Hoffnung auf eine baldige Entlassung, zu seiner Familie zurückzukehren und seine Praxis wiederzusehen.

Dennoch hat ihm dieser Krieg viele Beobachtungen und Überlegungen erlaubt, die nützlich für seine medizinische Schulung sind. Wie er an seinen Vater schreibt, lernt er während seiner kurzen Anwesenheit im Militärlazarett mehr, als er es in sechs Monaten in einem zivilen Krankenhaus getan hätte. Im Hospital von Neufchâteau macht er sich mit dem Typhus vertraut und vor allem mit den Komplikationen, die aus Kriegsverletzungen entstehen. Er hat außerdem die Möglichkeit, den Nutzen der Pockenimpfung – die einzige Impfung, die zu dieser Zeit existierte – zu studieren. Tatsächlich waren die deutschen Truppen, die systematisch geimpft worden waren, nur gering von einer Pockenepidemie betroffen, die während des Feldzuges auftrat, wohingegen die französischen Truppen, die nicht geimpft waren, schwer unter ihr litten.

In seinem Refugium in Arbois erreicht das Echo der Ereignisse Pasteur nur hin und wieder. Jean Baptiste ist zu seiner Genesung zu Besuch gekommen, danach, wieder gesund, hat er sich zurück zu seinem Armeecorps begeben. Häufig widersprechen sich Nachrichten, sicher ist nur, dass die Preußen sich dem Jura nähern. Arbois ist nicht sicher, Pasteur zieht in Betracht, »falls es sein muss, den Barbarenhorden zu entfliehen« und in die nahe Schweiz zu gehen, obwohl sein Schüler Jules Raulin ihm Asyl in Pont-Gisquet, im Département Gard anbietet.

Pasteur hat sich diesen Krieg mit »unbegrenzter Unterstützung« gewünscht. Jean-Baptiste und sein Cousin Joseph Vichot befinden sich im Zentrum des Getümmels, in einer unvorbereiteten Armee aber tapfer um jeden Preis. Pasteur, von einer »solchen Desorganisation« alarmiert, verliert nicht die Hoffnung[3]: »Die Nachrichten über Paris und Bazaine sind ziemlich ausgezeichnet. Bazaine könnte unser Retter werden. Unsere Rekruten sind geschlagen aber diese Gefechte härten sie ab.« Leider unterzeichnete Bazain am 27. Oktober die Kapitulation von Metz – später wird er des Verrats und der heimlichen Verbindung mit dem Feind angeklagt werden.

Der Fall von Metz befreit die belagernde deutsche Armee, die nach Orléans marschiert, um die Truppen anzugreifen, die in aller Eile versammelt worden waren, die Loirearmee. Die Depechen sind widersprüchlich. Die Loirearmee, unter dem Kommando von Aurelle de Paladines und dem mutigen Chazin, verteidigen das Gebiet tapfer gegen die Deutschen, erringen Erfolge, aber am 2. Dezember wird dieselbe Armee bei Loigny überwältigt und verliert am 4. Dezember Orléans. Meung-sur-Loire und Beaugency fallen, die gesamte Region ist besetzt. Die Loirearmee, »der Stolz, letzte Hoffnung und Heil Frankreichs«, zieht sich unter Rückzugsgefechten in den Süden zurück.

Am 5. Dezember betreten deutsche Truppen mit klingendem Spiel Orléans. Ein Teil der Armee bezieht Quartier im Rathaus von Orléans und im Palais des Bischofs Dupanloup. Man greift auf die Kathedrale zurück, um die zahlreichen Gefangenen unterzubringen und sie vor der Kälte zu schützen, die so groß geworden ist, dass auf der Loire Eisschollen treiben. Die Ambulanz ist im bischöflichen Palais untergebracht.

Koch befindet sich Anfang Dezember nicht in dieser Ambulanz. Er ist noch in Neufchâteau. Falls seine Brüder an den Kämpfen um Orléans teilnahmen, so kommt er selbst dort nicht vor dem 13. Januar an und wird nicht für das bischöfliche Palais, sondern für ein Hospital in der Vorstadt Bannier eingeteilt. Er befindet sich also nur wenige Kilometer entfernt von Saint-Pryvé-Saint-Mesmin, wo sich der Besitz der Familie von Marie

Pasteur befindet, die Feuillants, der von den Besatzungstruppen geplündert werden wird.

Kochs Aufenthalt in Orléans ist von kurzer Dauer. Am 16. Januar informiert ihn der Generalarzt, dass er entlassen werden kann – die Einwohner von Rakwitz verlangen nach ihrem Arzt. Er versucht jedoch, ihn davon zu überzeugen, bis zum Ende des Krieges zu bleiben, das nicht mehr lange dauern sollte. In der Furcht, seinen Posten zu verlieren, wenn er nicht zurückkehrt, akzeptiert Koch, aus dem Kriegsdienst entlassen zu werden. Für ihn ist der Krieg beendet.

Bevor er Emmy wiedersieht, die die Trennung von ihrem Gatten nicht sehr schätzte, fährt Robert nach Clausthal, um seine leidende Mutter zu sehen. Ein letztes Mal umarmt er sie. Sie wird wenig später, um 13. April, an einer Lungenentzündung sterben, nur 52 Jahre alt, ohne Zweifel verbraucht von 13 Schwangerschaften.

Frankreich besiegt, Pasteur tief verletzt

Anfang 1871, während die unerbittliche Kälte des Winters anhält, steigern die Nachrichten von der preußischen Besatzung der Region um Orléans Madame Pasteurs Angst. Die Feuillants, der Besitz ihrer Familie in Saint-Pryvé-Saint-Mesmin, waren besetzt und geplündert worden. Madame Danicourt, eine Tante von Marie Pasteur, ist gerade in Orléans gestorben, wohin sie sich zu einer andereren ihrer Nichten geflüchtet hatte. War die katastrophale Verwüstung der Grund? Pasteur empört sich darüber bei Madame Cribier, der Tochter von Madame Danicourt[1]: »Der Tod Ihrer vortrefflichen Mutter mitten in der Besatzung durch diese verruchten Räuber! Ist es zu viel und übersteigt die menschlichen Kräfte? Nein, nein. Schöpft Mut! Die Stunde der Befreiung wird kommen [...]. Mit welcher Traurigkeit stelle ich mir die Feuillants vor, die so aufrichtige und herzliche Gastfreundschaft wurde auf immer jenen geraubt, die deren Seele waren, und sind heute beschmutzt und verwüstet von dem erbarmungslosesten Feind.«

1871 wird Pasteur noch etwas mehr in das Zentrum des Aufruhrs stürzen und ihn bei dem treffen, was ihm am liebsten ist.

Die feindlichen Batterien, installiert auf den Höhen von Châtillon, sind auf Paris gerichtet, das jeden Tag bombardiert wird. Die Granaten regnen auf die Stadt. Am 5. Januar schlägt eine Granate nahe der École normale ein und in der Nacht vom 8. auf den 9. wird das Museum für Naturkunde getroffen. Das ist zu viel. Die Schmähung wird bei der Académie des sciences durch den alten Chevreul[2] angezeigt: »Der Arzneipflanzengarten, gegründet in Paris durch ein Edikt von König Louis XIII. im Januar 1626, in dem durch ein Dekret an den Nationalkonvent vom 10. Juni 1793 das Museum für Naturkunde eröffnet wurde, wurde bombardiert unter der Herrschaft von Wilhelm I., König von Preußen und den Grafen Otto von Bismarck durch die preußische Armee in der Nacht vom 8. auf den 9. Januar 1871. Bis dahin wurde er von allen Parteien und von allen nationalen und ausländischen Mächten respektiert.« Pasteur explodiert vor Zorn und schließt sich dem Protest an, indem er seinen Doktortitel *honoris causa* zurückschickt, den ihm die Universität Bonn 1868 verliehen hat und der ihm bisher so viel Genugtuung bereitet hat ... und den er sich sogar gerahmt hatte. Er taucht seine Feder in Säure, um offiziell dem Dekan der medizinischen Fakultät dieser Universität mitzuteilen[3]: »Heute ist mir der Blick auf dieses Pergament abscheulich und ich fühle mich beleidigt, meinen Namen und die Bezeichnung *virum clarissimum*, mit der Ihr ihn schmückt, unter der Schirmherrschaft eines Namens zu finden, der von nun an zur Abscheu meines Vaterlandes verdammt ist, jenem des *Rex Guilelmus*. Indem ich meinen tiefen Respekt Ihnen und den berühmten Professoren gegenüber ausdrücke, die ihre Unterschrift an das Ende dieses Beschlusses der Mitglieder Ihres Ordens gesetzt haben, folge ich einem Schrei meines Gewissens, indem ich Sie darum bitte, meinen Namen aus den Archiven Ihrer Fakultät zu streichen und dieses Diplom zurückzunehmen; dies als Zeichen meiner Empörung, die diese Barbarei und die Heuchelei bei einem französischen Wissenschaftler verursacht hat, und die von einer Person kommen, die nur um ihren verbrecherischen Übermut zu befriedigen darauf beharrt, ein Massaker an zwei großen Völkern zu verursachen […].«

Das Postskriptum fügt der Respektlosigkeit noch hinzu: »Geschrieben in Arbois (Jura) am 18. Januar 1871, nach der Lektüre des Brandmals der Niedertracht, das auf die Stirn Ihres Königs durch den berühmten und ehrwürdigen Dekan der Académie des sciences, Monsieur Chevreul, geschrieben wurde in der Sitzung dieser Gesellschaft, die in Paris am 10. Januar 1871 abgehalten wurde.«

Die Antwort lässt auf sich warten und ist wenig liebenswürdig[4]: »Der Unterzeichnende, derzeitiger Dekan der medizinischen Fakultät der Universität Bonn, wurde beauftragt, auf die Beleidigung zu antworten, die Ihr gegen die deutsche Nation in der heiligen Person ihres erhabenen Kaisers, den König Wilhelm von Preußen, auszusprechen gewagt habt, indem er Euch den Ausdruck *seiner ganzen Verachtung* zurückschickt.«

Doktor Maurice Neumann fügt selbst auch ein Postskriptum hinzu: »um sich *vor Beschmutzung* zu schützen, schickt die Fakultät Ihnen anbei Ihre Schmähschrift.« Antwort Pasteurs[5], das Vitriol der Tinte etwas verdünnt, aber ohne seine Verachtung für »die Könige […] wenn sie die Gesetze der Menschlichkeit beleidigen« zurückzuziehen. Er mildert seine Worte ab und endet mit dem bitteren Bedauern und »das Herz betrübt zu denken, dass Menschen, die wie Sie und ich ihr Leben der Suche nach der Wahrheit und dem Fortschritt des menschlichen Geistes geweiht haben, miteinander in dieser Weise sprechen, was von meiner Seite durch solche Handlungen begründet ist. Nun ist dies eines der Ergebnisse der Art, wie sie diesem Krieg von Eurem Kaiser aufgedrückt wurden. Ihr sprecht zu mir von Beschmutzung, Herr Dekan. Diese besteht, seien Sie versichert, und sie wird bestehen, bis in weit entfernte Zeiten hinein, in der Erinnerung an jene, die die Bombardierung von Paris begonnen haben, obwohl die Kapitulation wegen der Hungersnot unausweichlich war, und die diese grausame Aktion fortgeführt haben, als es augenfällig für alle geworden war, dass dies die Stunde der Kapitulation dieser heldenhaften Stadt nicht um eine Stunde beschleunigen würde«.

Dieser ungestüme Austausch steht in Einklang mit der allgemeinen hasserfüllten Feindseligkeit, so viele »Ausschreitungen, unbeschreibliche Gewalt durch die Preußen ... Respektlosigkeit, Brände, Plünderungen«, angeprangert durch General Chanzy, empören das Volk. Das Gesicht des Krieges eben! Aber nun der Einmarsch in die Franche-Comté.

Jean-Baptiste und sein Cousin Joseph Vichot haben sich der Ostarmee von General Bourbaki angeschlossen, der die besiegte Loirearmee verlassen hat. Unter seinem Kommando hat eine Truppe von schlecht ausgerüsteten und schlecht trainierten Soldaten die Mission, bei polarer Kälte die Belagerung von Belfort zu beenden. Seit dem 3. November steht die Garnison des Oberst Denfert-Rochereau, Gouverneur des Ortes, in heldenhaftem Widerstand, obwohl sie seit Januar durch Typhus und Pocken geschwächt ist. Bald schon werden die Verschanzten das Geräusch der nahen Kanonen hören, ein Hoffnungsschimmer.

Bourbaki und seine Männer, die an einem kleinen Bahnhof nahe Besançon angekommen sind, marschieren über Villersexel (Departement Haut-Saône). Am 9. Januar beginnt die Schlacht und setzt sich am Folgetag fort, schrecklich, im Nahkampf. Die Preußen ziehen sich zurück. Sieg der Franzosen! Von kurzer Dauer. Bourbaki verliert entscheidende Tage. Es wird heißen, dass die Siege, die durch Mut gewonnen werden, nicht ausgenutzt werden! Als sich die Franzosen zur Verfolgung entscheiden, prallen sie entlang des Flusses Lizaine, von Montbéliard bis Héricourt, auf eine Verteidigungslinie, da die preußische Armee genug Zeit hatte, sie zu verstärken.

Der Frontalangriff, eine Entscheidung Bourbakis, schleudert eine ziemlich ausgebrannte Armee in erbitterte Gefechte, in denen die gesamten Bataillone bestehend aus Savoyaden und Zuaven unterliegen. Am 15. Januar kommt es bei Héricourt zum blutigsten aller Zusammenstöße. Ein Durchbruch ist unmöglich. Bourbaki ruft am 18. aus Vorsicht zum Rückzug in Richtung Pontarlier auf. Die Flucht in Richtung Schweiz.

In Belfort ist die kurze Hoffnung auf Befreiung erloschen. Immer noch verschanzt gibt Denfert-Rochereau nicht nach, bis am 18. Februar die Regierung unter der Leitung von Thiers den Befehl erteilt, die Waffen zu strecken[6]. Nach einer Belagerung von 104 Tagen verlassen die Verteidiger stolz eine zerstörte Stadt und hinterlassen nahezu 5000 Tote, mit dem Gefühl, die Ehre eines gedemütigten Frankreichs gerettet zu haben[7].

Obwohl sich die französischen Truppen auf eigenem Boden haben abschlachten lassen, erklärt Pasteur zwischen Stolz und Besorgnis[8]: »Der tapfere Jean-Baptiste […] hat die Ehre, in diesem Moment gegen diese unbedeutenden Schurken zu kämpfen.« Er weiß nicht, dass sein tapferer Sohn in Villersexel war, dass sein Neffe Joseph Vichot bei Héricourt zwei Verwundungen am Bein erhielt, und dank eines Taschenmessers, das die Kugel ablenkte, einer dritten entkam, die hätte tödlich enden können.

Die Nachricht vom Rückzug der Ostarmee, oder von dem, was von ihr übrig ist, erreicht Arbois am 24. Januar und treibt die Angst der Pasteurs auf ihren Höhepunkt. Wo ist ihr Sohn? Verwundet, krank, verschwunden? Die Preußen nähern sich, ihnen gehen Geschichten von schrecklichen Grausamkeiten voraus. Das Schicksal, das für seine Familie in Reaktion auf seinen Brief, den er wegen des Königs von Preußen schrieb, bestimmt sein könnte, beunruhigt Pasteur.

Italien bietet ihm einen Lehrstuhl für angewandte Chemie und Landwirtschaft an der Fakultät in Mailand an. Das Angebot ist schmeichelhaft. Annehmen? Ablehnen? Das Dilemma ist rasch gelöst. Frankreich zu verlassen, käme einem Verrat gleich. Jedoch vereinen sich der Wunsch, den Soldaten Jean-Baptiste wiederzufinden, und die Panik. Die Familie muss aus Arbois fliehen.

Am gleichen Abend[9] drängen sich alle Familienmitglieder in eine überalterte, klapprige Kalesche, denn die Fahrzeuge wurden beschlagnahmt. »Wir fahren in die Nähe von Pontarlier«, sagt Pasteur zum Kutscher. Das ist genug gesagt über die Irrfahrt, welche die Kutsche nimmt, auf diesen Wegen, die rissig sind vor Frost.

Auf dem Hochland des Jura werden etwa 70 Kilometer verschneiten Weges in drei Etappen zurückgelegt. Am Morgen des 27. fährt die Kutsche in Pontarlier ein, in ein unbeschreibliches Chaos. Überall Soldaten, entkräftet, in Lumpen, verwundet, verstümmelt, hungrig, hier um ein Feuer lagernd, da vor der beißenden Kälte in die Strohballen geflüchtet, dort zusammengedrängt in einer Kirche … Das betrübliche Schauspiel dieser Trümmer einer Armee entreißt Pasteur einen Schrei: »Der Rückzug aus Russland kann nicht schrecklicher gewesen sein.« Ein ratloser Bourbaki versucht sich umzubringen. Zuvor hat er an den Kriegsminister telegrafiert: »Sie machen sich keine Vorstellungen von den Leiden, die die Armee seit Anfang Dezember ertragen hat.« Pasteur und seine Frau gehen durch die Straßen, unermüdlich fragen sie: »Haben Sie Neuigkeiten vom 21. Bataillon der Chasseurs à pied? Kennen Sie den Verpflegungs-Obergefreiten Pasteur?« Der Kommandant Bourboulon, Neffe von Saint-Claire Deville, den sie zufällig treffen, kann keine Auskunft geben. Die einzige Information, die sie von einem Soldaten erhalten, ist nicht beruhigend: »Alles, was ich Ihnen sagen kann, ist, dass von einem Bataillon von 1200 Männern nur 300 überlebt haben.« Ein anderer Soldat bestätigt, dass Jean-Baptiste am Leben ist: »Er war gestern mein Bettnachbar in Chaffois. Er ist zurückgeblieben; er ist krank. Sie könnten ihn vielleicht treffen, wenn Sie auf der Straße weitergehen, die nach Chaffois führt.« Sofort laufen die Pasteurs weiter und, kaum haben sie Pontarlier verlassen, treffen sie auf eine Karre voller Soldaten. Einer von ihnen richtet sich auf, Jean-Baptiste, überrascht, seine Eltern zu erkennen. Die Familie ist wieder vereint, beruhigt erreicht sie Genf. Ab Februar nimmt der Freiwillige seinen Dienst wieder auf, während Pasteur sich in Lyon bei seinem Schwager Adrien Loir niederlässt, Dekan der wissenschaftlichen Fakultät.

Als einige Wochen vergangen sind, die er in höchster Wut, Angst, Hass, Verbitterung und vor allem im Angesicht des Dramas der Niederlage gelebt hat, wird Pasteur eine Analyse erstellen, die seit langer Zeit gereift zu sein scheint. Die Erinnerung an seine Reise durch Deutschland 1852 ist dabei vielleicht nicht unbeteiligt. Im März 1871 schreibt er im *Le Salut public*: »Warum hat Frankreich im Augenblick der Gefahr keine hervorragenden Männer gefunden.« Ein Plädoyer, um der Pflege der Wissenschaften wieder den maßgeblichen Platz zu geben, den sie zu Beginn des Jahrhunderts inne hatte. Er zeigt hier den Ursprung des Verhängnisses Frankreichs, seiner Niederlage gegenüber Deutschland auf. Er bemängelt »das Vergessen, die Verachtung, die Frankreich für die großen Errungenschaften des Wissens, besonders in den Naturwissenschaften übrig hatte«. Dies gibt ihm die Möglichkeit zu vergleichen: »Während Deutschland die Universitäten vermehrt hat, es zwischen ihnen das heilsamste Wetteifern etabliert hat, es seine Lehrenden und seine Doktoren mit Ehre und Achtung umgeben hat, es riesige Laboratorien schuf und die besten Apparate bereitstellte, schenkte Frankreich, entnervt von den Revolutionen, immer beschäftigt mit unfruchtbaren Recherchen nach der besten Regierungsform, seinen Hochschulen nur eine zerstreute Aufmerksamkeit.« Er zeigt auf, dass die Wissenschaft, die den Boden wässert, auf dem sich die Medizin, die Industrie, die Landwirtschaft aufbauen, die Quelle des Fortschritts ist und dass der Fortschritt ein Volk stark macht.

Nach dieser Abrechnung mit der Nachlässigkeit der französischen Regierung langweilt sich Pasteur. Er will die schöpferische Betriebsamkeit seines Labors wiederfinden. Am 29. März schreibt er an Duclaux[10]: »Ich habe den Kopf voll mit den schönsten Arbeitsprojekten. Der Krieg ließ mein Gehirn brach liegen. Ich bin bereit für neue Forschungen. Ach, vielleicht mache ich mir Illusionen! Auf jeden Fall werde ich es versuchen.« *Laboremus*!

Am Vorabend war der Conseil de la Commune in Paris eingesetzt worden, der dem Aufstand vom 18. März folgte. Vor den Augen der Preußen, die immer noch Paris einkesseln, beginnt ein erbarmungsloser Bürgerkrieg. Tausende Tote, endgültige Zerstörungen bis hin zu gewalttätiger Unterdrückung, die Semaine sanglante de mai.

Für die Familie steht es außer Frage, nach Paris oder Arbois zurückzukehren. So nimmt Duclaux sie in Clermont-Ferrand auf und räumt Pasteur eine Ecke in seinem Labor ein, wo er sich in Studien über das Bier vertieft ... ein französisches Bier, das besser sein soll als das deutsche, »das Bier der nationalen Vergeltung«!

Die Katastrophe ist vollendet. Der Friede von Frankfurt, unterschrieben am 10. Mai 1871, bestätigt den vorbereitenden Friedensvertrag von Versailles von Bismarck und Thiers vom 26. Februar. Er beendet diesen Krieg, der nahezu 185 000 Tote und 233 000 Verwundete zählte. Frankreichs Tribut wiegt schwer, das Elsass-Lothringen verliert und innerhalb von drei Jahren eine Abfindung von fünf Milliarden Goldfranken bezahlen muss[11]. Das Deutsche Reich, vereint unter der preußischen Krone, wird Europa über nahezu 30 Jahre dominieren. Frankreich, diplomatisch isoliert, ist davon ausgeschlossen.

Das Bier, das Pasteur im Herzen der Auvergne entwickelt, wird nicht ausreichen, den Wunsch des französischen Volkes nach Rache zu stillen. Pasteur erholt sich nicht vom Verlust des Elsass und Lothringens. Ein Gefühl der Verbitterung stellt sich ein, einhellig geteilt von seinen Landsleuten. Der Same des Großen Krieges, der noch blutiger werden wird, ist gelegt.

Der junge Arzt aus Wollstein und der Milzbrandbazillus

Robert Koch hat den Lärm der Kanonen hinter sich gelassen, die Erinnerung an die Toten auf der gefrorenen Erde von Orléans. Ein Intermezzo von fünf Monaten, gefüllt mit Schrecken, die er vergessen möchte. Er hat seinen Alltag wiedergefunden, seine Patienten, die ihn mit Ungeduld erwarten ... und die finanziellen Schwierigkeiten. Wie kann er seine wenig einträgliche Tätigkeit als Arzt mit seinem wachsenden Hang für wissenschaftliche Studien vereinbaren, die die Haushaltsmittel so gefährlich belasten?

Er nimmt an einer Prüfung teil, die es ihm erlaubt, sich auf die Stelle eines *Kreisphysikus* zu bewerben, d. h. eines Bezirksarztes, die mit einer Dienststelle für die öffentliche Gesundheit verbunden ist. Nachdem er die Prüfung im Frühling 1872 bestanden hat, erhält er, mit Unterstützung des Barons, den er in Rakwitz versorgt hat, eine neu geschaffene Stelle in Wollstein[1]. So lassen sich Robert, Emmy und die kleine Gertrud in dieser hübschen kleinen Stadt mit 3000 Einwohnern nieder, sie wohnen am Ufer eines Sees umgeben von Wald – und werden dort acht glückliche und produktive Jahre verbringen. Wenn sie sie verlassen werden, wird Robert Koch auf dem Weg zum Ruhm sein. Die Familie wohnt im ersten Stock eines zweigeschossigen Gebäudes. Einige Jahre später, 1940, wird Gertrud die Wohnung wie folgt beschreiben[2]: »Vier große Zimmer und ein Mansardenstübchen genügten für die kleine dreiköpfige Familie. Das große Esszimmer hatte einen weit vorspringenden Erker, von dem man nach drei Seiten einen freien Ausblick hatte. Die große helle Diele diente zugleich als Warteraum für die Patienten; von ihr aus betrat man das zweifenstrige Arbeitszimmer meines Vaters. Es lag nach dem Hof zu und hatte viel Licht und Sonne. Zwischen der Eingangstür und dem Fenster stand der Schreibtisch, dessen Aufsatz mit Büchern und Schriften vollgepackt war.« Sobald die Forschungsarbeit ihres Mannes sich erweitern wird, wird Emmy dieses Zimmer mit einem Vorhang teilen, um das Laboratorium vom Sprechzimmer zu trennen. Hier, in diesem bescheidenen Labor, wird Robert Koch seine Pionierarbeiten über den Milzbrand leisten. Einige Jahre später, wenn Koch es in Angriff nehmen wird, die Mikrofotografie zu entwickeln, wird die Position der Fenster und des Lichtes elementar werden. Das Labor wird also so organisiert werden, dass es eine optimale Beleuchtung der Präparate erlaubt. Und wenn es darum geht, ein Foto zu schießen, wird Emmy hinausgehen, um ihren Ehemann vor der etwaigen Ankunft von Wolken zu warnen, die die Beleuchtungsstärke während der Belichtung stören könnten. So wird Robert Emmy seinen »Wolkenschieber« nennen.

Die Belastung als *Kreisphysikus*, eines beamteten Arztes, ist schwer. Er muss die hygienischen Bedingungen der Kommune überwachen, Impfungen gegen die Pocken vornehmen, Totenscheine ausstellen, die Ärzte in seinem Bezirk und die Tätigkeit des lokalen Krankenhauses überwachen und viele Gutachten zur Volksgesundheit erstellen. Er muss sich zudem über neue Fortschritte der Medizin auf dem Laufenden halten, indem er Artikel und Bücher liest. Ein schweres Amt, aber ein mageres Gehalt. Zudem übernimmt er eine Tätigkeit als Privatarzt. In dieser polnischen Provinz, die nach der Niederlage Napoléons 1815

Preußen zugesprochen wurde[3], sprechen viele seiner Patienten kein Deutsch. Obwohl er in Rakwitz einige Grundkenntnisse der Sprache erlernt hat, muss er eine Dienerin einstellen, die, neben anderen Aktivitäten, als Übersetzerin dient.

Die Arbeitstage sind sehr lang. Viele Patienten, Bauern der Umgebung, treffen erst bei Nacht mit ihren Bauernwagen ein, wenn ihre Arbeit auf den Feldern beendet ist. Das Vertrauen, das er einflößt, bringt ihm zunehmende Bekanntheit. Eine Nachbarin bezeugt ihre Bewunderung für den Doktor Koch zu dieser Zeit[4]: »Was war er für ein Arzt! Etwas selten Beruhigendes ging von ihm aus, wie oft habe ich meine Mutter sagen hören: ›Wenn Koch nur ins Krankenzimmer tritt, geht es noch besser, dann fühlt man sich sofort beruhigt und sicher.‹ Er war ein ganz besonderer Kinderfreund. Wohl selten hängen Kinder mit solcher Liebe an dem Arzt, wie wir an Koch gehangen haben.«

Verbleiben auch Mußestunden? Robert macht sich zügig an die Forschungsarbeit in seinem winzigen Labor, in dem er ein Minimum an Geräten zusammengetragen hat. Unter den bescheidenen Instrumenten befindet sich ein Mikroskop, das fortschrittlichste dieser Zeit. Emmy hat es ihm geschenkt, nachdem sie ihren Vater gebeten hatte, die nötige Summe einer Anlage zu entnehmen, die für sie investiert worden war. Und für die Experimente benötigt er Tiere. Die Familie wird beauftragt, Mäuse zu fangen, die zahlreich genug im Haus vorkommen. Mehrere Bewohner Wollsteins, Bauern, bringen ihre Nagetieren dorthin. Die Nachbarin erzählt: »In unserem Hause fingen wir eine Zeit lang immer Mäuse, die alle zu Kochs geschickt wurden, da er diese Tiere am besten für seine Experimente gebrauchen konnte. Da gab es Kaninchen, Meerschweinchen, ein großes Bauer mit Mäusen, ja sogar einmal zwei Affen, die er sich hatte schicken lassen, um ihnen den Typhus einzuimpfen. Seine Frau sorgte rührend für all das Tierzeug.«

Auf das Leitmotiv Pasteurs (*Laboremus*) antwortet das Motto Kochs *Nunquam otiosus* (»niemals untätig«), ein Motto, dem er gewissenhaft folgt. Behandelnder Arzt, Kreisarzt, Forscher, er ist ein sehr beschäftigter Mann. Noch einmal die gleiche Nachbarin: »Fast täglich sah man ihn auf einfachen, offenen Bauernwagen über Land fahren. Was es heißt, nach einer solchen Fahrt noch geistig zu arbeiten, kann eigentlich nur der beurteilen, der schon auf so einem polnischen Rappelkasten holprige Wege gefahren ist.« Und trotzdem findet Robert Koch die Zeit, sich mit seiner kleinen Gertrud zu beschäftigen, die er abgöttisch liebt, den Wein zu schätzen und gutes Essen ... und sich sogar für die Archäologie zu interessieren. In der Umgebung von Wollstein befinden sich nämlich mehrere prähistorische Ausgrabungsstätten, auf denen man Tonscherben sowie Tier- und Menschenknochen ausgegraben hat. Koch nimmt aktiv an den Forschungen teil und sendet gar einen Artikel über die Funde auf diesen Stätten an das Journal der Archäologischen Gesellschaft zu Berlin. Über diese Funde informiert er den berühmten Virchow, der ebenfalls an Archäologie und Anthropologie interessiert ist und der sich beeilt, ihn 1875 zu besuchen. Dies ist Gelegenheit zu einer offenbar sehr angenehmen Exkursion zu einer der Stätten. Koch und Virchow trennen sich als Freunde ... was sie nicht daran hindern wird, sich zwei Jahre später heftig zu streiten, wenn Koch seinen historischen Artikel über den Milzbrand veröffentlichen wird. Der Milzbrand, der seit einiger Zeit das Hauptthema seiner Beschäftigungen ist. Was ist das für eine Krankheit?

Auf den Feldern Schlesiens, auf den Ebenen der Beauce und in einigen anderen Gebieten Europas sieht man damals ab dem

Monat Juli häufig Zuchttiere, besonders Schafe und Kühe, tot auf den Weiden, gebadet in schwarzem Blut. Die bestürzten Züchter fürchten das Nahen der Sommerhitze, wenn das Unheil mit furchtbarer Regelmäßigkeit ihr Vieh auf einigen ihrer Felder, den »verfluchten Feldern« trifft. In Unkenntnis der Ursachen der Verbreitung des Übels, machtlos, die Epidemie zu bekämpfen, erleben sie jedes Jahr das gleiche. Der Milzbrand ist eine der tödlichsten Viehkrankheiten, mit ruinösen Folgen.

Dieser Krankheit gibt man je nach Land andere Namen. In Frankreich spricht man von der *maladie charbonneuse* oder, einfacher, von *charbon*: Die Engländer nennen sie »anthrax«, ein Wort, das auf Griechisch »Kohle« bedeutet. Diese Namen basieren auf der schwarzen Farbe des Blutes der kranken Tiere und der gleichen schwarzen Farbe der Hautabzesse, die sich bei infizierten Menschen bilden. Die Deutschen nennen sie Milzbrand wegen der schwarzen Farbe der Milz der Tiere, die wie verkohlt erscheint. Aus dem gleichen Grund gebrauchen die Franzosen zuweilen auch die Benennung *sang de rate*.

Die betroffenen Tiere sterben jäh. Meist zeigen sich erst ein bis zwei Tage vor ihrem Tod erste Anzeichen. Nach einem kurzen Zeitraum der Erregung scheinen die Tiere niedergeschlagen, ihre Schleimhaut wird hämorrhagisch, Kehle und Unterleib schwellen an und Blut tritt aus verschiedenen Körperöffnungen aus.

Als sich Robert Koch 1873 für den Milzbrand zu interessieren beginnt, ist die Frage nach der Rolle von Mikroorganismen in der Ätiologie der ansteckenden Krankheiten Gegenstand heftiger Kontroversen. Einige der berühmtesten europäischen Pathologen, so wie Rudolf Virchow in Berlin und Theodor Billroth in Wien, bestreiten jede Funktion von Mikroorganismen bei infektiösen Krankheiten. Dem gegenüber steht der Erfolg der Antisepsis, die starke Argumente für einen mikrobiellen Ursprung der Infektionen und, allgemeiner, der infektiösen Krankheiten bietet. Diese Technik war von dem britischen Chirurgen Joseph Lister[6] entwickelt worden und diente dazu, die Mikroorganismen in und in Nachbarschaft von Wunden zu vernichten. Pasteur selbst hatte anlässlich seiner Arbeiten über die Krankheiten der Seidenraupe (1865–1870) gezeigt, dass diese durch Mikroorganismen verursacht werden. In Deutschland hatte, wie wir es gesehen haben[7], einer der Lehrer Kochs, Jacob Henle, 1840 einen Artikel veröffentlicht, in dem er sich überzeugt zeigte, dass nicht die Krankheit bei der Ansteckung übertragen werde, sondern die Ursache dieser Krankheit; und diese Ursache musste lebendig sein und sich außerhalb des Organismus reproduzieren können. Henle ist diesem Weg nicht weiter gefolgt, aber, einige Jahre später, nimmt ein anderer deutscher Arzt, Edwin Klebs, Assistent von Virchow, die Idee wieder auf und formuliert die Versuchsschritte, die seiner Meinung nach nötig sind, um die Rolle der Keime in den Infektionskrankheiten zu erhellen. Dies ist die Basis dessen, was man später die Kochschen Postulate[8] nennen wird. (Sie werden heute auch Henle-Koch-Postulate genannt. Anm. d. Übers.)

Indem er den Milzbrand studiert, wird Koch die Frage nach der Rolle der Mikroorganismen bei den Infektionskrankheiten zur Sprache bringen. Als Kreisarzt kommt er mit dieser Krankheit in Kontakt, die in der Region von Wollstein häufig auftritt und bedeutende Verluste bei den Rinder- und Schafzüchtern verursacht. Was weiß man über die Ätiologie des Milzbrandes im Jahr 1873, und namentlich über das Bakterium, das dafür die Ursache sein könnte? Für manche identifizierte zuerst Frankreich dieses Bakterium und für andere Deutschland. Was geschah genau?

Es scheint, dass die erste Publikation zu diesem Thema 1850 von Français Pierre Rayer verfasst wurde, in einer einschlägigen Notiz[9] über die Übertragung der Krankheit auf ein gesundes Schaf durch Überimpfung des Blutes eines kranken Schafes. Rayer weist darauf hin, dass es bei den betroffenen Schafen »im Blut kleine fadenförmige Körper von etwa der doppelten Länge eines Blutkörperchens gab. Diese kleinen Körper zeigten keinerlei spontane Bewegungen«. Alles weist darauf hin, dass der Autor die Bedeutung dieser »fadenförmigen Körper« nicht verstanden hat. 1863 erwähnt er diese Beobachtung in seiner Eröffnungsvorlesung des Kurses für vergleichende Pathologie[10] nicht. Notieren wir, dass Rayer in seiner Veröffentlichung von 1850 erwähnt, dass er anlässlich bestimmter Experimente der Übertragung von einem Monsieur Davaine begleitet war, dem wir später wieder begegnen werden.

Auf der anderen Rheinseite veröffentlicht Alois Pollender, ein bis dahin unbekannter Arzt, 1855 einen Artikel, in dem er schreibt, dass er im Herbst 1849, also vor Rayer, Stäbchen im Blut bei von der Krankheit betroffenen Tieren beobachtet hat. Er macht sich Gedanken[11]: »Ueber Herkunft und Entstehung dieser merkwürdigen und räthselhaften Körperchen weiss ich nichts zu berichten. Ebensowenig kann ich die Fragen: ob diese Körperchen im lebenden Milzbrandblute vorhanden, oder, ob sie erst nach dem Tode des Thieres, ein Produkt der Gährung oder der Fäulniss, entstanden? […] ob sie der Ansteckungsstoff selbst, oder blos dessen Träger, oder ausser aller Beziehung zu demselben gestanden? – beantworten.« Wenn Pollender auch nicht die Antwort auf diese Fragen liefert, so steht ihm zumindest der Verdienst zu, die Hypothese ausgesprochen zu haben, dass diese Stäbchen infektiöse Substanzen sein könnten, die verantwortlich für die Krankheit sind.

In Frankreich wird 1856 eine neue Hürde überwunden. Onésime Delafond von der veterinärmedizinischen Hochschule von Alfort, der diese Stäbchen seit 1838 beobachtet hat, gelingt es, sie in begrenzten Maßen zu kultivieren, indem er kleine, mit einer organischen Flüssigkeit gefüllte Näpfchen aus Glas mit ihnen beimpft. Da ist der Beweis, dass lebende und fremde Körper vorhanden sind, verwandt mit Algen oder Aufgusstierchen. Doch im Gegensatz zu Pollender erkennt er in ihnen nicht die Ursache der Krankheit. Denn er schreibt[12]: »Ich bin weit davon entfernt zu denken, dass diese Gebilde den Milzbrand verursachen könnten, oder in ihnen den Körper zu sehen, der den infektiösen Ursprung dieser Krankheit enthält. Trotzdem scheint es mir, dass das Blut der von Milzbrand befallenen Tiere eine krankhafte Veranlagung erlangt, die für die Massenvermehrung dieser Körperchen vorteilhaft ist.« Nach ihm wäre die Anwesenheit der Stäbchen oder Körperchen also eine Folge und nicht die Ursache der Krankheit. Da Delafond 1861 im Alter von 56 Jahren vorzeitig verstirbt, kann er seine Arbeiten nicht fortsetzen.

Wir begegnen nun einem Hauptakteur dieser Saga: Casimir Davaine. Seit der Zeit als er 1850 Rayer bei seinen Experimenten zur Übertragung begleitet hat, hat er mit großem Interesse die Arbeiten Pasteurs über die Gärung (1855–1863) verfolgt, dann über die Krankheiten der Seidenraupen (1865–1870). Er denkt sich, dass die kleinen fadenförmigen Körper, die Rayer beobachtete und die von anderen als Stäbchen oder Körperchen bezeichnet wurden, die Keime sein könnten, die die Krankheit verursachen[13]. Das versucht er mit einer Serie von Artikeln zu beweisen, die er zwischen 1863 und 1873 veröffentlicht. Er bestätigt, dass man den Milzbrand auf ein gesundes Tier übertragen kann, indem man es mit Blut animpft, das von einem kranken Tier stammt, was der Deutsche Friedrich

August Brauell 1857–1858 ebenfalls beobachtet hat. Auch zeigt er, dass, wenn man dieses Blut filtert, das Filtrat die Krankheit nicht überträgt, ein Ergebnis, dass zur gleichen Zeit vom Deutschen Ernst Tiegel erzielt wurde. Die Krankheit wird also von Partikeln verursacht, die im Blut vorhanden sind und keine Filter passieren. Nach Davaine kann es sich nur um die berühmten Körperchen handeln, denen er den Namen »bactéridies charbonneuses« (Milzbrandbakterien, Anm. d. Übers.) gab, und die die Krankheit übertragen. Jedoch war die öffentliche Meinung noch nicht bereit zu akzeptieren, dass mikroskopisch kleine Lebewesen den Tod eines Schafes oder einer Kuh hervorrufen könnten. Und dann, wie sich später Élie Metchnikoff erinnern wird[14]: »Vor allem, weil die Körperchen von Davaine die natürliche Verbreitung des Milzbrandes nicht erklären konnten, hielten seine Kontrahenten seine Theorie für unzulässig. Es hatte sich seit langer Zeit etabliert, dass diese Krankheit mit dem Boden verbunden war, denn an bestimmten Orten brach sie Jahr für Jahr wieder aus. Es reichte aus, eine Herde Schafe im Frühling auf diese Weide zu führen, dass die ersten Milzbrandfälle bald auftraten, die daraufhin im Laufe des Sommers epidemische Ausmaße annahmen. Beförderte man sie jedoch an andere Orte, breiteten sich isolierte Fälle dieser Krankheit nicht aus. Diese Tatsachen wiesen auf eine außerordentliche Widerstandskraft des infektiösen Ursprungs des Milzbrandes hin, während, nach Davaine selbst, seine Körperchen oder bactéridies, wie er sie benannt hat, einfach zu zerstören waren. Obgleich das mit Milzbrand infizierte Blut, das sie enthielt, für einige Zeit nach der Trocknung ansteckend blieb, hörte es nichtsdestoweniger auf, die Krankheit zu verursachen[15].« Die Beweisführung Davaines war also weit davon entfernt, vollständige Zustimmung zu erlangen.

So weit war die Thematik gediehen, als Koch 1873 seine ersten mikroskopischen Beobachtungen an Blut von an Milzbrand gestorbenen Schafen unternimmt. Wie seine Vorgänger stellt er fest, dass dieses Blut vor Stäbchen wimmelt. Ab dem 12. April 1874 macht er eine Beobachtung, die sich als sehr bedeutend erweisen wird. In seinen Proben verlängern sich die Bakterien, formen Fädchen, in deren Inneren in regelmäßigen Abständen transparente Punkte erscheinen. Es handelt sich um die erste Beobachtung der Sporenbildung dieser Bakterien. Kochs vordringliche Sorge ist, mit Sicherheit festzustellen, dass die Bakterien, die er beobachtet, wirklich die Ursache des Milzbrandes sind. Dafür erinnert er sich an das Prinzip seines Lehrers Henle, das Bakterium außerhalb des Tieres zu kultivieren und zu zeigen, dass die Übertragung der Kulturen die Krankheit verursacht. Doch ist das, was ihm fehlt, ausgerechnet ein Kulturmedium für dieses Bakterium. Alleine in seinem Behelfslabor macht er sich mit Eifer an die Arbeit. Von diesem Moment an absorbieren die Forschungen seine Zeit auf Kosten der Ausübung der Medizin. Emmy kümmert sich darum. Bevor sie ihre Rolle als »Wolkenschieber« spielt, wählt sie die Kranken nach der Schwere ihres Zustands aus, um einige zu einem Kollegen zu schicken. Trotz dieser Aufteilung, die die Arbeit Kochs erleichtert, muss ihn seine Ehefrau oft aus seinem Labor locken, um ihn an seine Aufgaben als Arzt zu erinnern. Das Ende des Jahres 1875 wird eine entscheidende Periode in den Forschungen Kochs über den Milzbrand sein. Zwischen Weihnachten und Neujahr hat er die Idee, den Milzbrand auf ein Kaninchen zu übertragen, indem er einen kleinen Einschnitt in die Hornhaut vornimmt und ein kleines Stück infizierten Gewebes in den Glaskörper einführt. Nicht nur ist das Kaninchen rasch infiziert, es scheint, dass sein Glaskörper eine hohe Anzahl an Bakterien enthält. Von da an hat er das gefunden, was ihm und seinen Vorgängern fehlte (außer

Delafond vielleicht, siehe oben): Die Glaskörperflüssigkeit kann ein gutes Kulturmedium für den Milzbrandbazillus sein. Die benachbarte Schlachtbank wird hinzugezogen und verschafft ihm das Kulturmedium, das er benötigt.

Und dieses umso mehr, da es sich nicht darum handelt, das Bakterium in großen Mengen zu kultivieren, sondern in Tropfen, die auf ein Glasplättchen gesetzt werden, um der Entwicklung der Kultur unter dem Mikroskop folgen zu können. Noch gilt es jedoch, ein technisches Problem zu lösen: jenes der Temperatur. Es wird rasch klar, dass eine Temperatur von 30–35 °C nötig ist, um ein schnelles Wachstum der Bakterien zu erreichen. Wie nur kann man in einem Labor ohne Stadtgas oder Elektrizität die Kulturen auf dieser Temperatur halten? Koch denkt sich ein raffiniertes Gerät aus. Die Methode ist einfach, das Material dürftig, geliehen aus Emmys Küche und Garten. Auf einem Teller, gefüllt mit nassem Sand und bedeckt mit einem Papierfilter, legt er die Glasplättchen mit den Kulturen. Der rudimentäre Apparat wird von einer Kerosinlampe erwärmt, bei der er die Höhe der Flamme so einstellt, dass er die gewünschte Temperatur erhält. Nicht nur funktioniert dieses System, es gelingt sogar, in den Kulturen eine auf 1 oder 2 °C konstante Temperatur zu halten!

Die Untersuchung seiner Kulturen erlaubt ihm, die Beobachtung zu präzisieren, die er seit April 1874 gemacht hat: In manchen von ihnen erscheinen lange Fäden, die kleine, auseinanderbrechende Bereiche enthalten. Diese Bereiche bleiben aneinandergereiht, nachdem die Fäden zerbrechen und verschwinden. Koch, alarmiert mit jeder Faser des Naturforschers, deutet diese strahlenden Bereiche sogleich als Sporen. Woher stammt diese Kenntnis, dass Bakterien wie Pilze Sporen produzieren können? Auch hier findet man wieder den Beitrag von französischer und deutscher Seite. Für Koch kommt die Inspiration von einem deutschen Botaniker und Mikrobiologen, der in der Nachbarstadt Breslau[16] wohnt, Ferdinand Cohn.

Geboren 1828, war dieser bereits einer der berühmtesten Botaniker seiner Epoche. Im Lauf der 1860er-Jahre hatte er damit begonnen, sich für Bakterien zu interessieren, von denen viele dachten, dass es sich um mikroskopisch kleine Pflanzen handele, und er hatte 1872 ein wichtiges Buch über die Mikrobiologie veröffentlicht, *Über Bakterien, die kleinsten lebenden Wesen*. Er war zu dem Schluss gelangt, dass es verschiedene Arten von Bakterien gibt, die man besonders aufgrund ihrer Morphologie unterscheiden könne. 1875 hatte er bewiesen, dass ein Bakterium in Stäbchenform, das aus Heu isoliert worden war und das er *Bacillus subtilis* genannt hatte, unter bestimmten Bedingungen Sporen bildete und dass die Kulturen mit solchen Sporen es sogar aushielten, gekocht zu werden. Durch diese Arbeit, die er 1876 publiziert, wird Cohn als der Entdecker der bakteriellen Sporen angesehen. Wenn man es jedoch näher betrachtet, ist Louis Pasteur ihm voraus gewesen. Tatsächlich hat dieser bereits die Sporen gesehen und sie corpuscules-germes genannt. Er erwähnt sie erstmals 1861 anlässlich einer Arbeit über Buttersäurebakterien[17]. »Obwohl die Körper der Vibrionen eine walzenförmige Erscheinung aufweisen, scheinen sie häufig aus einer Folge von Körnern geformt zu sein, oder von sehr kurzen und kaum angelegten Stückchen. Dies sind ohne jeden Zweifel die ersten Grundlagen über dieses kleine Tier.« Eine Beobachtung, die er zwischen 1862 und 1863 wieder aufnimmt, erweitert und später in den *Études sur la bière* publiziert. Er findet die gleichen Körner bei den Bakterien wieder, die er für verantwortlich für eine der Krankheiten der Seidenraupe hält, die Flachsucht. Wie sich Duclaux erinnert: »1869 hat er sie in den Vibrionen der Flachsucht gefunden […]. Er hat festgestellt, dass diese Sporen, diese Zysten […] im Vergleich zu jenen Stäbchen eine hervorragende Widerstandskraft hatten und eine lange Trocknung aushalten konnten, die die Hartnäckigkeit der Epidemien erklärte [in den Seidenraupenzuchten].«

Wem auch immer man die Entdeckung der bakteriellen Sporen zuschreibt, Pasteur oder Cohn, es ist Koch, der ihr Vorhandensein beim Milzbrandbazillus nachweist. Sporen, mit denen er hantiert, die er kultiviert und beobachtet. Platziert in einen Tropfen Nährlösung, entstehen aus ihnen zahlreiche Bakterien, die alle ebenfalls ansteckend sind. Er unternimmt noch mehr, er überträgt seine Kulturen bis hin zur achten aufeinander folgenden Passage – er beimpft jede Kultur mit der vorgehenden – und zeigt, dass die achte die Krankheit genauso sicher überträgt wie die erste. In dem Blut, das von einem toten Tier genommen wurde, bilden sich Sporen, die widerstandsfähiger sind als die Bakterien. Im Gegensatz zu den Bakterien bleiben die Sporen gefährlich, auch wenn sie gekocht werden oder während mehrerer Monate, ja sogar mehrerer Jahre, getrocknet waren. Die Tatsache, dass diese Bakterien Sporen hervorbringen, deren Form dem Kochen und vielen schwierigen Außenbedingungen widerstehen, war entscheidend: Er konnte das periodische Wiederauftreten der Krankheit auf den »verfluchten Feldern« erklären durch die Tatsache, dass die Sporen auf dem Feld fortdauern. Das ist es, was selbst Pasteur anerkennen wird[18]: »In einer bemerkenswerten Abhandlung, publiziert 1876, hat Doktor Koch festgestellt, dass die kleinen, fadenförmigen Körper, die Monsieur Davaine entdeckt hat, in den Zustand von glänzenden Körperchen übergehen können, nachdem sie sich durch Teilung reproduziert haben, dann resorbiert werden, wie ich es über die

Vibrionen gesagt habe. Und dass die Körperchen sich in einem Serum und der Augenkammer-Flüssigkeit zu kleinen gefüllten Stäbchen erneuern können und, genauso wie bei der Flachsucht der Seidenraupe, muss man bedenken, dass diese Körperchen Jahr um Jahr bestehen können ohne umzukommen, bereit, das Böse zu verbreiten. Das ist die Meinung des Doktor Koch.« Dies war das wesentliche »fehlende Kettenglied« in den Experimenten Davaines.

Zudem beleuchtet Koch die Art und Weise der Übertragung durch Nahrung. Wenn man den Milzbrandbazillus oder seine Sporen unter das Futter mischt, sterben kleine Tiere. Aufgrund fehlender Mittel kann er die gleichen Experimente nicht mit großen Tieren durchführen.

Zusammenfassend gelingt es Koch, den Milzbrandbazillus in Tropfen von Augenkammerwasser zu kultivieren. Er führt bis zu acht aufeinander folgende Passagen durch, um die Krankheit dann auf Mäuse zu übertragen. Er zeigt zudem, dass das Bakterium Sporen bilden kann, die sehr widerstandsfähig sind und geeignet, ihrerseits die Krankheit zu übertragen, was den epidemischen Charakter des Milzbrands erklärt. Er nennt das Bakterium *Bacillus anthracis*, seine Gestalt nähert sich jener des *Bacillus subtilis* von Cohn, *anthracis* aufgrund seiner Überzeugung, dass es verantwortlich für Anthrax ist. Der Beweis scheint erbracht, dass ein Bakterium, *Bacillus anthracis,* die Ursache für eine infektiöse Krankheit ist, Anthrax oder Milzbrand.

In den drei Jahren seiner Forschung macht Koch erhebliche Fortschritte. Wird er die Ergebnisse publizieren, deren Bedeutung er überblickt? Er zweifelt. Ein junger Landarzt – er ist 32 Jahre alt –, der unter den unzureichendsten Umständen gearbeitet hat, zudem absolut isoliert von der wissenschaftlichen Gemeinde, hat er nicht doch Fehler begangen bei den Experimenten oder ihrer Deutung? Es erscheint ihm besser, den Rat eines erfahrenen Wissenschaftlers einzuholen. So wendet er sich an Ferdinand Cohn, der glücklicherweise nur ein paar Zugstunden entfernt von Wollstein wohnt[19].

»Hochgeehrter Herr Professor!

Durch Ihre in den *Beiträgen zur Biologie der Pflanzen*[20] veröffentlichten Arbeiten über Bacterien angeregt, habe ich, da ich mehrfach das nöthige Material bekommen konnte, mich längere Zeit mit der Untersuchung des Milzbrandcontagiums beschäftigt. Nach vielen vergeblichen Versuchen ist es mir endlich gelungen, den Entwicklungsgang des *Bacillus anthracis* vollständig aufzufinden. Durch vielfache Versuchsreihen glaube ich, dem Resultat meiner Untersuchungen eine genügende Sicherheit gegeben zu haben. Bevor ich jedoch damit an die Öffentlichkeit trete, würde ich Sie, hochgeehrter Herr Professor, als den besten Kenner der Bacterien, ganz ergebenst bitten, Ihr Urtheil über den Befund abgeben zu wollen. Leider vermag ich nicht durch Vorlegung von Präparaten, welche die einzelnen Entwickelungsstufen enthalten, den Beweis zu führen, da es nicht gelingen wollte, die Bacterien in entsprechenden Flüssigkeiten zu conserviren. Ich würde Sie daher ganz ergebenst bitten, mir gestatten zu wollen, daß ich Ihnen vielleicht im pflanzenphysiologischen Institut während einiger Tage die noth-wendigen Experimente zeige. Wenn Sie, hochgeehrter Herr Professor, geneigt sind, diese ergebenste Bitte zu erfüllen, dann bestimmen Sie die Zeit, wann ich nach Breslau kommen soll.

Mit vorzüglicher Hochachtung ergebenst
R. Koch
Kreisphysikus.«

Als Cohn diesen Brief, der auf den 22. April 1876 datiert ist, erhält, befallen ihn starke Zweifel. Er fürchtet, dass es sich wieder um einen dieser zahlreichen Dilettanten handelt, die behaupten, große Entdeckungen zu Bakterien gemacht zu haben. Er akzeptiert trotzdem und schlägt Koch vor, am kommenden Sonntag zu kommen. Man stelle sich den Zustand der Erregung vor, in dem sich der Forscherlehrling befindet, der sich um ein Uhr am Morgen mit seinem gesamten Material auf den Weg macht, seinen Chemikalien, seinen Kaninchen, seinen Mäusen, sogar seinen Fröschen, um sie mittags Cohn zu zeigen, nach sechs Stunden Reise!

Koch zeigt all seine Untersuchungen und Beweise Cohn und dessen Mitarbeitern. Sie sind schockiert. Ebenso überzeugt wie begeistert überzeugt Cohn seinen Freund, den Direktor des pathologischen Instituts zu Breslau, Julius Cohnheim – der ein Student Virchows gewesen ist –, zu kommen, um die Perfektion der Experimente zu sehen. Die Verblüffung verbreitet sich nach und nach, Cohnheim ruft seine Assistenten: »Nun lassen Sie alles stehen und liegen und gehen Sie zu *Koch*, dieser Mann hat eine großartige Entdeckung gemacht, die in ihrer Einfachheit und Exaktheit der Methode um so mehr Bewunderung verdient […].«

Cohn öffnet für Koch, der von der Anerkennung überwältigt ist, die Spalten seiner Zeitschrift *Beiträge zur Biologie der Pflanzen*. Bevor er seinen ersten Artikel veröffentlicht[21], führt Koch ein Kontrollexperiment durch, in dem er zeigt, dass die Sporen des *Bacillus subtilis* im Gegensatz zu jenen des *Bacillus anthracis* nicht den Milzbrand verursachen, nachdem man ihn auf Mäuse übertragen hat. Cohn ist dermaßen begeistert und insbesondere glücklich zu sehen, dass Koch die Entstehung der

Sporen beim *Bacillus anthracis* entdeckt hat, dass er anbietet, selbst die verschiedenen Phasen im Zyklus dieses Bakteriums mit der Bildung der Sporen zu zeichnen. Die Abbildung fällt ihm leichter, weil er über ein viel stärkeres Mikroskop verfügt. So ist es eine Bildtafel von Cohn, die den historischen Artikel Kochs illustriert, der im Oktober 1876 erscheint.

Anlässlich einer Reise nach London informiert Cohn noch vor dem Erscheinen den bekannten Physiker John Tyndall, der ebenfalls das Vorhandensein von bakteriellen Formen in der Luft festgestellt hat, die das Kochen überleben. Angetan von den Ergebnissen des jungen deutschen Arztes wird Tyndall einer ihrer glühendsten Verteidiger und beginnt, seinen Artikel ins Englische zu übersetzen, was seine Verbreitung sehr erhöht. Ist die Sache gelaufen? Ist die Ätiologie des Milzbrandes endgültig etabliert und von allen akzeptiert? Man ist weit davon entfernt. Sogar in Deutschland erklärt Virchow, den Koch auf die Empfehlung Cohnheims 1878 besucht, dass er die Schlüsse, die in dem Artikel von 1876 gezogen werden, für sehr unwahrscheinlich erachtet. Koch, der Virchow sehr bewundert und sich mit Ergriffenheit an ihr Treffen auf der archäologischen Ausgrabungsstätte erinnert, ist umso mehr verletzt von dem Urteil dieses Lehrers. Auch in Frankreich ist ein anderer Wissenschaftler nicht vollständig überzeugt, und zwar nicht der Geringste, nämlich Louis Pasteur selbst, der Ende 1876 Kochs Artikel zur Kenntnis nimmt.

Gekränkter Pasteur versucht, wieder in Führung zu gehen

Es ist irritierend, dass Koch in seinen Berichten über die Ätiologie des Milzbrandes nie den Namen Pasteur erwähnt. Tatsächliche oder absichtliche Unwissenheit? Gewähren wir Koch den Vorteil des Zweifels. Wir haben gesehen, dass er isoliert war, ein Arzt, Autodidakt in der Bakteriologie, ohne Bibliothek, ohne Lehrer. Er könnte also keine Kenntnis von den Arbeiten Pasteurs gehabt haben, die zum einen zur Chemie und der Physik gehörten, Disziplinen fern der Medizin, zum anderen behandelten sie die Gärung und die Krankheiten der Seidenraupen, ebenfalls Themen außerhalb der Domäne der Medizin und der Volksgesundheit. Pasteur wird, wie wir sehen werden, auf diesem Ohr taub sein. Hinzu kommt ein Sprachproblem. Koch versteht kaum französisch. Zum Beweis dieser Brief an Cohn, datiert vom 15. Juli 1877, nachdem Pasteur seinen ersten Artikel über den Milzbrand veröffentlichte: »die Informationen betreffs der Pasteurschen Kultur des Anthraxbazillus sind sehr interessant. Wenn ich doch nur die Artikel Pasteurs in ihrer originalen französischen Version studieren könnte!«* Auf der anderen Seite spricht Pasteur Deutsch nicht besser als Koch das Französische, trotz seines »starken Wunsches, deutsch zu erlernen«, wie er es 1852 auf seiner Reise durch Deutschland ausdrückte.

Als Pasteur Kochs Artikel zur Kenntnis nimmt, steckt er noch »bis zum Hals« in seinen Arbeiten über die Gärung. Von Juni bis Oktober 1875, als Koch seine Arbeiten über den Milzbrand begann, richtet er in Arbois ein Labor für die Forschungen über die alkoholische Gärung ein. Im Juni 1876, kurz vor der Veröffentlichung von Kochs Artikel, publiziert er seine *Études sur la bière* (Studien über das Bier), Ergebnis der Arbeiten, die er gleich nach dem Krieg 1870 bei Duclaux begonnen hat. Insgeheim hat er in seinen Arbeiten über die Krankheiten der Seidenraupen einen Abstecher auf das Gebiet der ansteckenden Krankheiten unternommen, die er von 1865 bis 1870 fortsetzte. Jedoch konnte er sich lange Zeit nicht entschließen, das Studium der Krankheiten des Menschen und der Tiere in Angriff zu nehmen. Er fühlt sich nicht gewappnet, dem Gewirr der offiziellen medizinischen Wissenschaft gegenüberzutreten. Die Lektüre der Entdeckungen Kochs wecken ohne Zweifel sein Interesse, sie sind der Auslöser, der ihn seine Zweifel überwinden und mit der Leidenschaft und Energie ans Werk gehen lässt, die für ihn typisch sind.

Was könnte seine Motivation gewesen sein? Hier ist man natürlich auf Vermutungen angewiesen. Eine Mischung aus Eigenliebe, nationalistischem Gefühl und ehrlicher Überzeugung, dass Kochs Ergebnisse nicht schlüssig seien? Eigenliebe, weil er die Theorie der Keime bei den infektiösen Krankheiten als sein Thema betrachtet – logische Folge seiner Arbeiten über die Gärung. Wird er nicht mit einer klaren Vision von den Folgen, die mehr oder weniger entfernt von seinen Ergebnissen sind, in seinen *Études sur la bière*[1] schreiben: »Wenn man das Bier und den Wein betrachtet und die tiefgreifenden Veränderungen sieht, die geschehen, weil diese Flüssigkeiten Mikroorganismen Unterschlupf gewährt haben, die auf unsichtbare und zufällige Art in ihr Inneres eingedrungen sind, wo es anschließend nur so von ihnen wimmelt, wie kann man nicht besessen sein von dem Gedanken, dass Gleiches sich zuweilen beim Menschen und bei den Tieren zeigen kann und muss.« Dass ein junger unbekannter Arzt der erste sein sollte, der den Beweis erbrachte, dass seine Theorie zutrifft, kann ihn nur ärgern. Und dass dieser junge Arzt zudem Deutscher ist, aus der Nation stammt, die er seit dem Krieg hasst, das wird ihm offenkundig unerträglich. Schließlich und vor allem analysiert und protokolliert er die Schwachstellen der Versuche Kochs und Davaines. In seinen Augen sind ihre Beweise fragwürdig. Sie sind nicht von der Art, Tierärzte und Ärzte zu überzeugen, die in ihrer großen Mehrheit an eine Art spontane Erzeugung der Krankheiten im Körper von Mensch und Tier glauben. Wie er im August 1877 an den Tierarzt Bouley schreiben wird: »Einen Tropfen von mit Milzbrand infiziertem Blut mit Wasser zu vermischen, mit reinem Blut, mit Serum oder mit Augenkammerwasser, wie es Davaine und Koch getan haben, [...] dann einen Teil der Mischung zu übertragen und den Tod zu verursachen, das heißt Zweifel in den Köpfen über die Ursache der Ansteckung zu lassen.« Tatsächlich haben weder Davaine, der mit unverdünntem Blut angeimpft, noch Koch, der nur beschränkte Verdünnungen durchgeführt hat, ausgeschlossen, dass die Substanz, die die Krankheit verursacht, ein anderer Bestandteil ist als das Bakterium, das im Blut des kranken Tieres vorhanden ist.

Nun tritt Pasteur auf den Plan. Anfang 1877 kniet er sich in die Arbeit. Am 9. Februar teilt er dem Minister für Bildung und Kultur die Richtung seiner Forschungen mit: »Das Thema, mit dem ich mich dieses Jahr beschäftige, ist die Prüfung der wesentlichen Fragen, die mit der Sepsis und den Milzbranderkrankungen verbunden sind.« Eine Ankündigung, die er mit einer Bitte um Kredit versieht. Am 11. Februar spricht er gegenüber Boutet, einem Tierarzt in Chartre, einer Region, in der der Milzbrand grassiert, erneut von seiner Absicht und bittet ihn, ihm für die Übertragungen Blut zu schicken, das von einem an Milzbrand erkrankten Tier stammt. Pasteur ist im Gegenteil zu Koch ausgerüstet, eingerichtet, ausgestattet mit einem Labor, mit einem Arsenal, das er selbst geschaffen hat, und vor allem gesichert durch eine in 20 Jahren Forschung beherrschten Technik. Er kann nach Belieben unbegrenzt Bakterien vermehren und weiß, dass sich ein Keim, sogar sehr verdünnt, mühelos in einer günstigen Umgebung vermehrt. Für die Bakterien aus dem Milzbrandblut wird das vorteilhafteste Milieu der Urin sein. Er zieht als Assistenten Jules Joubert hinzu, einen seiner früheren Schüler an der École normale, und kann eine Serie von Versuchen beginnen, um mit Sicherheit die Rolle des Bakteriums, und allein dieses Bakteriums, zu beweisen. Am 30. April übermittelt er der Académie des sciences die Ergebnisse seiner Versuche, die berühmt wurden. Er hat Kochs Prinzip der Folgekulturen wieder aufgegriffen, die weiter in Zweifel gezogen werden, aber er hat einen beträchtlichen Verdünnungsfaktor eingeführt.

Duclaux beschreibt den entscheidenden Versuch ausführlich[2]: »Dass man nämlich eine Serie von Kulturen dieses Bakteriums anlege, indem man jedes Mal einen Tropfen der vorangegangenen Kultur entnimmt, um sie zum Beispiel in 50 cm^3 neuen Urin zu übertragen. Die Verdünnung liegt bei einem Tausendstel nach der ersten Kultur, bei einem Millionstel nach der zweiten, bei einem Milliardstel nach der dritten etc. Am Ende von etwa zehn Kulturen fällt sie auf eine Zahl als ob der Tropfen des ursprünglichen Blutes, der die erste Saat geliefert hat, sozusagen in einem Ozean ertrunken ist. Alles, was sie mit sich trug und dem man versucht ist, eine Rolle in der Erzeugung des Milzbrandes zuzuschreiben, rote Blutkörperchen, weiße Blutkörperchen, Granula welcher Form und welcher Natur auch immer, wurden entweder zerstört, als die Nährlösung geändert wurde, oder in diesem Ozean zerstreut und unauffindbar. Nur das Bakterium ist dieser Verdünnung entkommen, weil es sich in jeder Kultur vervielfacht hat. Nun tötet ein Tropfen dieser Kultur genauso sicher ein Kaninchen oder ein Meerschweinchen, wie es ein Tropfen des Milzbrandblutes täte. Es ist demnach das Bakterium, das die Ansteckung enthält.«

Indem er auf diese Weise einen Schlusspunkt unter die Beweisführung über die Rolle des Bakteriums in der Ätiologie des Milzbrandes setzt, versucht Pasteur da nicht, sich zumindest eines Teils des Ruhms zu bemächtigen, der Koch zufällt? Auch wenn er im Rahmen seiner Mitteilung vom 30. April 1877 völlig anerkennt, dass die Arbeit Kochs, die Milzbrandsporen zu beschreiben, eine »bemerkenswerte Abhandlung« war? Man hat viel über diesen Punkt diskutiert, sogar unter den Gelehrten, die Pasteur nahe standen. Für Émile Roux[3] und Émile Duclaux, die beide nach dem Tod ihres Lehrers 1896 über das Werk Pasteur schreiben werden, besteht kein Zweifel, dass das oben genannte Experiment unerlässlich war. So vertreibt Duclaux mit natürlicher Autorität entschieden den Verdacht[4]: »Soweit die Beweisführung, die die Mitteilung vom 30. April 1877 mit einer vollkommen fabelhaften Klarheit und Prägnanz gab. Man hat damals gesagt und seitdem wiederholt, dass sie unnötig war und dass der Beweis, den sie lieferte, bereits von vielen Gelehrten erbracht und akzeptiert war. Ja, aber sie war es ganz und gar nicht und jene, die sie akzeptierten, waren unfähig, sie bei anderen durchzusetzen. Einige hatten den Glauben, niemand hatte Zuversicht oder Gewissheit.« Élie Metchnikoff hingegen war nicht dieser Meinung. Er berücksichtigt, dass der Beitrag Pasteurs unentbehrlich war, misst ihm jedoch nicht diese Bedeutung bei, da er der Ansicht ist, dass Kochs Experimente ganz und gar überzeugend waren, vor allem jene, die die Infektion durch

Sporen implizierten. Pasteurs Beitrag war es, den Beobachtungen Rayers, Pollenders und Davains einen Sinn zu geben, letzterer hatte, wir erinnern uns, die Forschung am Milzbrand aufgenommen, nachdem er die Arbeiten Pasteurs über die Gärung verfolgt hatte. Metchnikoff urteilt über all dies unparteiisch und versuchte eine Schlichtung[5]: »Dank dem Franzosen Pasteur wurde die wahre Bedeutung des Milzbrandbakteriums verstanden, und dank dem Deutschen Koch wurde dessen Rolle als alleinige infektiöse Ursache dieser Krankheit bewiesen. Es wäre sehr wünschenswert, endgültig jede patriotische Überlegung aus wissenschaftlichen Fragen auszuklammern.«

Die Experimente Kochs und die Pasteurs beweisen also unzweideutig, dass eine infektiöse Krankheit, der Milzbrand, durch eine spezifische Mikrobe verursacht wird, die Pasteur »bactéridie charbonneuse« und Koch *Bacillus anthracis* nennt. Dies ist eine Premiere, die den Weg für die Erforschung von Bakterien ebnet, die für eine große Anzahl von ansteckenden Krankheiten verantwortlich sind. Diese Forschung markiert zudem den Beginn einer heftigen Konkurrenz zwischen den französischen und deutschen Schulen. Metchnikoff und seine weisen Worte haben Schwierigkeiten, sich Gehör zu verschaffen …

Es blieb die Hypothese Kochs, nach der der Fortbestand der Krankheit auf den »verfluchten Feldern« den Bakteriensporen zu verdanken sei. Entfernt vom geschlossenen Raum des Labors, wo die Experimente das Bakterium jagen, dauern die Verwüstungen auf dem Land fort, und besonders in Beauce. Die Züchter zählen die Kadaver auf den »verfluchten Feldern« und die Millionen an finanziellen Verlusten, die sie nach sich ziehen. In dem Sommer 1878 unterbreitet Pasteur dem Landwirtschaftsminister das Vorhaben, seine Forschungen vor Ort weiter zu verfolgen.

Die Weiden sind befallene Zonen, Herde der Ansteckung – all dies ist eine Tatsache. Nun geht es darum, die Quelle zu finden. Er wählt die Region um Chartre und durch einen »glücklichen Zufall« wird er auf der Farm von Monsieur Maunoury empfangen, »einem aufgeklärten Landwirt«, Bürgermeister von Saint-Germain-la-Gâtine, wo sich Pasteurs Mitarbeiter Chamberland und Roux für die Dauer der Beobachtungskampagne einrichten.

Pasteur will verstehen, wie die Verseuchung der Herden auf diesen Weiden erfolgt. Wie verbreitet sie sich? Er fragt sich, wie die Sporen des Milzbrandes sich mit all ihrer Virulenz für Jahre behaupten können, wenigstens bis zu 12 Jahren, auf diesen Feldern, die man für verflucht hält, und das ungeachtet des Regens, des Windes und der Sonne. Émile Roux, der sich »an diese rettende Bakteriologie unter freiem Himmel« erinnern wird, erzählt von der Ahnung verbunden mit den Beobachtungen seines Lehrers[6]: »Die Ernte war eingefahren, es blieben nichts als Stoppelacker übrig. Die Aufmerksamkeit Pasteurs wurde aufgrund einer abweichenden Farbschattierung der Erde von einem Bereich des Feldes angezogen. Der Besitzer erklärte, dass man im vorangegangenen Jahr an dieser Stelle die an Milzbrand gestorbenen Schafe vergraben hatte. Pasteur, der die Dinge immer aus der Nähe untersuchte, bemerkte an der Oberfläche des Bodens eine Vielzahl von diesen kleinen Erdhaufen, die Würmer aufwerfen. So kam ihm die Idee, dass die Würmer während ihrer ständigen Reise von der Tiefe bis zur Oberfläche auf das Land humusreiche Erde tragen, die den Kadaver umgibt, und mit ihr die Milzbrandsporen, die sie enthält. Pasteur begnügte sich nie mit Ideen. Er ging sogleich zum Experiment über. Dieses bestätigte die Prognose. Die Erde, die sich in einem der Würmer befand, wurde auf Meerschweinchen übertragen und sie erkrankten an Milzbrand.«

Pasteurs Schlussfolgerung ist eindeutig[7]: »Es sind die Regenwürmer, welche die Kuriere der Keime sind und die, aus den Tiefen des Vergrabenen, den schrecklichen Parasiten an die Oberfläche des Bodens zurückbringen.« Und etwas später: »Man sollte sich bemühen, niemals Tiere auf Feldern zu vergraben, die zur Ernte von Futter bestimmt sind oder zuvor als Weide für Schafe dienten.«

Pasteur stellt zudem fest, dass die Verseuchung derjenigen Tiere, die aus einer Grube fressen, in der ein an Milzbrand gestorbenes Tier vergraben worden war, umso eher stattfindet, weil die Verletzungen durch das Stroh, die stechenden Strohhalme, die in den Mund oder den Darm schneiden, eine Eintrittspforte für die Infektion bilden.

Pasteurs Beobachtungen auf den Feldern wurden, wie wir sehen werden, das Objekt harscher Kritik durch Koch. Eine andere, relativ unbekannte Anmerkung Pasteurs wird in der Folge seiner Arbeiten von großer Bedeutung sein. In einer einfachen Fußnote im selben Artikel vom 12. Juli 1880 schreibt er: »Acht Schafen, die man lange auf einer Milzbrandgrube gehalten hatte und die überlebt hatten, hat man nach Beendigung der Versuche eine virulente Milzbrandkultur übertragen, und einige überlebten, obwohl alle oder nahezu alle neuen Schafe der gleichen Rasse an derselben Einspritzung starben.« Diese Beobachtung ruht in Pasteurs Kopf. Er fragt sich, ob die Schafe, die überlebt hatten, nicht eine Immunität entwickelt hatten, die aus einer vorherigen Ansteckung durch das Fressen auf der Grube resultierte. Nach dieser Hypothese wäre der Milzbrand eine Krankheit, die nicht rezidiviert. Eine Beobachtung und Überlegungen, die ihn anspornen mussten, einen Impfstoff gegen diese Krankheit zu suchen.

Koch, Bändiger der Mikroben

Koch hat durch seine Arbeit über den Milzbrand gezeigt, dass ein bestimmter Keim die Ursache einer infektiösen Krankheit ist. Könnte er nicht Gleiches für die vielen infektiösen Krankheiten tun, an denen die Menschheit litt? Bevor er sich jedoch an diese Forschung wagt, die ihm selbst und seinen Mitarbeitern außerordentlichen Erfolg bringen wird, begreift Koch, dass die Techniken, über die er verfügt, offenkundig ungenügend sind. So wird er mehrere Neuerungen entwickeln, die auch heute noch die Basis der Bakteriologie bilden: die Verbesserung der Mikroskopie und der Mikrofotografie, das feste Kulturmedium, die Verfahren für Sterilisierung und Desinfizierung.

Wir erinnern uns, dass Koch, als er Ferdinand Cohn seine Milzbrandsporen zeigen wollte, sein ganzes Material inklusive der Tiere und Bakterien mitbringen musste, um seine Beweisführung vor Ort vorzunehmen. Um ihre Arbeiten der Wissenschaftsgemeinde zugänglich zu machen, sind Koch, Pasteur und andere Gelehrte darauf beschränkt, Zeichnungen zu veröffentlichen, die das abbilden, was sie unter dem Mikroskop beobachten. Der junge Robert erinnert sich als frischgebackener Bakteriologe an die Kenntnisse, die er durch seinen Onkel Eduard, den sehr besonnenen Daguerreotypisten, bezüglich der Fotografie erlangt hat. Warum nicht das fotografieren, was man im Mikroskop beobachten kann[1]? Zunächst muss er die Technik der Einfärbung der Bakterien verbessern, was ihm kaum Probleme bereitet. Sehr viel schwieriger hingegen ist die Anpassung der

Fotografie, die noch in den Kinderschuhen steckt und zu vielen und komplizierten Handgriffen zwingt. Fotografische Filme existieren noch nicht. Alle Fotografien werden mit Glasplatten erstellt, die mit einer Emulsion bedeckt sind und nach und nach vorbereitet werden müssen. Ein sensibler Prozess, währenddessen das Kollodium, eine alkoholische Lösung aus Nitrat und jodhaltiger Zellulose, im Dunkeln in eine Silbernitratlösung gebracht wird, wodurch sich Silberiodid bildet, eine Mischung, die empfindlich auf Licht reagiert. Die Vorbereitung einer solchen Platte benötigt Zeit, und die Platte muss sofort benutzt werden. Für die Mikrofotografie ist die Frage der Beleuchtung der Probe entscheidend. Ideal ist es, Fotos draußen bei vollem Sonnenschein zu schießen. Jedoch verhält sich die Sonne in Wollstein launisch, und hier wird die Rolle Emmys als Wolkenschieberin so wichtig. Das Verfahren ist langwierig und die technischen Schwierigkeiten, die zu überwinden sind, vielfältig. Das erklärt, warum er anderthalb Jahre benötigt sowie kostspielige Apparaturen, die er sich aus seinen Rücklagen anschafft, um im November 1877 erneut einen Artikel in der Zeitschrift *Beiträge zur Biologie der Pflanzen* von Cohn veröffentlichen zu können. Sein Titel: »Verfahren zur Untersuchung, zum Conservieren und Photographieren der Bakterien«, in dem zum ersten Mal Fotografien von Bakterien erscheinen. Ein wichtiger Artikel mit Fotos von sehr guter Qualität, sogar für unser heutiges Auge. Jedoch müssen die Fotos einzeln in jedes Exemplar der Zeitschrift geklebt werden, da das Verfahren der Fotoreproduktion im Hinblick auf den Druck noch nicht existiert!

Übrigens gelang Koch eine erwähnenswerte Verbesserung der Mikroskopie. Die Technik, die er nutzt, erlaubt ihm, ohne Probleme das Milzbrandbakterium zu untersuchen, das relativ groß ist. Tatsächlich stößt er bei dem Studium kleinerer Bakterien rasch an Grenzen, besonders wenn es darum geht, sie in infiziertem Gewebe zu untersuchen. Zu dieser Zeit, während des Sommers 1878, besucht er in Jena die Fabrik für optisches Material von Carl Zeiss. Dort trifft er den Teilhaber, den brillanten Physiker Ernst Abbe. Hier entstehen zwei technische Neuerungen, Frucht der Zusammenarbeit der beiden Männer: das Öl-Immersionsobjektiv und ein Kondensor, der Abbe'sche Kondensor.

Koch zieht sofort einen Nutzen aus diesen leistungsfähigen Systemen, die es ihm erlauben, das Auflösungsvermögen seines Mikroskops beträchtlich zu erhöhen. Er wird ihre extreme Nützlichkeit für seine zukünftigen Arbeiten zu schätzen wissen. Jedoch sind nicht alle Wissenschaftler auf Anhieb vom Nutzen dieser Neuerungen überzeugt. So behauptet Virchow mit Geringschätzung: »Alles, was ich nicht mit einer trockenen Linse sehen kann [und nicht mit Immersion] ist von keinerlei Interesse!«*

Kochs erste Anwendungen mit diesen neuen Techniken betreffen die Bakterien, die Wunden infizieren und Blutvergiftung verursachen können, also ihren tödlichen Befall des Blutes und der Gewebe. Es handelt sich um jene Bakterien, die für den Tod zahlloser Verwundeter während der Kriege verantwortlich sind, was er selbst auf den Schlachtfeldern feststellen konnte, und auch vieler Operierter in den Krankenhäusern, vor der Einführung der Asepsis durch Lister 1867. Der Franzose Davaine, der ein Wegbereiter der Forschungen des Milzbrandes war, hatte auch auf diesem Gebiet geforscht. 1872 hatte er die Arbeiten von Colze und Feltz aufgenommen und gezeigt, dass es bei einem Kaninchen Sepsis auslöst, wenn man ihm eitriges Blut injiziert. Zudem bleibt die Fähigkeit, die Krankheit zu verursachen, nach vielen Übertragungen von Kaninchen zu Kaninchen erhalten. Er hatte daraus geschlossen, dass die Keime der Verwesung die Sepsis verursachen können und er bezeichnete sie als »ferments septicémiques«, ohne sie zu identifizieren[2]. Während des Krieges von 1870 hatte der Deutsche Edwin Klebs am Mikroskop Proben untersucht, die von etwa 100 Autopsien von Soldaten stammten, die an der Sepsis gestorben waren. Er hatte dabei Bakterien von verschiedenem Aussehen beobachtet. Trotzdem folgte er der weit verbreiteten Idee, dass alle Bakterien verschiedene Formen des gleichen Organismus darstellen, und gab diesen Bakterien denselben Namen: *Microsporon septicum*.

Koch seinerseits zieht die neuen Techniken der Mikroskopie und der Mikrofotografie hinzu und kommt zu dem Schluss, dass verschiedene Arten von Bakterien für die Infektion der Wunden und die Sepsis verantwortlich sind. Darin schließt er sich der Meinung seines Mentors Cohn an, der eine Klassifizierung der Bakterien nach ihrer Form und anderen Eigenschaften aufgestellt hatte. Koch sammelt seine Beobachtungen 1878 in einem kleinen Buch mit dem Titel *Untersuchungen über die Aetiologie der Wundinfektionskrankheiten*. Wir vermerken, dass es Koch nicht gelingt, diese Bakterien zu kultivieren, wie bei dem *Bacillus anthracis*. Er macht eine interessante Bemerkung zu diesem Thema in seinem kleinen Buch: »Und dennoch gibt es auch für die kleinsten und am schwierigsten zu erkennenden Bakterien Reinculturen. Aber nicht in Culturapparaten, sondern im thierischen Körper finden diese statt. […] Es gibt eben keinen besseren Culturapparat für pathogene Bakterien als den Thierkörper.« Genau dies wird sich Pasteur einige Jahre später zunutze machen, wenn er sich mit der Tollwut beschäftigen wird, die nicht durch ein Bakterium, sondern durch einen Virus verursacht wird, der weder unter dem Mikroskop noch in einem Kulturmedium gesehen werden kann. Zu der Zeit, als Koch diese Bemerkung macht, ist sie sehr kühn, denn die Keimtheorie hat noch

Schwierigkeiten sich durchzusetzen. Sie widerspricht den Regeln Henles, gemäß derer der Keim außerhalb des Körpers kultiviert werden muss. Wie kann man andernfalls beweisen, dass es wirklich der Keim ist, der für die Krankheit verantwortlich ist und nicht irgendein anderes mysteriöses Wesen, wie es die Gegner der Keimtheorie behaupten, zum Beispiel Virchow?

In diesen Jahren 1876–1880, seinen letzten in Wollstein, arbeitet Koch außerordentlich viel. *Numquam otiosus*. Jedoch geht es mit den Finanzen des Haushaltes bergab. Je mehr er sich in seine Forschungen versenkt, desto mehr vernachlässigt er seine Arbeit als Arzt. Nicht nur bringen seine Forschungen keinerlei Einkünfte, auch seine vielen Reisen nach Breslau und anderswohin verursachen Kosten, hinzu kommt der Kauf der Materialien. Trotzdem erinnert sich Gertrud, die kleine Trudy, an diese Zeit als »einen langen Sonntag«. Ihr Vater zeigt ihr die Schönheit der Natur in ihrem Garten. Am Abend geht er mit ihr spazieren, während er an seiner Pfeife zieht, mit der er manchmal den zutraulichen Hahn hänselt. Im Haus begibt er sich auf alle viere und trägt seine Tochter auf seinem Rücken, während er Tierlaute von sich gibt. Kurz: ein normaler und liebevoller Vater. Hingegen scheinen die Aufmerksamkeit und Zärtlichkeit, die er gegenüber seiner Tochter rückhaltlos an den Tag legt, sich seiner Ehefrau gegenüber weniger zu zeigen. In der Beziehung des Paares beginnt ein langsamer Zerfall. Robert flüchtet sich in die Arbeit, die ihn mehr und mehr beansprucht und ihm nicht immer die Befriedigung verschafft, die er sich wünscht.

Tatsächlich ist diese Zeit für Koch beruflich nicht so idyllisch, wie sie es in der Erinnerung Gertruds bleiben wird. Ein Gefühl der Frustration beeinträchtigt seine Leidenschaft für die Arbeit. Er fühlt sich mehr und mehr beengt in seinem Notlaboratorium, isoliert von der ganzen Wissenschaftsgemeinde und ihm mangelt es auf schmerzlichste an finanziellen Mitteln. Sein Gönner Cohn eilt ihm zur Rettung und verschafft ihm im Juli 1879 eine Stelle in Breslau, ähnlich der, die er in Wollstein innehatte, aber die Stadt ist größer und der Lohn höher. Voller Hoffnung bricht er auf, zum großen Missfallen der Einwohner von Wollstein, die bestürzt sind, von ihrem geliebten Arzt verlassen zu werden ... und bald erleichtert, ihn acht Monate später zurückkehren zu sehen. Koch ist enttäuscht, dass es ihm nicht gelungen ist, einen Patientenstamm in der großen Stadt aufzubauen, und richtet sich wieder in Wollstein ein. Diese Rückkehr ist von kurzer Dauer, denn Koch bricht bald wieder auf, dieses Mal nach Berlin.

Seit 1871 ist Berlin die Hauptstadt des Deutschen Reiches, das nach dem Willen Bismarcks die früher unabhängigen deutschen Staaten in sich vereinigt. Die fünf Milliarden Entschädigung, die von Frankreich gemäß des Friedens von Frankfurt bezahlt wurden, haben bei der raschen Entwicklung der Industrialisierung geholfen. Parallel dazu entsteht eine Politik der Wissenschaftsförderung durch Institutionen eines neuen Typs, die im Umkreis der Universitäten entstanden. In dieser Beziehung stellt die Gründung der Physikalisch Technischen Reichsanstalt zu Berlin 1887 einen sehr bedeutenden institutionellen Wendepunkt dar. Zum ersten Mal wurden Institutionen außerhalb der Universitäten mit dem Ziel geschaffen, mithilfe von bedeutenden Mitteln eine durchgängige Forschungstätigkeit zu verfolgen.

Berlin steht im Mittelpunkt dieser Verbindung von Industrie und Wissenschaft. Die neue Hauptstadt explodiert nahezu vor Bauprojekten und vereint mehrere kaiserliche Ämter, darunter ein Kaiserliches Gesundheitsamt, unter der Leitung von Doktor Heinrich Struck, dem persönlichen Arzt Bismarcks. In dem Beratungsgremium, das ihn unterstützt, sitzt auch Ferdinand Cohn. Ohne Zweifel ist seine Hilfestellung entscheidend, als Koch, der für seine Arbeiten über die Bakterien anerkannt ist, im April 1880 vorgeschlagen wird, um in diesem Amt ein ganz neues Labor für Bakteriologie zu leiten, mit dem Titel eines Beraters der Regierung. Der verlockende Vorschlag konfrontiert ihn jedoch mit einem bekannten Dilemma. Die Stelle soll nicht entlohnt werden, er müsste erneut einen Patientenstamm in der großen Stadt aufbauen. Gewarnt von seiner Erfahrung in Breslau besteht Koch darauf, ein Gehalt zu erhalten, dass es ihm erlaubt seine Familie zu ernähren. Er setzt sich durch. Sobald er die Einigung vom Direktor des Amtes erzielt hat, antwortet Koch auf der Stelle, dass er am 10. Juli in Berlin sein werde, also drei Tage später! Die Zukunft scheint verheißungsvoll. Er verkauft seine Möbel, alle seine Geräte und nimmt seine Familie bereits am 9. Juli mit nach Berlin, praktisch ohne Gepäck. Koch ist 37 Jahre alt und seine wahre wissenschaftliche Karriere beginnt.

Vom einsamen Wolf, der er seit seinen ersten Arbeiten über den Milzbrand 1873 gewesen ist, findet sich Koch nun von heute auf morgen in einer richtigen wissenschaftlichen Einrichtung wieder, in einer Hauptstadt, in der ein lebhafter kultureller Betrieb herrscht. Er hat von nun an die Möglichkeit, von der Mitarbeit von Assistenten zu profitieren, die er auf Anhieb zu führen vermag, ohne seine eigene Forschungen aufzugeben.

Zu Beginn arbeitet er in einer Wohnung, die zu einem Labor umfunktioniert wurde, in der man ihm ein Zimmer mit einem einzigen Fenster zugeteilt hat. Rasch erhält er ein anderes mit drei Fenstern und der unentbehrlichen Helligkeit für die Beobachtungen am Mikroskop. Seit der Ankunft Kochs verlangt der Militärarzt Friedrich Loeffler[3] (28 Jahre), mit ihm zu arbeiten. Ein weiterer Militärarzt, Georg Gaffky[4], 30 Jahre, wird ihm zugewiesen. So kommt ein kleines, begeistertes und verschworenes Team zusammen, dessen Leiter zeigt, dass er das Format eines großen Gelehrten hat. Loeffler wird in seinen Memoiren, die aus Anlass von Kochs 60. Geburtstag veröffentlicht wurden, schreiben[5]: »Die Erinnerungen an jene Zeit, als wir noch in diesem Zimmer arbeiteten, in der Mitte Koch und wir zu seinen Seiten, als fast täglich neue Wunder der Bakteriologie sich vor unseren staunenden Augen auftaten und wir, dem leuchtenden Beispiel unseres Chefs folgend, vom Morgen bis zum Abend an der Arbeit saßen und kaum Zeit fanden, den leiblichen Bedürfnissen Rechnung zu tragen; die Erinnerung an jene Zeit wird uns unvergeßlich bleiben. Lernten wir doch damals, was es heißt, beobachten und exakt arbeiten und mit Energie ein vorgestecktes Ziel verfolgen«. Die Atmosphäre des Labors zieht weitere Forscher an und es entwickeln sich Kollaborationen mit dem Hygienelabor des Amtes. Nachdem er in der Einsamkeit von Wollstein eine mächtige Quelle der Inspiration gefunden hatte, war Koch nun voller Glück in die Mitte von jungen, begeisterten und betriebsamen Forschern eingetaucht. Von morgens bis abends diskutierte man und tauschte sich mit einer Begeisterung aus, die der in Pasteurs Labor an der École normale glich.

Hier geschah es, dass Koch das erreichte, was vielleicht sein größter praktischer Beitrag zur Bakteriologie war: die Gewinnung reiner Kulturen durch den Gebrauch fester Kulturmedien. Setzte Pasteur in seinen Arbeiten über die Gärung und den Milzbrand denn nicht bereits reine Kulturen ein? Sicher, aber vor allem, weil die ursprüngliche Entnahme selbst aus einer reinen oder fast reinen Kultur bestand. Tatsächlich war ohne Zweifel zum Beispiel nichts als *Bacillus anthracis* im Blut der an Milzbrand erkrankten Schafe. Zudem war das Medium, das er benutzte, besonders an den Mikroorganismus angepasst, den er studierte. Ein solches Verfahren konnte auf keinen Fall für die Kultur einer Bakterienart allgemein angewandt werden, wenn man von einer Mischung verschiedener Bakterien ausgeht. Um eine reine Kultur zu gewinnen, war es notwendig, von einem einzelnen Bakterium auszugehen, die Kultur bestand selbstverständlich aus dessen Nachkommen, und wohlgemerkt alle Handgriffe unter sterilen Bedingungen auszuführen, sodass kein anderer Mikroorganismus in die folgenden Kulturen eindringen konnte. Dies ist die Meisterleistung, die Robert Koch gelang.

Die ursprüngliche Idee kommt ihm ohne Zweifel bei seinen Besuchen im Labor von Ferdinand Cohn. Einer seiner Schüler, Joseph Schroeter, hatte die Bildung kleiner pigmentierter Protuberanzen auf der Schnittfläche von Kartoffeln entdeckt, die geschnitten und für eine gewisse Zeit bebrütet wurden. Diese Protuberanzen konnten verschiedene Farben haben, und die mikroskopische Untersuchung zeigte, dass sie Bakterien enthielten. Wenn man etwas von diesen Protuberanzen auf einen anderen Bereich der Kartoffel übertrug, erschien eine neue Protuberanz und die Farbe blieb erhalten. Dies legte nahe, dass jede der ursprünglichen Protuberanzen eine reine Kultur einer Bakterienart war. Die augenfällige Deutung war, dass jede Protuberanz eine Bakterienkolonie war, die alle von einem einzigen Bakterium abstammten, das sich auf dem Teilstück der Kartoffel niedergelassen hatte. Ausgehend von einer Kolonie, die in einem flüssigen sterilen Medium suspendiert wurde, konnte man reine Kulturen erhalten. Koch zitierte Schroeters Beobachtung nicht, was eigenartig ist, denn er nutzte sie als Ausgangspunkt für die Bakterienkultur in festem Medium. Zu Beginn erstellt er wie Schroeter Kulturen auf Schnitten von Kartoffeln, dann, als er feststellt, dass pathogene Bakterien auf diesem

Medium keine Kolonien bilden, hat er die Idee, die Medien zu verfestigen, von denen er weiß, dass diese Bakterien sich darauf entwickeln. Wie? Indem er Gelatine in die Medien gibt, die sich daraufhin verfestigen, indem sie kälter werden. Das Ergebnis? Wie erhofft, bilden die pathogenen Bakterien Kolonien auf den Platten, die mit dem Gelatine-Medium bedeckt sind.

Wenn es auch einen beträchtlichen Fortschritt bedeutet, so weist das feste Medium jedoch leider einen Nachteil auf: Es verflüssigt sich, wenn sich die Temperatur der des menschlichen Körpers nähert. Dies ist bedauerlicherweise jedoch die optimale Temperatur für die Entwicklung vieler pathogener Bakterien. Vor allem ist die Nutzung auch nicht möglich, wenn die äußere Temperatur zu hoch ist. Dies wird Koch ernste Probleme bereiten, wenn er das Cholera-Bakterium in Indien kultivieren wird.

Die Lösung taucht aus den Küchenschränken von Frau Hesse auf, der Ehefrau eines Arztes, der 1881–1882 für sechs Monate in Kochs Labor gearbeitet hat. Walther Hesse hatte es sich zur Aufgabe gemacht, Bakterien in der Luft zu zählen. Er atmete diese Luft durch ein Rohr ein, das mit Gelatine bedeckt war, um danach die Entwicklung der Bakterienkolonien zu studieren. Leider schmolz während des Sommers die Gelatine, wodurch das Experiment vernichtet wurde. Nun schlug Fannie Hesse angesichts der Verzweiflung ihres Ehemannes vor, dass er statt Gelatine Agar Agar nutzen solle, das sie schon immer verwandte, um Fruchtgelees zu verfestigen. Dieses Rezept hatte sie von Freunden ihrer Mutter erhalten, die in Java gelebt hatten. Agar Agar, wir erinnern uns, ist ein Polysaccharid, ein Extrakt aus Rotalgen, die besonders häufig in Indonesien vorkommen. Die Idee von Frau Hesse setzt sich durch, denn noch heute wird Agar Agar als festes Medium in der Bakteriologie genutzt. Die letzte Verbesserung kommt von einem Schüler Kochs, Richard Petri, der 1887 die Schale erfand, die seitdem seinen Namen trägt. Vor seiner Erfindung wurden feste Medien auf kleine rechteckige Glasplatten aufgetragen, die streng waagerecht gehalten und danach unter Glasglocken gelegt wurden, um eine Verunreinigung während der Inkubation zu verhindern. Die runden Schalen von Petri, die mit einem Deckel versehen sind, stellen eine wichtige Vereinfachung in der Handhabung dar und erlauben, die Kolonien zu betrachten, ohne den Deckel öffnen zu müssen, was die Risiken der Verunreinigung verringert[6].

Das feste Kulturmedium ist aus zwei Gründen von Bedeutung: Zunächst erlaubt es, reine Kulturen zu erhalten, die von einem einzigen Bakterium stammen, eine unentbehrliche Bedingung bei der Identifizierung der Bakterien, die für die meisten infektiösen Krankheiten verantwortlich sind. Diese Technik lässt die mühsamen Verdünnungsreihen in der Versenkung verschwinden, die von Pasteur genutzt wurden, um zu bestätigen, dass das Milzbrandbakterium die Ursache des Milzbrandes ist: Zum Ersten machen ein einfaches Ausstreichen von Blut eines kranken Tieres auf dem adäquaten festen Medium und die Probenentnahme einer Kolonie es möglich, eine Reinkultur von *Bacillus anthracis* zu erhalten. Zum Zweiten erlaubt das feste Kulturmedium, die vorhandenen Bakterien in einem gegebenen Medium zu zählen. Es genügt, zunehmende Verdünnungen dieses Mediums vorzunehmen, sie auf festes Medium aufzutragen und die Zahl der Kolonien zu zählen, die nach der Inkubation auf diesem Medium vorhanden sind. Koch nutzt letzteren Vorgang sofort bei der Entwicklung der Techniken der Sterilisierung und Desinfizierung.

Das Kaiserliche Gesundheitsamt ist der ideale Schmelztiegel, um zu experimentieren. Koch interessiert sich zunächst für die antiseptische Beschaffenheit verschiedener Verbindungen, die er vielerlei Tests unterzieht. Man weiß, dass Lister, von den Arbeiten Pasteurs inspiriert, seit 1868 bewiesen hat, dass die Karbolsäure, die zur Antisepsis von Wunden genutzt wurde, zu einer merklichen Verringerung der Infektionen führte. Nun kommt aber Koch, indem er die überlebenden Bakterien nach der Behandlung von Kulturen mit Karbolsäure zählt, zu der überraschenden Erkenntnis, dass das von Lister benutzte Antiseptikum in Wahrheit wenig wirksam ist. Er schlägt andere Substanzen vor, die Lister sich zu verwenden beeilt. In Zusammenarbeit mit Gaffky und Loeffler bestimmt Koch dann die besten Verfahren, um Kulturmedien und Geräte, die in der Bakteriologie benutzt werden, zu sterilisieren. Die Wissenschaftler erkennen die Bedeutung der Sterilisierung durch Wasserdampf unter Druck und veröffentlichen ihre Ergebnisse 1881 in einem Artikel. Tatsächlich sind sie nicht die Ersten, denn Charles Chamberland hat in Pasteurs Labor bereits 1879 den Autoklav erfunden, der seinen Namen trägt. Der erste Autoklav Chamberland wurde seit jenem Jahr durch das Maison Wiesnegg gebaut, das 1882 zur Société Lequeux wurde, die für ein Jahrhundert floriert[7].

Im Laufe seiner letzten Jahre in Wollstein und seiner ersten in Berlin hat Koch tatsächlich hartnäckig und leidenschaftlich die Basis für die Techniken der Bakteriologe geschaffen: Mikroskopie, Mikrofotografie, festes Kulturmedium, Desinfizierung und Sterilisierung. Jedoch wird die Begeisterung über ein Leben in Berlin nicht in gleichem Maße geteilt. Emmy und Gertrud vermissen Wollstein, die Beziehungen zu Patienten und Nachbarn, den Garten und die ganze Menagerie. Das Gefühl der Einsamkeit, das Emmy schon länger empfand, wächst, ihr Ehemann tauscht immer häufiger das Zuhause mit seinem neuen Labor. Die Spannungen zwischen den Eheleuten verstärken sich.

Die Begegnung: Der Londoner Kongress

Ehe Robert Koch sie bändigen konnte, hatte schon Pasteur die Mikroben für infektiöse Krankheiten verantwortlich gemacht. »Der Mensch ist machtlos gegen einen unbekannten und unsichtbaren Feind, schreibt er 1880 an Lister[1]. Seine Situation erinnert mich leider an die unserer armen Soldaten im Krieg von 1870, als in ihren engen Reihen preußische Granaten einschlugen, die außerhalb ihrer Sichtweite platziert waren.[2]« Da nun die Keimtheorie etabliert ist, wie kann man den Menschen und das Tier vor ihnen schützen? Schritt für Schritt taucht eine Lösung in Pasteurs Geist auf, die Impfung.

Das Prinzip der Impfung entspringt der sehr alten Beobachtung, dass gewisse Krankheiten nicht wieder auftreten. Das ist der Fall insbesondere bei den Pocken, einer sehr ansteckenden Krankheit, die auf der ganzen Welt verbreitet ist und im Laufe der Jahrhunderte Millionen Todesfälle verursacht hat. Eine schreckliche Volksseuche und entsetzliche Krankheit. Der Kranke wird am ganzen Körper mit Pusteln bedeckt, deren Eiter die Quelle der Ansteckung ist. Seit dem 6. Jahrhundert hatten die Chinesen die *Variolisation* entwickelt, indem sie durch den Eiter Pocken auf gesunde Kinder übertrugen, um zu verhindern, dass die Krankheit sie in einem Moment befällt, in dem sie schwächer sind und sterben könnten. Zu Beginn des 18. Jahrhunderts wurde Lady Wortley Montagu, Ehefrau des Botschafters Großbritanniens in Istanbul, eine überzeugte Importeurin der Variolisation in ihr Land, da sie die Durchführung dieses Verfahrens im

Osmanischen Reich beobachtet hatte. Dieses Verfahren war jedoch nicht ungefährlich, denn die geimpften Kinder bekamen gelegentlich tödliche Pocken. Am Ende des 18. Jahrhunderts zog der englische Landarzt Edward Jenner eine Parallele zwischen den Pocken und einer harmlosen Rinderkrankheit, den Kuhpocken, die zuweilen bei den Kuhhirten das Auftreten einiger Pusteln bewirkt. Er stellte fest, dass die Tiere danach gegen Pockenepidemien geschützt waren. Daher kam die Idee, durch die Übertragung des Inhalts der Pusteln von einer an Kuhpocken (vaccine) erkrankten Person gegen die Pocken zu schützen. Sie wurde zum ersten Mal am 14. Mai 1796 an einem Jungen in die Tat umgesetzt. Dies war die Impfung (vaccination), der es zu verdanken ist, dass zwei Jahrhunderte später die Pocken von der Erdoberfläche verschwunden waren[3].

Jenner wusste nicht, dass die ansteckenden Krankheiten durch Mikroben verursacht wurden. Bei Pasteur verhält es sich anders; für ihn besteht keinerlei Zweifel, dass die Pocken, wie alle ansteckenden Krankheiten, durch eine Mikrobe verursacht werden müssen. Er kennt natürlich Jenners Impfung, und ihr Mechanismus lässt ihn nicht los. Könnte die Mikrobe der Kuhpocken nicht eine abgeschwächte Form von jener der Pocken sein? Und ebenso wie die Kuhpocken vor den Pocken schützen, könnten nicht auch, viel allgemeiner, abgeschwächte Formen pathogener Mikroben existieren, die vor den übertragbaren Mikroben schützen? Diese Frage wurde ihm zu einer wahren Besessenheit, die er vor seinen Mitarbeitern bis zum Überdruss wiederholte: »Es ist nötig, gegen die Infektionskrankheiten zu immunisieren, von denen wir die Viren kultivieren[4].«

1879–1880 wird ihn der Zufall in diese Richtung führen, wenn er mit seinen Mitarbeitern Émile Roux und Charles Chamberland die Geflügelcholera[5] studiert, eine häufige und tödliche Krankheit auf den Hühnerhöfen. Sie beobachten, dass, wenn man für mehrere Monate eine Kultur von Bakterien, die für diese Krankheit verantwortlich sind, an der Luft altern lässt, sie ihre Ansteckung verlieren, sie sind »abgeschwächt«. Wenn man diese einer Henne einimpft, dann beschützen sie sie gegen die spätere Einimpfung mit virulenten Bakterien. Auf die gleiche Weise wie die Mikrobe der Kuhpocken gegen die der Pocken schützt. Dies erklärt Pasteur in seiner Rede am 26. April 1880 vor der Académie des sciences: »Um die Ergebnisse klarer und kürzer vorzustellen, von denen ich Rechenschaft abzulegen habe, sei es mir erlaubt, das Wort »vacciner« (impfen) zu verwenden, um die Tatsache der Einimpfung eines geschwächten Virus bei einer Henne zu verdeutlichen.«

Zu jener Zeit sind die Vorstellungen von dem Vorgang der Impfung einfach, jedoch, wie Pasteur rasch klar wird, fehlerhaft. Nach seiner Ansicht verbrauchen die geschwächten Mikroben im Organismus Nährstoffe, die wesentlich für ihr Wachstum sind, wodurch die spätere Entwicklung der virulenten Mikroben, von denen sie stammen, unmöglich wird[6]: »Es ist trotzdem erlaubt, Hypothesen aufzustellen. Hier diejenige, die mir am plausibelsten erscheint: Die Voraussetzung für Leben und Vermehrung dieser Mikroben, Ursachen virulenter Krankheiten, ist, dass sie in dem infizierten Organismus oder im Kulturmedium die Grundlagen ihrer Ernährung finden; der Beweis ist, dass, wenn man Hühnerbrühe filtriert, die dazu gedient hat, die Mikrobe der Geflügelcholera zu kultivieren, diese Brühe dadurch ungeeignet für eine neue Kultur desselben Mikroorganismus wird, während sie jedoch noch dazu dienen kann, andere Mikroben zu kultivieren, das Milzbrandbakterium zum Beispiel. Warum? Höchstwahrscheinlich, weil die erste Kultur die Bestandteile verbraucht hat, die für das Leben und die Vermehrung der Mikrobe der Geflügelcholera notwendig sind, und nicht jene, die für das Milzbrandbakterium erforderlich sind. Das, was in meinem Reagenzglas vor sich geht, kann es nicht auch ebenso im tierischen Organismus oder im menschlichen Körper passieren?« Um den langen Zeitraum der Immunität zu erklären, stellt sich Pasteur vor, dass das Element, das verbraucht wurde, ein sehr seltenes Element im Körper sein könnte, wie Rubidium oder Cäsium.

Immer unterstützt von Roux und Chamberland, beschäftigt sich Pasteur mit dem Milzbrand. Im September 1880 bestätigt er an den Kühen eine Beobachtung, die bereits bei den Schafen gemacht wurde: Dass die Tiere, die die Krankheit überlebten, danach gegen die Einspritzung der virulenten Bakterien geschützt waren. Wäre es möglich, wie bei der Geflügelcholera eine geschwächte und immunisierende Art des Milzbrandbakteriums zu erhalten, indem man es bei Luftkontakt altern lässt? Leider sind die Dinge nicht so einfach! Tatsächlich hat Koch eine Eigenart des Milzbrandbakteriums aufgezeigt, nämlich die Sporen, die systematisch erscheinen, wenn man die Kultur des Milzbrandbakteriums altern lässt und »sie zeigen mit der Zeit, vonseiten der atmosphärischen Luft, keinerlei Veränderung, sei es in Bezug auf ihre Vitalität, sei es in Bezug auf ihre Ansteckungsfähigkeit.« Wie könnte man sie abschwächen? Die Schwierigkeit wird überwunden, indem man mit der Temperatur der Kultur spielt[7]: »In der neutralen Brühe entwickelt sich das Milzbrandbakterium bei 45 °C nicht mehr. Im Gegensatz dazu ist seine Kultur zwischen 42 und 43 °C einfach und ergiebig, aber […] ohne mögliche Bildung von Sporen. […] Was seine Ansteckungsfähigkeit betrifft, stellt man die außerordentliche Tatsache fest, dass das Milzbrandbakterium sie bereits nach acht Tagen Lagerung bei

42–43 °C bis auf Weiteres verliert; zumindest sind seine Kulturen für das Meerschweinchen, das Kaninchen und das Schaf ungefährlich, drei der Tierarten, die am geeignetsten sind, am Milzbrand zu erkranken [...]. Was wäre einfacher, als in diesen Virenkulturen die eigentlichen Viren zu finden, um das Milzbrandfieber auf Schafe, Kühe, Pferden zu übertragen, ohne dass sie dabei zu Tode kommen, und sie so gegen die tödliche Krankheit zu schützen? Wir haben diesen Vorgang mit großem Erfolg an den Schafen praktiziert.«

Eine einfache Frage der Temperatur! Indem man das Milzbrandbakterium bei 42–43 °C kultiviert, verhindert man also die Bildung von Sporen und erhält so eine abgeschwächte Varietät der Mikrobe. Und diese bewirkt wie erhofft eine Immunität bei Schafen gegen das krankheitserregende Milzbrandbakterium. Die Nachricht von diesem Ergebnis wird rasch außerhalb des Labors bekannt und von einigen mit Begeisterung, von vielen mit Skepsis aufgenommen. Ein Tierarzt aus Melun, Monsieur Rossignol, befindet sich unter den kritischen Geistern, die über die »modische microbiâtrie« spotten. Er fordert eindeutige Tests und ergreift die Initiative, indem er unter der Schirmherrschaft der Société d'agriculture von Melun eine öffentliche Demonstration organisiert. Pasteur akzeptiert den Aufruf und übermittelt das Versuchsprotokoll, dem er folgt, dazu gehören 50 Schafe ebenso wie einige Kühe und Ziegen, von denen die Hälfte geimpft werden wird, die andere Hälfte keine Behandlung bekommen wird. Mit diesem öffentlichen Experiment spielt Pasteur, der die Herausforderungen und die Risiken liebt, im Grunde mit seinem Ruf. Der Versuch findet in der Nähe von Melun, in Pouilly-le-Fort statt, auf dem Bauernhof von Monsieur Rossignol. Einen Monat lang drängen sich die Neugierigen in den Ort, sind bei den aufeinanderfolgenden Einimpfungen zugegen, kommentieren ... der Erfolg ist durchschlagend. Die 25 geimpften Schafe überleben die Impfung mit dem virulenten Bakterium und die 25 nicht geimpften sterben. Am 2. Juni 1881 erhält Pasteur ein Telegramm, das mit den Worten endet: »ein fantastischer Erfolg«, es ist unterschrieben von Monsieur Rossignol. Die Journalisten drängen sich auf dem Feld des Sieges, die Menge applaudiert, die Ungläubigen verneigen sich. Der Impfstoff, zubereitet nach der ursprünglich von Pasteur empfohlenen Methode, wird rasch auf der ganzen Welt benutzt und erlaubt es Millionen von Tieren, Schafe wie Rinder, vor dem Milzbrand zu schützen.

Dieses Experiment hat einen großen Teil der französischen Bevölkerung von der Gültigkeit der Theorien Pasteurs über die Impfung überzeugt. Nun gilt es, den Rest der Welt zu überzeugen. Die Gelegenheit ergibt sich im August 1881 auf dem internationalen Medizin-Kongress in London. Hier wird Pasteur Robert Koch zum ersten Mal begegnen. In Deutschland verkraftet Koch nur schlecht die Erfolge Pasteurs auf dem Gebiet der Infektionskrankheiten, das er als das seine ansieht. Die wissenschaftlichen Nachrichten anderer Länder erreichen Koch jetzt allerdings leichter, da er im Kaiserlichen Gesundheitsamt arbeitet, er hat Kenntnis von den Veröffentlichungen Pasteurs seit 1877 und nimmt an ihnen Anstoß.

Der siebte internationale Medizin-Kongress wird unter der Präsidentschaft von Sir James Paget in den riesigen Hallen von Saint-James vor 3000 Teilnehmern eröffnet, die aus ganz Europa kommen. Unter ihnen Pasteur, 59 Jahre alt, auf dem Gipfel seines Ruhms, sein Ansehen gestärkt durch die kürzlich erfolgten Demonstrationen in Pouilly-le-Fort. Und ihm gegenüber Robert Koch, 38 Jahre alt, mit einem noch geringen Bekanntheitsgrad, den er durch seine Entdeckung der Milzbrandsporen erlangt hat, und Autor von zwei Publikationen. Der Schwiegersohn Pasteurs, René Vallery-Radot, der ihn begleitet, erzählt mit Ergriffenheit von der Ankunft des Gelehrten anlässlich der Eröffnungssitzung, bei der er auf das Podium eingeladen ist, das für die erlauchtesten Mitglieder des Kongresses reserviert ist[8]: »Applaus brandet auf. Von allen Seiten ertönten Vivats und Hurrahs. Pasteur drehte sich zu seinen beiden Begleitern, seinem Sohn und seinem Schwiegersohn, um und sagte ein wenig ungeduldig zu ihnen: »Das ist ohne Zweifel der Fürst von Wales, der eintrifft, ich hätte früher kommen sollen.« – »Aber es sind Sie, dem die Welt zujubelt!« sagt mit seinem würdevollen und herzlichen Lächeln der Präsident des Kongresses Sir James Paget.« Trotz dieser Demonstration von Bescheidenheit (gekünstelt oder ehrlich?) bewegt sich Pasteur mit Leichtigkeit unter seinesgleichen, und, indem er sich der Dialektik mit Finesse bedient, hält er einen kurzen aber beachteten Vortrag[9]: »Durch Ihren warmen Empfang haben Sie das starke Gefühl der Genugtuung wieder lebendig werden lassen, das ich gefühlt habe, als Ihr großer Chirurg Lister erklärte, dass meine Veröffentlichung von 1857 über die Milchsäuregärung für ihn der Anfang seiner Überlegungen über seine wertvolle chirurgische Methode war; Sie haben die Freude wiederbelebt, die ich empfunden habe, als unser hervorragender Arzt Dr. Davaine erklärt hat, dass seine Arbeiten über den Milzbrand von meinen Versuchen von 1861 über die Buttersäuregärung und den Vibrio, der sie charakterisiert, inspiriert waren.«

Pasteur erinnert so an seine Rolle als Begründer der Keimtheorie. Nachdem er gezeigt hat, wie er einen Impfstoff gegen die Geflügelcholera erhalten hat, fährt er fort: »Wir können hoffen, auf diese Weise Impfstoffe gegen alle virulenten Krankheiten zu erhalten. Was wäre natürlicher, als unsere Forschung mit der Suche nach einem Impfstoff gegen den Milzbrand zu beginnen, den Sie in England *splenic fever* nennen, in Russland *sibirische Pest,* in Deutschland *Milzbrand.* [...] Zunächst werden wir auf eine Schwierigkeit stoßen. Unter den kleinen Organismen fallen nicht alle unter die »Körperchen-Keime«, auf die ich damals als Erster als eine der Formen ihrer möglichen Fortpflanzung hingewiesen habe. Es gehört in der Gruppe der Vibrionen, aus denen man geneigt ist heute ein Gattung »Bazillus« zu machen. Man muss zu diesem Thema mein Werk über die Krankheit der Seidenraupen lesen, veröffentlicht 1870. Es ist diese gleiche Art der Erzeugung von glänzenden Körperchen oder Sporen (kleinen Körnchen), die Doktor Koch im Milzbrandparasiten gefunden hat. [...] Ringsum diese Körperchen löst sich die Materie auf, wie ich es damals auf einer der Tafeln meines Werkes über die Krankheit der Seidenraupen dargestellt habe.« Wenn Pasteur Koch zitiert, dann um daran zu erinnern, dass er, Pasteur, es ist, der die Bakteriensporen zum ersten Mal beschrieben hat, im Rahmen seiner Forschungen über die Krankheit der Seidenraupen. Er zitiert Koch zum Thema der Sporen; aber bezüglich der Rolle des Milzbrandbakteriums als verursachenden Erreger des Milzbrandes ist es nicht der Deutsche Koch, den er zitiert, sondern der Franzose Davaine. Er präsentiert danach seine Schlussfolgerungen über die Rolle der Regenwürmer auf den verfluchten Feldern.

Ein historischer Satz beendet seine Präsentation: »Ich habe dem Ausdruck »Vaccination« (Impfung) eine Erweiterung gegeben, die die Wissenschaft, wie ich hoffe, als eine Würdigung der Verdienste und die unermesslichen geleisteten Dienste durch einen der größten Männer Englands, Ihrem Jenner, widmen wird[10].«

Pasteur fühlt sich sehr geehrt durch die Würdigungen, die er erhält, und schreibt am gleichen Abend an seine Frau[11]: »Auf dem Podest, sehr erhöht, all die ausgezeichneten Mitglieder, darunter der Prinz of Wales und der Prinz von Preußen [...] und während der ganzen Zeit Beifall des gesamten Publikums, vom Prinz of Wales und dem Prinz von Preußen [...]. Ich war sehr stolz [...] träumend, dass ich ausnahmsweise vornehm sei, mitten in diesem riesigen Wettkampf der Ausländer, Deutsche vor allem, die hier in beträchtlicher Zahl anwesend sind, viel zahlreicher als die Franzosen, von denen jedoch nicht weniger als 250 vor Ort sind [...]. Sir Paget hatte das gute Gespür, mich nicht danach zu fragen, ob er mich dem preußischen Prinzen vorzustellen solle [...]. Aber da näherte dieser sich mir und sprach: ›Monsieur Pasteur, erlauben Sie mir, mich Ihnen vorzustellen und Ihnen zu sagen, dass ich Ihnen gerade Beifall gespendet habe.‹ Er hat sehr liebenswert weiter gesprochen.«

Als Lister, der Organisator des Kongresses, seine eigene Ansprache hält, verkündet er mit einem gewissem Stolz, dass er Robert Koch sein eigenes Labor im Royal College für eine Demonstration der neuen Techniken, die dieser für die Erforschung der Mikroorganismen entwickelt hat, zur Verfügung gestellt habe[12]. »Ich habe die große Genugtuung anzukündigen, dass Doktor Koch in diesem Raum an diesem Nachmittag mit der Laterna magica der Photographie Schnitte verschiedener pathologischer Gewebe zeigen wird, vorbereitet von ihm, die die Wirkung der Mikroorganismen zeigen. Die Fotografien werden auch überzeugend und befriedigend für die derzeitige Demonstration der Verfahren des Doktor Koch sein, denn die Bilder, gemalt durch das Licht, sind ganz ohne die Fehler, die bei einer Zeichnung dieser winzigen Objekte durch eine menschliche Hand wegen einer mentalen Ablenkung kaum fehlen können.«

Wegen der bestehenden Spannungen zwischen Franzosen und Deutschen fühlt sich Lister aufgefordert, beide Männer an verschiedenen Abenden zum Essen einladen. Es gelingt ihm schließlich, Pasteur und Koch am 8. August 1881 in seinem Labor zusammenzubringen. Ihr erstes und beinahe letztes Treffen. Nach der Vorführung durch Koch, sowohl der Mikrofotografie als auch des festen Kulturmediums, ergreift Pasteur tief beeindruckt Kochs Hand und sagt zu ihm[13]: »Dies ist ein großer Fortschritt, Monsieur.«

Der königliche Prinz von Preußen beglückwünscht Pasteur, Louis Pasteur beglückwünscht Robert Koch, alles scheint bestens zu laufen zwischen dem Franzosen Pasteur und dem Deutschen Koch.

Wurde in der Begeisterung des Kongresses das Kriegsbeil bei den jeweiligen Wissenschaftsgemeinden begraben? So meint Doktor Daremberg im *Journal des débats* (17. und 18. August 1881): »Vor zwei Jahren, als wir in diesen Spalten vom Kongress in Amsterdam sprachen, drückten wir unser Bedauern aus, da wir die Spannung, die Kälte, die offenkundige Steifheit sahen, die die Beziehungen zwischen den Gelehrten Frankreichs und jenen des Deutschen Kaiserreiches charakterisierten. Wir sind glücklich sagen zu können, dass, in diesem großen neutralen Land England, unsere liebenswerten Kollegen des Vereinigten Königreiches alle Anstrengungen unternommen haben, um die letzte Glut dieses schlecht erloschenen Feuers zu ersticken. Dank ihnen wurde bereits ein großer Schritt getan. In London waren die Beziehungen zwischen den beiden Nationen passabel; die französischen Gelehrten haben mit Würde auf die Annäherung einer großen Zahl der deutschen Gelehrten geantwortet. Dieser erste Schritt ist ein gutes Omen.«

Das leidenschaftliche Plädoyer des Korrespondenten des *Débats* war optimistisch. Das Feuer war in Wahrheit kaum erloschen, die Glut schwelte. Koch schürt sie, als er Ende 1881 in der ersten Ausgabe der *Mitteilungen aus dem Kaiserlichen Gesundheitsamte* eine Abhandlung über die Ätiologie des Milzbrandes veröffentlicht[14]. Eine Provokation, eine regelrechte Kritik, »eine heftige und langanhaltende Schmährede gegen Monsieur Pasteur« sagte Henri Bouley. Tatsächlich macht die Heftigkeit der Worte sprachlos! Einige Auszüge: »Höchstwahrscheinlich gibt es aber noch andere Arten von pathogenen Bazillen, die den Milzbrandbazillen in bezug auf ihre Länge und Breite einigermaßen gleichen und auch dem Milzbrand ähnliche Krankheitsprozesse zu erzeugen vermögen. […] Diese ganze Beschreibung beweist, daß Pasteur die in Frage stehende Infektionskrankheit niemals in unkomplizierter Gestalt vor Augen gehabt hat.« Er widerlegt die entscheidende Demonstration von den aufeinander folgenden Kulturen und verurteilt die Theorie von der Rolle der Regenwürmer als unhaltbar, wobei er bedauert, dass diese Theorie »auch in Deutschland […] Bewunderer gefunden« hat. Er bekämpft sie: »Eine *conditio sine qua non* der Pasteurschen Würmerhypothese ist, daß die Milzbrandsporen immer tief in der Erde verborgen liegen. […] An Feuchtigkeit fehlt es den tieferen Bodenschichten zwar nicht, aber ob in denselben immer die zur Entwicklung von Sporen erforderliche Temperatur vorhanden ist, das ist sehr die Frage. […] Diese Tabelle lehrt, daß in dem Boden Berlins bei 3 Meter Tiefe an keiner der Beobachtungsstellen, die zur Bildung von Milzbrandsporen erforderliche Temperatur erreicht wird.« Damit ist er noch nicht fertig: »Um das Experiment nun aber noch ganz wertlos zu machen und ihm einen geradezu naiven Anstrich zu geben, wurde das Tier vorher noch auf der Vergrabungsstelle seziert, bei welcher Gelegenheit, wenn bis dahin noch kein Milzbrandblut auf die Bodenoberfläche gelangt war, die Verunreinigung ganz unzweifelhaft eintreten mußte.« Und das ist der Todesstoß. Das Ergebnis der Forschung Pasteurs kann man so zusammenfassen: »[…] daß wir Pasteur bisher auch noch nicht das geringste verdanken, was unsere Kenntnisse über die Milzbrandätiologie bereichert hätte, daß im Gegenteil seine Arbeiten auf diesem Gebiete nur Verwirrung in manche schon feststehende oder fast geklärte Frage zu bringen geeignet sind.« In den gleichen *Mitteilungen* schlagen Loeffler und Gaffky, die Schüler Kochs, in dieselbe Kerbe und setzen sogar noch eins drauf. Dieses Mal geht es um die »vaccination pastorienne«[15] die Pasteursche Impfung mit geschwächten Keimen gegen die Geflügelcholera und den Milzbrand, der widersprochen wird. Alle Forschungen Pasteurs sind nichtig, nicht existent, *einfältig*!

Pasteur hat bis zum März 1882 keine Kenntnis von dieser heftigen Kritik, bis Monsieur Zuber von Val-de-Grâce ihm die analytische Übersetzung gibt. Eine Übersetzung, die Entrüstung nach sich zieht, darunter jene von H. Bouley[17], der Punkt für Punkt die Kritik der Deutschen aufgreift und sich über Koch erstaunt zeigt, der in London Zeuge der Ehrungen Pasteurs war und der »aus diesen Umständen keinen Nutzen gezogen [habe], um vor die Mitglieder der medizinischen Wissenschaften zu treten und zu beweisen, dass diese Ehrungen unverdient waren«. Pasteur ist betroffen. Kein Zweifel, dass der Händedruck, den er Koch in London gegeben hatte, weniger warmherzig gewesen wäre, wenn er vermutet hätte, wie die Gefühle ihm gegenüber waren … oder gar nicht stattgefunden hätte. Erstaunlicherweise bleibt Pasteur ruhig. Er schreibt an Bouley am 17. März: »Ihre Widerlegung scheint mir nichts zu wünschen übrig zu lassen. Wenn ich die Gelegenheit finde, dann antworte ich *ihm* meinerseits, vom Standpunkt der Forschung, und derart, dass ich ihm eine Lektion in den Verfahrensweisen gebe.«

Die Zeit der Abrechnung wird einige Monate später kommen, dank eines anderen Kongresses, dem in Genf.

Einstweilen wacht Pasteur über die Vorbereitung, die Verbreitung sowie die Einimpfungen des Milzbrandimpfstoffes, er überwacht die Forschung über die Tollwut, die er Ende 1880 begonnen hat[18,] und feilt an seiner Rede zur Aufnahme in die Académie française[19]. Koch für seinen Teil ist von einer neuen Forschungsrichtung in Anspruch genommen: der Tuberkulose.

Pasteur bleibt ruhig aber nicht tatenlos. Im Labor in der rue d'Ulm trifft eine Anfrage nach dem Milzbrandimpfstoff von Professor Roloff von der Tierärztlichen Hochschule Berlin ein. Pasteur verlangt ein »deutsches Pouilly-le-Fort«. Der preußische Landwirtschaftsminister beugt sich den Forderungen, benennt ein Gremium, zusammengesetzt aus Beyer, privater Berater des Ministers, dem berühmten Virchow und anderen Kapazitäten aus der Tiermedizin und den Wissenschaften. Als Spielleiter fordert Pasteur, dass die Impfungen durch einen seiner engen Vertrauten durchgeführt werden, und, argwöhnisch, schickt er den Impfstoff auf diplomatischen Wegen. Das Ziel des Experimentes ist klar: Es gilt, den *Verleumder* Robert Koch zu widerlegen. »Wir müssen alles tun, um unseren Sieg von Salamis zu erringen«, erklärt er dem Botschafter. Thuillier[20] ist ausersehen, die Mission zu vollenden. Thuillier erreicht im April das Gebiet von Packisch etwa 100 Kilometer südlich von Berlin, den Schauplatz der Impfungen. Die ersten Versuche enden mit einem halben Fehlschlag[21], was man auf die andere Rasse der Schafe zurückführt. Unter der strengen Aufsicht der Kommission führt Thuillier erneut einen Test durch, dieses Mal mit 250 Schafen. Er wird ein Erfolg. Das offizielle Protokoll durch die Kommission bestätigt die positiven Ergebnisse[22]. Trotz des Erfolges ist Pasteur nicht vollständig zufrieden: Koch hat seine eigenen Fehler nicht öffentlich anerkannt.

Und warum war Koch nicht Teil der Kommission? Brief von Thuillier an Pasteur vom 6. April 1882[23]: »Herr Beyer hat mir erklärt, dass Koch kein Mitglied der Kommission ist, weil das Gesundheitsamt, bei dem er arbeitet, eine Institution des Deutschen Reiches ist. Das Experiment wird jedoch für das Königreich Preußen durchgeführt und das Königreich und das Deutsche Reich dürfen nicht durcheinandergebracht werden.«

Im folgenden Brief, datiert auf den 12. April, informiert Thuillier Pasteur über die Entdeckung des Tuberkelbazillus durch Koch: »Sie erhalten wahrscheinlich dieser Tage die Nachricht von einer großen Entdeckung Kochs. Sie datiert auf den 24. März, jedoch ist sie noch nicht im Druck erschienen. Ein Kollege Kochs hat mir extra einen Sonderdruck besorgt und hier die Zusammenfassung.« Es folgt die Zusammenfassung ebenso wie ein Bericht des Besuches, den er dem Labor Kochs abgestattet hat. Nach seiner Meinung sind die Ergebnisse sehr überzeugend und es gibt nichts an den technischen Anlagen auszusetzen. Er schließt jedoch mit diesen wenig liebenswürdigen Bemerkungen: »Herr Koch ist nicht sehr beliebt bei seinen Kollegen. Herr Struck ist ein ungebildeter Intrigant, der seine Position als Direktor des Kaiserlichen Gesundheitsamtes nur erhalten hat, weil er der Arzt Bismarcks ist. Er ist sehr unbeliebt und sein Schützling, Herr Koch, hat Teil an der Verachtung, die sein Gönner unter Beweis stellt. Außerdem ist Koch, da er immer in einer kleinen Stadt weit entfernt von den wissenschaftlichen Zentren gelebt hat, ein wenig rustikal und kennt das Französisch nicht.«

Worum handelt es sich bei dieser »großen Entdeckung«?

Der Kochsche Bazillus

Berlin, 24. März 1882. In der bescheidenen Bibliothek des Hygienischen Instituts hält Robert Koch vor der Physiologischen Gesellschaft eine Rede. Der Titel ist einfach: »Über Tuberkulose«. Diese Einfachheit hat die Neugierde einiger versammelter Kollegen geweckt. Sie kennen den Mann als unabhängig, ein Arbeiter, der wenig zur Verbindlichkeit neigt. Sie kennen den Gelehrten, seine Arbeiten über das Bakterium und die Sporen des Milzbrandes, über die Mikroorganismen, die in infizierten Wunden wimmeln. Sie fragen sich, was er verkünden wird über diese Krankheit, von der man die traurigen Verwüstungen kennt? Was gibt es Neues? Koch spricht mit tiefer, klarer Stimme. Nach und nach entwickelt sich der Vortrag, die Spannung der Zuhörer wird greifbar. Sie verstehen, dass sie an einem historischen Ereignis teilnehmen, die Entdeckung des Erregers der Tuberkulose. Paul Ehrlich[1], zukünftiger Nobelpreisträger, ist einer der privilegierten Zeugen.

Weniger als zwei Wochen nach seiner Rückkehr aus Londen, exakt am 18. August 1881, hat Koch seine Forschungen über die Ätiologie der Tuberkulose begonnen, die er intensiv verfolgt. Nur sieben Monate später isoliert er den Bazillus. Eine Entdeckung, die ihn auf den Weg des Ruhmes führen wird!

Die Tuberkulose, deren häufigste Form über Jahrhunderte Phthisis pulmonalis genannt wurde, ist eine der gefürchtetsten Plagen! Seit Hippokrates haben viele Mediziner und Gelehrte sie studiert, haben ihre Symptome beschrieben, die Läsionen, sie haben ihren mutmaßlich erblichen Charakter eingekreist, ihre ansteckendes, infektiöses Naturell betrachtet ... viele Fortschritte aber auch viele Meinungsverschiedenheiten.

Unter den Befürwortern eines *contagium vivum*, eines spezifisch Verantwortlichen für die Infektionen, überlegt Fracastor 1546, dass die infektiösen Krankheiten (Tuberkulose, Syphillis ...) sich über die *seminaria contagiosis* ausbreiten. Hingegen trat am Ende des 18. Jahrhunderts René-Théophile Laënnec, der berühmte Erfinder des Stethoskops, der ebenso wie seine Mutter an Phthisis starb, als glühender Verteidiger der

anatomisch-klinischen Einmaligkeit der Tuberkulose auf, aber er glaubte nicht an die Übertragbarkeit der Krankheit.

Die Idee, dass es sich um eine erbliche Krankheit handele, ist das vorherrschende Konzept während des 19. Jahrhunderts, und die *Contagionistes* geben nach. Es musste erst 1865 werden, damit Jean-Antoine Villemin, ein junger Militärarzt in Val-de-Grâce, experimentell den übertragbaren Charakter der menschlichen Tuberkulose auf Tiere zeigte[2]. 1876 wiederholten Julius Cohnheim, der Direktor des pathologischen Instituts in Breslau, vor dem Koch im selben Jahr die Identifizierung des Milzbrandbazillus vorgeführt hatte, und Carl Salomonsen mit Erfolg die Experimente von Villemin.

1881 hatte Virchow, der als »Professor der Professoren« vorgestellt wurde, im Rahmen eines großen Kongresses in Tiflis, Georgien, die Schlussfolgerungen Laënnecs über die Einmaligkeit der Krankheit heftig angegriffen, überzeugt, dass die verschiedenen klinischen Erscheinungsformen der Tuberkulose mit verschiedenen Leiden zusammenhängen. Hingegen schätzt

Koch in seiner ersten Mitteilung zu dieser Krankheit[3]:»Die von Villemin gemachte Entdeckung [...], hat bekanntlich vielfache Bestätigung, aber auch anscheinend wohlbegründeten Widerspruch gefunden, so daß es bis vor wenigen Jahren unentschieden bleiben mußte, ob die Tuberkulose eine Infektionskrankheit sei oder nicht.«, und fügt hinzu: »Seitdem haben aber die zuerst von Cohnheim und Salomonsen, später von Baumgarten ausgeführten Impfungen [...] die Übertragbarkeit der Tuberkulose gegen jeden Zweifel sichergestellt und es muss ihr in Zukunft ein Platz unter den Infektionskrankheiten angewiesen werden.« In diesem Fall wie in anderen ist klar, dass für Koch die Ergebnisse der französischen Gelehrten nicht als vollwertig gelten können, wenn sie nicht von Deutschen bestätigt werden!

Die Arbeiten dieser berühmten Wegbereiter inspirieren Koch, den die Infektionskrankheiten mehr und mehr fesseln. Hat der Kongress in London, wo er, ermutigt von Lister und beglückwünscht von Pasteur, seine neuen Kulturmedien vorgestellt hat, seinen Wunsch geweckt, sich mit der Tuberkulose zu beschäftigen? Dieser Plage, die sich seit der Mitte des Jahrhunderts über ganz Europa ausgebreitet hat und alle Klassen der Gesellschaft befällt? Sie ist verantwortlich für etwa ein Viertel bis ein Fünftel der Todesfälle in Europa. Die industrielle Ausweitung der Städte und ihre unheilsvolle Kehrseite, die Armut, die Promiskuität, der Alkoholismus, die unhygienischen Zustände, begünstigen ihre Entwicklung und erhöhen die Zahl der Opfer auf schreckliche Weise. Die Krankheit verursacht zwischen 25 % und 40 % der Todesfälle, in Lille z. B., wo etwa 60 % der Arbeiterkinder an Tuberkulose sterben, bevor sie 5 Jahre alt werden. In Preußen beträgt die jährliche Sterblichkeit der Einwohner durch Tuberkulose 3 ‰.

Besonders seit er sicher ist, dass das Milzbrandbakterium der Ursprung des Milzbrandes ist, ist Koch überzeugt, dass ein Mikroorganismus die Ursache der Tuberkulose ist. Er jagt ihn und um ihn aufzustöbern, wird er mit Genialität die Methoden nutzen, die er zuvor entwickelt hat.

Zunächst führt Koch Injektionen von tuberkulösem Material an Meerschweinchen durch, die dasselbe klinische und anatomisch-pathologische Erscheinungsbild zeigen. Danach sucht er nach dem verantwortlichen Bakterium in den Geweben, die mit Tuberkeln infiziert sind. Ein Handgriff folgt dem nächsten, die Proben werden zerkleinert, angefärbt, unter dem Mikroskop

untersucht ... Koch ist auf die neuen Methoden der Anfärbung vorbereitet. »Dank des korrekten Gebrauchs der Färbemittel oder, um es treffender zu sagen, der chemischen Reaktionen, können bisher unsichtbare Objekte plötzlich erkennbar werden und das auf so hervorstechende Art und Weise, dass man daran nicht vorbeigehen kann.[4]«* 1880 hatte er in einem Hautknötchen, das ihm Hansen[5] geschickt hat, erfolgreich den Lepraerreger anfärben können. Seitdem Ehrlich es ihm empfohlen hat, färbt er zuerst mit Methylenblau, danach mit Vesuvin.

Zu seiner großen Überraschung erscheinen die Bakterien blau und in großen Mengen. Schritt für Schritt, von der Beobachtung bis zur Schlussfolgerung, zeigt er die Rolle des Ammoniak auf, der es den Farbstoffen erlaubt, in das Bakterium zu gelangen. Die Form des gänzlich blauen Bakteriums, die sich klar unter dem Okular abzeichnet, kann Koch mit Genauigkeit beschreiben: »Es ist deswegen wohl denkbar, daß eine die Bazillen umkleidende, mit besonderen Eigenschaften ausgerüstete Hülle existiert und daß diese das Eindringen der Farbstoffe unter gleichzeitiger Einwirkung von Alkalien, Anilin und ähnlichen

Stoffen gestattet [...]« »Die durch dieses Verfahren sichtbar gemachten Bakterien zeigen ein in mancher Beziehung eigentümliches Verhalten. Sie haben eine stäbchenförmige Gestalt und gehören also zur Gruppe der Bazillen. Sie sind sehr dünn und ein Viertel bis halb so lang als der Durchmesser eines roten Blutkörperchens beträgt, mitunter können sie auch eine größere Länge, bis zum vollen Durchmesser eines Blutkörperchens[6], erreichen. Sie besitzen in Bezug auf Gestalt und Größe eine auffallende Ähnlichkeit mit den Leprabazillen.[7]«

Zwei Monate später beweist Paul Ehrlich die Säurefestigkeit des Koch'schen Bazillus und seine Färbbarkeit mit Fuchsin, und Koch selbst macht davon auf einem Kongress in Wiesbaden Gebrauch. Dies ist die Technik, die auch heute noch genutzt wird.

Der Bazillus ist in allen tuberkulösen Geweben vorhanden. Koch macht Fortschritte. »Aufgrund meiner zahlreichen Beobachtungen halte ich es für erwiesen, daß bei allen tuberkulösen Affektionen des Menschen und der Tiere konstant die von mir als Tuberkelbazillen bezeichneten und durch charakteristische Eigenschaften von allen anderen Mikroorganismen sich unterscheidende Bakterien vorkommen.«

Es muss allerdings bestätigt werden, dass dieser Mikroorganismus die Ursache der Krankheit ist. Er muss also kultiviert werden! Dann muss die Kultur einem Tier eingeimpft werden. Nun aber macht dieser Bazillus viel Mühe. Nicht nur ist er sehr klein, sondern er ist in der Kultur auch von störrischer Natur. Er ist träge, sein Wachstum außergewöhnlich langsam, er reagiert empfindlich auf Raumluft und wächst nur bei ungefähr 35 °C. Die Gelatine, die sich bei 37 °C verflüssigt, kann nicht als festes Kulturmedium genutzt werden. Weitere Versuche folgen ... und

Koch gelingt es, Kolonien auf einem Medium zu erhalten, das aus geronnenem Blut besteht[8]. Noch ist viel Geduld nötig, schließlich kann er die winzigen Kolonien mithilfe einer Platinimpföse[9] in ein frisches, flüssiges Medium überführen. Die Übertragung dieser reinen Kulturen verursacht nach vier Wochen die Tuberkulose bei dem Meerschweinchen. Endlich kann er verkünden: »[…] daß die in den tuberkulösen Substanzen vorkommenden Bazillen nicht nur Begleiter des tuberkulösen Prozesses, sondern die Ursache desselben sind […].«

So geschieht es, dass am 24. März 1882 die Zuhörerschaft der Physiologischen Gesellschaft Berlin das Privileg hat, von dieser außergewöhnlichen Entdeckung zu hören. An die Versammlung, die stumm vor Bewunderung ist, wird sich Paul Ehrlich erinnern: »Ich muss sagen, dass mir jener Abend stets als mein größtes wissenschaftliches Erlebnis in Erinnerung geblieben ist.« Die Fassungslosigkeit geht in Begeisterung über und in Neugierde. Koch hat auf einem Tisch mehr als 200 histologische Präparate bereitgestellt, angefärbt nach seiner Methode, ebenso wie makroskopische Teile von Miliartuberkulose (disseminiert in allen Organen), die von einem Tier nach der Übertragung reiner Kulturen stammen.

Es scheint erstaunlich, dass er einen so bescheidenen Rahmen gewählt hat, die Gemütlichkeit der kleinen Berliner Physiologischen Gesellschaft, um eine Neuigkeit von solcher Bedeutung zu verkünden. Die berühmte Medizinische Gesellschaft zu Berlin wäre eine viel würdigere Bühne gewesen. Doch hier regiert Rudolph Virchow. Als Befürworter der morphologischen Histologie schätzte er die Bakteriologie nicht sehr hoch ein. Und man erinnert sich, wie er damals die Arbeiten über den Milzbrand verspottete. Jedoch kommt er am Tag nach dem meisterhaften Vortrag Kochs, bei dem er nicht anwesend war, um die Präparate zu begutachten, die an ihrem Platz gelassen wurden. Er geht, ohne ein Wort zu sagen ... aber in seinen späteren Vorträgen über die Tuberkulose gibt er zu, dass Koch »da etwas hatte« mit seinem »sogenannten Bazillus der Tuberkulose«.* Man mag denken, dass er überzeugt ist, es aber nicht zugeben will.

Die Vorführung Kochs wird am 10. April in einer deutschen Zeitschrift veröffentlicht, der *Berliner Klinischen Wochenschrift*. Ihre Übersetzung ins Englische durch Tyndall erscheint in der *London Times* zwölf Tage später. Dann in der *New York Times*, deren Editorial der großen Hoffnung Ausdruck gibt, die diese Entdeckung hervorruft, eine Hoffnung, die in der ganzen Welt geteilt wird: Die Verwendung von Pasteurs Techniken der Abschwächung kann nicht fehlschlagen, die rasche Herstellung eines Impfstoffes gegen die Tuberkulose zu erlauben[10]! Die Begeisterung scheint allgemein, Koch ist berühmt[11].

In seiner Arbeit über den Tuberkelbazillus wird Koch anmerken, dass sein Lehrer Jakob Henle (1809-1885) in seinem klassischen Werk von 1840 *Miasmen und Contagien*, vier Anforderungen formuliert hatte, die es erlauben zu beweisen, dass ein Infektionserreger für eine Infektion verantwortlich war: 1) Ihn aus dem kranken Gewebe isolieren; 2) eine reine Kultur von ihm erhalten; 3) die Krankheit mit dieser reinen Kultur reproduzieren; 4) erneut den Erreger von dieser experimentellen Krankheit isolieren. Da er die Anwendbarkeit dieser Kriterien sowohl in seiner Arbeit über die Tuberkulose als auch über den Milzbrand gezeigt hat, was Henle nicht getan hat, sind diese vier Anforderungen von nun an bekannt unter dem Namen der vier Kochschen Postulate. Diese Namensgebung, auch wenn sie zum Ruhm Kochs beigetragen hat, wird noch diskutiert werden.

Einerseits hat, wie wir sehen werden, Edwin Klebs sie formuliert, ganz wie Henle, Pasteur hat sie angewandt, auch er bei seiner Arbeit über den Milzbrand, und sie wurden angewandt und veröffentlicht *in extenso* durch Loefller, in seiner Arbeit über die Diphterie 1883, bevor Koch sie 1884 klar formuliert[12]!

Am Ende seiner Präsentation betont Koch die große Ähnlichkeit des Tuberkulosebazillus bei Menschen und Rindern und die Notwendigkeit, Vorsichtsmaßnahmen zu ergreifen, um die Ansteckung durch Fleisch oder Milch zu verhindern. Später wird er diese Schlussfolgerung zu Unrecht zurücknehmen, und dies wird ihm einige Probleme bringen.

Koch befindet sich auf dem Weg zum Ruhm. Im Juni 1882 wird er zum persönlichen Berater der kaiserlichen Regierung von Kaiser Wilhelm I. ernannt. Der begehrte Titel ist verbunden mit einer Erhöhung seines Gehalts, seiner Forschungsmittel und der Zahl seiner Assistenten. Als im Mai 1883 die erste Hygieneausstellung in Berlin eröffnet wird, wird er gerühmt, steht im Zentrum des Interesses aller Bakteriologen, die aus der ganzen Welt gekommen sind. In einem Brief an seine Tochter[13] zeigt er seine Begeisterung über das Interesse, dass die gekrönten Häupter ihm entgegengebracht haben:

»Meine liebe Trudy,

Seit längerem wollte ich Dir schreiben, besonders um Dir für die hübschen Blumen zu danken, die Du mir mit Deinem letzten Brief geschickt hast, aber ich war so sehr beschäftigt in diesen letzten zwei Wochen mit der Hygieneausstellung, dass ich ganz einfach nicht die Zeit gefunden habe zu schreiben. [...] Das Wetter bei der Eröffnung der Ausstellung war herrlich, sie war besonders erfolgreich, weil der königliche Prinz selbst bei der

Eröffnung den Vorsitz übernommen hat.* […] Wir haben in unserem Pavillon schon sehr zahlreichen Besuch gehabt, welcher die von uns ausgestellten gefährlichen und ungefährlichen Bakterien, die Photographien und zahlreichen Apparate sehen und erklärt haben wollte. So habe ich schon dem Kronprinzen, der Großherzogin von Baden, dem König und der Königin von Sachsen und verschiedenen anderen fürstlichen Herrschaften Vorträge über Bakterien halten müssen […]«.

Er schließt, indem er schreibt, dass für eine große Zahl von Personen sein Name ein Synonym für die Bakteriologie geworden ist! Er hat die Unsterblichkeit erreicht! Allerdings kann er seinen französischen Rivalen Pasteur nicht vergessen, mit dem der Krieg seit dem Kongress in Genf im August 1882 eröffnet ist.

Der Konflikt

Gerade als er den Tuberkulosebazillus identifiziert hat, der von nun an seinen Namen tragen wird, wird Koch eingeladen, am vierten internationalen Kongress für Hygiene und Demographie teilzunehmen, der vom 5. bis 9. September 1882 in Genf stattfinden soll.

Die Einladung trifft auch bei Pasteur in Arbois ein, wo er wie jedes Jahr im August seine Ferien verbringt, ganz damit beschäftigt, die Renovierungsarbeiten am Haus seiner Familie zu überwachen, die mit seiner Ankunft begonnen haben. Der Verlauf seines Urlaubs ändert sich sofort. Er ist aufgefordert, »eine Rede über die Abschwächung der Viren« zu halten, die Zeit drängt. »Ich werde sie ohne Zweifel bis zum letzten Moment umändern«, schreibt er am 29. August an Bouley, »vor allem da ich, wenn der Charakter der Sitzung dazu geeignet ist, diese Gelegenheit ergreifen werde, über Kochs Kritik zu sprechen, zu der ich mich noch nicht geäußert habe.« Natürlich wird er die Gelegenheit ergreifen, denn, wenn er sich auch nicht dazu geäußert hat, so hat er doch viel darüber nachgedacht. Er schließt sich mit seinen Notizen ein, mit den Erwiderungen, die er über die Monate gehortet hat, und beginnt seine Marathonrede zu verfassen, von der ein großer Teil darin bestehen wird, Kochs Verleugnungen in der Luft zu zerreißen. Und dass ihn die Familie nicht mit dem rituellen Spaziergang um 5 Uhr belästige!

Genf. »Die Züge vom Sonntag und Montag haben 350 bis 400 Gelehrte und berühmte Ärzte auf den Genfer Makadam befördert«, schreibt der Journalist A. Bruno im *Le Voltaire,* der Ausgabe vom 9. September 1882. Angereist aus allen vier Ecken Europas und den Vereinigten Staaten drängen sich die Berühmtheiten zu dem prächtigen Empfang, den ihnen die Stadt bereitet. »Die Genfer sind verzückt oder verblüfft angesichts all dieser Gelehrten im schwarzen Frack oder wie man hier sagt: *als Lakritzstange*. Tatsächlich gibt es unter ihnen keine 50, die nicht mit dekorativem Blech verziert wurden. Was soll man glauben, guter Gott! Noch nie hat Genf so viel auf einmal davon gesehen, von all den Orden aus all den Ländern.« Aber jeder »wartet mit Ungeduld auf die Hauptsitzung am folgenden Tag, bei der Monsieur Pasteur und Doktor Koch sich von Angesicht zu Angesicht begegnen werden. Tatsächlich ist dies die *great attraction* der beiden ersten Tage«.

Pasteur, der mit seiner Frau Marie, René Vallery-Radot, Adrien Loir und Louis Thuillier am Vortag eingetroffen ist, ist im Hotel de Bergues abgestiegen, am Quai de Bergues. Koch hat ebenfalls dieses Hotel gewählt. Übrigens sehen die Pasteurs ihn im Esszimmer. Sie begegnen sich, aber grüßen sie sich auch? Der Morgen des 5. bedeutet für Pasteur »Bad, Haare, Bart, Pediküre und Sightseeing«, dann zieht er sich für die Eröffnung des Kongresses um, die um 14 Uhr stattfindet.

Lassen wir die Feder desselben anwesenden Journalisten uns die Szene beschreiben: »Die Halle der Universität ist vollständig gefüllt. Weit vor 14 Uhr sieht man die geröteten Gesichter derer, die zu schnell zu Mittag gegessen haben, sich jedes Mal blau verfärben, wenn sich eine der Türen öffnet, um einen neuen Zuhörer sich in die Menge schlängeln zu lassen. Monsieur Pasteur wird, als er die Tribüne erklimmt, mit Begeisterung zugejubelt. Unnötig, Ihnen die Gestalt des Gelehrten zu beschreiben. Sein

Thema beherrscht er voll und ganz; er spricht von ihm mit der Ruhe und Klarheit eines Technikers und der Begeisterung eines Künstlers. Es handelt sich um die *Abschwächung der Viren*. Dem Redner in alle wissenschaftlichen Einzelheiten zu folgen, zu sehen, wie er gegen die Geflügelcholera kämpft, den Virus auf diese Hühner überträgt, dann sich für die Schaf- und Rinderrassen interessiert, sie dank seiner Entdeckungen dem tausendfachen Tod entreißt, das wird für die Uneingeweihtesten eine der anziehendsten wissenschaftlichen Exkursionen.«

Der eingängige Vortrag über seine letzten Arbeiten, bestätigt durch die unleugbaren und durchschlagenden Ergebnisse seiner Experimente[1], das ist bereits eine Provokation in Richtung Koch, nach dessen Ansicht jede Veränderung der Bakterien unmöglich ist.

»Man kann nicht daran zweifeln, dass wir eine allgemeine Methode der Abschwächung besitzen [...]. Die allgemeinen Grundlagen wurden gefunden und man sollte sich nicht weigern zu glauben, dass die Zukunft dieser Art der Forschungen reich ist an größten Hoffnungen.« Koch und sein Freund Professor Lichtheim sitzen in der ersten Reihe, dem Redner gegenüber. Koch, Brille mit goldenen Bügeln, hört gleichmütig zu. Die Waffen sind poliert, der Angriff beginnt.

»Aber, so offenkundig die aufgezeigte Wahrheit auch sein mag, hatte sie nicht immer das Privileg, leicht akzeptiert zu werden. Ich habe in Frankreich und im Ausland hartnäckige Widersacher kennengelernt. Erlauben Sie mir unter ihnen jenen zu wählen, dessen persönlicher Verdienst das meiste Recht auf unsere Aufmerksamkeit hat. Ich möchte von Doktor Koch aus Berlin sprechen. Es ist ein Jahr her, dass in Berlin die *Mitteilungen aus dem Kaiserlichen Gesundheitsamte* erschienen sind. Meine Arbeiten wurden dort mit einer seltsamen Heftigkeit von Doktor Koch und seinen Schülern angegriffen. Man findet wahrhaft erstaunliche Dinge in einigen Teilen der Mitteilungen. Man deutet in verschiedenen Passagen an, dass Monsieur Pasteur nicht weiß, wie man Mikroben im Reinzustand kultiviert; dass er nicht wissen kann, ob seine Arbeiten frei von Fehlern sind, weil er es nicht versteht, Mikroorganismen zu erkennen; dass er eine ganze Schule nach sich zieht, »unglaubliche Dinge als Kulturen« zu veröffentlichen ...«

Der Journalist fährt fort: »Monsieur Pasteur nimmt seinen wissenschaftlichen Gegner Doktor Koch ins Visier [...]. Die Stille wird noch tiefer, alle Herzen schlagen.«

Pasteur: »Die Schüler des Doktor Koch haben ihren Lehrer noch übertroffen. Man findet etwa in ihren Ausführungen, dass die einzig sichere Garantie für die Reinheit der Kulturen die unablässige Kontrolle mit dem Mikroskop ist, *was mit den Kulturen Pasteurs unmöglich ist*. Und hier etwas, was noch heftiger ist: Es handelt sich um die Abschwächung der Viren. Es spricht Herr Loeffler: »Wenn nach den Erfahrungen Gaffkys die Kulturen eine ungewisse Aktion gezeigt haben, eine *Abschwächung des Virus*, so existierte immer eine Verfälschung durch sehr gleiche Organismen, mit schnellem Wachstum, aber nicht pathogen.«* Herr Loeffler ist jedoch noch nachsichtiger als sein Lehrer und sein Kollege Herr Gaffky; er erweist mir die Ehre zu sagen, dass er bereit ist zu glauben, dass meine Kulturen rein seien. Aber weiß man, gemäß den Gedanken des Autors, was mich zu Fehlern verleitet hat? Nämlich dass die Verfälschung meiner Kulturen mit der Impfung begann. »Die Luft in einem Labor«, sagt er, »die seit vielen Jahren der bakteriologischen Forschung geweiht ist, ist mit einer immensen Menge an Keimen gefüllt; kann ein Keim sich nicht auf der Impfnadel absetzen, in ein Gefäß eindringen, umso mehr als man regelmäßig die Virulenz der Kulturen prüfen muss?«* Dies also hat mir die Abschwächung des Virus der Geflügelcholera ermöglicht. Das ist nicht alles: Wenn ich glaube, in meinen Händen geimpfte Hühner zu halten, behauptet der Autor, dass ich statt solcher Hühner Hühner genommen haben könnte, die einfach unempfänglich für die Geflügelcholera gewesen sind. Schließlich glaubt der Autor nicht, dass ich so vorgegangen wäre, wie ich es gesagt habe, nämlich in einigen meiner Experimente mit 80 Hühnern, weil ich so zu viel Geld ausgegeben hätte. Es ist wahr, um den Tatbestand der Abschwächung der Virulenz aufzuzeigen, hat mir der Staat erlaubt, nicht zu zählen. Vielleicht teilen einige Personen in dieser Versammlung die Meinungen meiner Gegner. Erlauben Sie mir, Sie einzuladen, das Wort zu ergreifen.«

Koch tritt sichtbar verärgert auf das Podium und erklärt[2]: »Dem Programm des Kongresses habe ich entnommen, dass Herr Pasteur heute über die Abschwächung der Viren sprechen soll, ich habe mich in dieses Sitzung begeben in der Hoffnung, einige neue Fakten über ein Thema zu erfahren, das mich stark interessiert. Ich muss in diesem Moment gestehen, dass ich in meiner Erwartung enttäuscht wurde und dass es in der Rede von Herrn Pasteur heute nichts Neues gab. Ich halte es nicht für nützlich, hier auf die Attacken des Herrn Pasteur zu antworten und dies aus zwei Gründen: Zunächst, weil die umstrittenen Punkte eigentlich nur indirekt den Bereich der Hygiene betreffen, dann, weil ich nicht gut Französisch verstehe und Herr Pasteur nicht genug Deutsch, so können wir keine fruchtbare Diskussion führen. Ich behalte mir vor, Herrn Pasteur in den medizinischen Zeitschriften zu antworten.«*

Diese Ausweichmanöver bestürzt sowohl Pasteur als auch die Öffentlichkeit. Um so mehr, als Koch während Pasteurs Vortrag eine sonderbare Aufgeregtheit gezeigt hat, er stand mit Ungeduld auf, versuchte, den zunächst erstaunten dann verärgerten Redner zu unterbrechen. Die Versammlung beobachtete verblüfft diese Gebärden. Man wird erst 1925 den Grund für dieses Gebaren verstehen, dank eines Zeugen der Sitzung[3]. Als Pasteur mehrmals den *recueil allemand* (Bezeichnung für die Veröffentlichung Kochs in den *Mitteilungen aus dem Kaiserlichen Gesundheitsamte*, Anm. d. Übers.) erwähnt, verstehen Koch und Lichtheim alle beide *orgueil allemand* (deutsche Überheblichkeit, Anm. d. Übers.)! Koch fühlt sich beleidigt und versucht zu protestieren. Lichtheim, der am folgenden Tag zurück in Bern ist, gibt, »ein wenig beschämt, den Bericht ihrer Verwechslung und das Bekenntnis ihres peinlichen und ungeschickten Eingreifens vom Vortag«* zu.

Die Unkenntnis ihrer jeweiligen Sprachen, wie sie Koch betont hat, erleichtert nicht »eine fruchtbare Diskussion« und besonders nicht »höfliche Diskussionen« wie es Pasteur wünschte. Und verstärkt ihre Opposition.

Wenn er auch jede Diskussion ablehnt, so ist sich Koch ohne Zweifel bewusst, dass er seinem Gegner nicht überlegen ist, einem abgehärteten Debattierer, der bereits viele Kämpfe gegen Widersacher gefochten hat. Pasteur ist ein außergewöhnlicher Redner, der wiederholt seine Fähigkeit bewiesen hat, seine Gegner zu vernichten, besonders an der Académie des sciences, unterstützt vom lebhaften Applaus der Zuhörerschaft. Koch hingegen hat Schwierigkeiten, sich in der Öffentlichkeit auszudrücken. Er spricht zögerlich und manchmal etwas wirr. Er zieht es vor, sich schriftlich zu äußern.

In der Veröffentlichung, die Pasteur vom Text seiner Rede in Genf schreibt, findet man eine »zusätzliche Bemerkung« von sieben Seiten, auf denen er detailliert die Kritik Kochs und seiner Schüler über seine Arbeiten zur Abschwächung der Viren und der Impfung, der Sepsis und der Rolle der Regenwürmer entkräftet. Und er schließt mit der Zusammenfassung: »Alles in allem bleibt nicht einer der Kritikpunkte des *recueil allemand*, der die Arbeiten Doktor Kochs und seiner Schüler beinhaltet, bestehen. Diese Kritik hat nichts bewirkt als eine Menge an Fehlern und Unerfahrenheit ihrer Autoren ans Licht zu bringen.«

Enttäuscht von Kochs Ausweichmanöver auf dem Kongress ist Pasteur trotzdem glücklich, denn er denkt, dass er seinen Gegner geschlagen hat. An seinen treuen Mitarbeiter Roux schreibt er am 8. September 1882: »Ich spreche mit Ihnen nicht von Genf. Thuillier wird Sie unterrichten. Alles ist gut abgelaufen. Koch wurde sehr lächerlich gemacht und ziemlich verhöhnt.«

Und an seinen Sohn am 17. September: »Liest Du *Le Temps*? ... Kürzlich erschien dort, ich glaube am 13. oder eher am 14. ein Artikel [...] über den Genfer Kongress, der recht gut den Charakter der Sitzung wiedergibt, in der ich gesprochen und Doktor Koch geantwortet habe, der anwesend war, aber er ist ausgewichen, als er seine früheren Kritikpunkte hätte verteidigen sollen. Alle Ehren waren für Frankreich. Das war es, was ich erhoffte.«

Die Auseinandersetzung in Genf wird vor Ort publik gemacht vom *Berliner Tageblatt* am 12. September. Koch sieht sich zu einer Entgegnung gezwungen. Drei Monate vergehen, bevor eine kleine Broschüre erscheint mit dem Titel: *Über die Milzbrand-*

impfung. Eine Entgegnung auf den von Pasteur in Genf gehaltenen Vortrag. Von Dr. R. Koch, Geh. Regierungsrat[4]. Es ist Dynamit. Die Heftigkeit der Angriffe erreicht ihren Höhepunkt: »Als Mitglied des Kongresses unterließ ich es selbstverständlich nicht, diese Sitzung zu besuchen, weil ich bestimmt erwartete, wissenschaftlich verwertbare Angaben über das von Pasteur befolgte Verfahren zur Abschwächung der Milzbrandbazillen […] zu erfahren, […] Aber nichts von diesem bekam der Kongreß zu hören, sondern nur bekannte Dinge von der Hühnercholera, von der nouvelle maladie de la rage und in bezug auf die Milzbrand-Präventivimpfungen nur die an sich ganz wertlose Angabe, daß bis jetzt so und soviel Tausende von Tieren geimpft seien. […] Alles dies diente offenbar auch nur als Unterlage für eine gegen mich gerichtete Polemik […]. Pasteur hat indessen nicht allein durch die Mangelhaftigkeit seiner Methoden, sondern auch durch die Art und Weise, wie er seine Untersuchungen publiziert, die Kritik herausgefordert. […], sondern [Pasteur] sich in allgemeinen Phrasen ergeht, welche an der Sache natürlich nichts ändern. In der Wissenschaft entscheiden bekanntlich die Tatsachen, aber nicht schöne und wohlgesetzte Reden.« Er setzt die persönlichen Angriffe wie Banderillas: »Pasteur ist eben kein Arzt und man kann von ihm nicht verlangen, daß er pathologische Prozesse und Krankheitssymptome richtig beurteilt. […] Pasteur befolgt also die Taktik, von seinem Experiment nur soviel mitzuteilen, als es zu seinen Gunsten spricht, das aber, was ihm ungünstig ist, selbst wenn darin das Entscheidende des Experimentes liegt, zu verschweigen.« Er schließt hart: »Wenn also auf dem Kongreß zu Genf Pasteur als ein zweiter Jenner gefeiert wurde, so geschah dies wohl etwas verfrüht, und man hatte außerdem offenbar im Drange der Begeisterung vergessen, daß Jenners segensreiche Entdeckung nicht Schafen, sondern Menschen zugute gekommen ist.« In dieser Broschüre lobt Koch allerdings den Beweis Pasteurs, dass ein pathogener Keim seine Virulenz verlieren kann und dies auf die nächste Keimgeneration überträgt, ohne dass dies sich in einer feststellbaren Veränderung seiner charakteristischen Morphologie äußert.

Der Ton ist aufschlussreich. Koch ist verärgert, dass auch auf diesem Kongress in Genf Pasteur alles Lob, allen Beifall erhalten hat und er, Robert Koch, der gezeigt hat, dass *Bacillus anthracis* der ätiologische Erreger des Milzbrand ist, der den verantwortlichen Bazillus für die Tuberkulose entdeckt hat, dass ihm nicht auf die gleiche Weise zugejubelt wurde. Der Schatten Pasteurs ist riesig, unerträglich.

Die Heftigkeit der Worte macht Pasteur wütend: »Ich werde sagen, was ich davon halte.« Er wird diesem jungen Arroganten eine Lektion erteilen, und man kennt den Stil des Lehrers in dieser Übung[5]. Er antwortet stehenden Fußes am Weihnachtstag 1882, in einem offenen Brief, der am folgenden 20. Januar in *La Revue scientifique* erscheint[6]. Direkt der Anklagepunkt: »Ich habe, sagen Sie, auf dem Genfer Kongress keine wissenschaftliche Neuerung geleistet. Wirklich, mein Herr! Eine allgemeine Methode der Abschwächung von Viren durch eine einfache Aussetzung dem Sauerstoff der Luft, die Kenntnis neuer Mikroben, die Forschung nach den Bedingungen ihrer Abschwächung, variabel gemäß ihrer jeweiligen Beschaffenheit, all dies hat nichts, was Ihnen neu erscheint!« Dann folgt die brennende Frage nach der Urheberschaft der Entdeckung der Ätiologie des Milzbrandes.

Nachdem er einen Auszug seines Artikels vom 30. April 1877 zitiert hat, in dem er die Arbeit Kochs über die Sporen in »seiner bemerkenswerten Abhandlung« anerkennt: »Sie sehen, mein Herr, dass ich als einer der Ersten den Verdienst Ihrer Arbeit über die Sporen des *Bacillus anthracis* erkannt habe und die Nützlichkeit des Wissens über diese Sporen für die Ätiologie des Milzbrands. Allerdings, wenn Sie im ersten Band meiner *Études sur les maladies du ver à soie* nachlesen möchten, werden Sie auf den Seiten 168, 228 und 256 sehen, dass der Vorrang der Entdeckung der Bildung von Sporen in einem pathogenen Bazillus mir zusteht, dass ich diesen Bazillus beschrieben und gezeichnet habe, dass ich auf die Bildung von Sporen hingewiesen habe, ebenso auf die Auflösung des Materials um die Fäden, und dass ich schließlich gezeigt habe, dass sich diese Sporen oder Zysten mehrere Jahre nach ihrer Bildung regenerieren können.«

»Warum, mein Herr, haben Sie all das vor den Lesern Ihrer ersten Abhandlung verschwiegen? Sagen Sie, dass Sie die Existenz meines Werkes über die Krankheit der Seidenraupen nicht kennen, das 1869–1870 erschienen ist? Ihre Behauptung wäre ohne Bedeutung; denn im Falle der Wissenschaft schützt Unkenntnis nicht vor Entdeckung, aber seit 1877, welche Möglichkeiten hatten Sie da nicht, um auf diese Tatsachen zurückzukommen! Sie haben sich widersetzt, um kaum davon zu sprechen und um nicht anerkennen zu müssen, dass Ihre Studie über den Milzbrandbazillus, trotz ihres eigenen Verdienstes, als eine neue Anwendung früherer Prinzipien angesehen werden muss, die ich bereits aufgestellt habe.«

Um »die Unverschämtheit des Irrtums« zu durchkreuzen, folgt über 20 Seiten ein langer Rückblick auf seine Arbeiten, der erinnert: »Seit längst vergangenen Zeiten haben sich alle Menschen, und besonders jene, die sich dem Praktizieren der Medizin gewidmet haben, zwei Naturphänomenen von großer

Bedeutung genähert: der Krankheit oder dem Fieber und der Gärung.« Nun ist er es, Pasteur, der bewiesen hat, dass die Gärungen durch Mikroorganismen verursacht werden. Und er erinnert an seine Auseinandersetzung mit Liebig, einem anderen Deutschen, mit dem er aneinandergeraten war. Dann, mit einer Art Jubel: »Erlauben sie mir, mein Herr, eine kurze Abschweifung. Wenn ich mich zurückversetze, wie ich es gerade tue, in die Studien, die mich von 1856 bis 1876 beschäftigt haben – ein langer Lebensabschnitt, während welchem sie noch nicht für die Wissenschaft geboren waren, denn Ihre erste Arbeit datiert 1876, und wo meine einzige Beschäftigung es war, Mikroben im Zustand der Reinheit zu isolieren und überleben zu lassen – ist es nicht wahrlich amüsant, dass Sie die Oberflächlichkeit haben, mich zu beschuldigen, nicht zu wissen, wie man reine Kulturen erstellt!« Und er erinnert an die Rolle, die er gespielt hat, als er Davaine und Lister inspirierte.

Schließlich befasst sich Pasteur mit dem Beweis, dass die Widersprüche gegen die Keimtheorie angewandt auf die infektiösen Krankheiten auch nach den Arbeiten Kochs fortbestehen. Er zitiert eine Mitteilung des berühmten Physiologen Paul Bert, vom 13. Januar 1877, gemäß derer es möglich ist, den Milzbrand mit Blut zu übertragen, in dem alle Bakterien durch eine Behandlung mit komprimiertem Sauerstoff zerstört wurden. Und Paul Bert folgert: »Die Bakterien sind also weder die Ursache noch das notwendige Ergebnis der Milzbrandkrankheit.« Pasteur wiederum folgert daraus, dass die Wissenschaftsgemeinschaft von der Arbeit Kochs nicht überzeugt war, die gerade erschienen ist, und erklärt: »Hier geschah es, dass ich entschied, voll und ganz in die Erforschung dieser Milzbrandkrankheit einzutauchen, die, durch die vielen Forschungen, für die sie Anlass gegeben hat, ein Brennpunkt in allen Diskussionen war.«

Durch diese herbe Kritik bekräftigt Pasteur also erneut, dass er einerseits durch seine Arbeiten über die Gärung der Gründer der Keimtheorie ist, einschließlich ihrer Anwendung auf die Infektionskrankheiten, und, andererseits, dass die Arbeiten Kochs über die Ätiologie des Milzbrands nicht überzeugend sind. Daher lastet auf ihm die Notwendigkeit, endgültige Argumente zu diesem Thema beizutragen. Der Schluss ist ein wenig gemäßigter, bleibt aber entschieden: »Alles in allem, mein Herr, wenn man die Ungenauigkeit beiseite lässt, die sich in Ihren Zitaten und Urteilen zeigt, bin ich der Ansicht, dass eine einzige Sache aus Ihrer Broschüre zu berücksichtigen ist: Nämlich, dass Sie gezwungen sind, die Entdeckung der Abschwächung der Viren zu feiern, nachdem Sie sie verkannt haben. [...] Bis heute sind die ersten Ergebnisse, die sie im ersten Jahr der Anwendung erlangt haben, recht beachtlich, wodurch Kritik und Widerspruch nicht das Fortschreiten ihrer Entwicklung aufhalten können. So heftig, wie Ihre Angriffe auch sind, mein Herr, sie vereiteln nicht ihren Erfolg. Ich erwarte ebenfalls mit Zuversicht die Auswirkungen, die diese Methode der Abschwächung der Viren in Reserve hält, um der Menschheit in ihrem Kampf gegen die Krankheiten, die sie bedrängen, zu helfen.« Eine Erklärung, die Pasteur für endgültig hält.

Hier zeigt sich, dass sich seit Ende 1882 und Anfang 1883 zwischen den beiden Gelehrten ein scharfer Widerstreit entwickelt hat. Wenn man die nationalistischen Aspekte dieser Feindschaft beiseite lässt, findet sich die klassischen Elemente eines Kampfes zwischen zwei Egos, wobei jedes den anderen beschuldigt, nicht die Bedeutung des eigenen Beitrags anzuerkennen. Pasteur nimmt Koch übel, dass er nicht anerkennt, dass es Pasteur war, der als Erster die Bakteriensporen beschrieben hat. Koch nimmt es Pasteur übel, dass er auf dem Kongress in London nicht den Beweis zitiert hat, dass er die Rolle des *Bacillus anthracis* in der Ätiologie des Milzbrandes beschrieben hat. Koch, der die festen Kulturmedien entwickelt hat, die allein fähig sind, sicher reine Kulturen zu erlangen, beschuldigt Pasteur, unfähig zu sein, solche Kulturen zu erhalten, eine Anschuldigung, die für jenen nur schwer zu akzeptieren ist, der seit 1857, als Koch erst 14 Jahre alt war, die erste reine Kultur eines Mikroorganismus erhalten hat, etc.

Fünf Jahre lang scheinen sich die beiden Männer nun hinter einem *Status quo* zu verschanzen, bis der Konflikt erneut ausbricht. Der Funke ist ein Brief Pasteurs vom 29. Mai 1887, gerichtet an die Kaiserlich-Königliche Gesellschaft der Ärzte zu Wien, in dem er falsch und naiv behauptet, dass »die lange zurückliegende Kritik der Schule zu Berlin seit langem durch die Fakten widerlegt ist und dass diese Schule ihre Meinung geändert hat«. Koch erwacht und schickt im August 1887 ein scharfes Dementi an die *Semaine médicale*. Er hatte sich Jahre davor über den praktischen Wert der Milzbrandimpfung geäußert: ein ungenügender Schutz gegen die Infektion, ein sehr kurzer Effekt, also eine anfechtbare Nützlichkeit, wie es die Statistiken sind, die Pasteur veröffentlicht hat: »Wer könnte die Exaktheit der Zahlen garantieren? Wie und von wem wurden die Elemente dieser Berechnung zusammengetragen? Das fragt sich jeder, der sich mit medizinischer Statistik beschäftigt und weiß, wie man es macht[7].«*

Pasteur antwortet in der Augustausgabe 1887 in der *Semaine médicale*: »Es folgt aus dem, was voranging, dass Herr Koch nur eines verlangt, um an die Wirksamkeit der Milzbrandimpfung zu glauben. Das ist die Garantie der Exaktheit der Zahlen, die er mahnt. Also gut! Das ist auch kein Problem. Der Kongress, der in

Wien im kommenden Monat beginnen wird, wird eine ausgezeichnete Gelegenheit sein, um uns Gehör zu verschaffen. Alle Berichte der Tierärzte werden Herrn Koch zur Verfügung gestellt werden und Personen, die wünschen, davon Kenntnis zu nehmen, auch die allgemeine Methode der vorbeugenden Übertragung kann diskutiert werden.« Pasteur wird sich nicht selbst nach Österreich begeben. Er schreibt am 9. August 1887 an Doktor Grancher: »Chamberland [...] fährt zum Kongress nach Wien und [...] wird sich im Angesicht der Deutschen und ihres Hasses wiederfinden.«

Während sie in wechselseitigen Artikeln Liebenswürdigkeiten über den Milzbrand austauschen, verfolgen die beiden Gegner Arbeiten zu anderen Themen. Koch feilt an seiner Beschreibung des Tuberkelbazillus und Pasteur ist seit Anfang 1881 in der Forschung über die Tollwut engagiert und der Erforschung eines Impfstoffes gegen diese schreckliche Krankheit. Trotzdem werden der eine wie der andere im Juni 1883 zeitweilig ihre Arbeiten unterbrechen: Die Cholera erreicht Ägypten. Die Rivalität zwischen den beiden Gelehrten bekommt eine neue Gelegenheit, sich zu äußern.

Gestorben für die Wissenschaft

»In Ägypten ist die Cholera ausgebrochen«, verkündet Pasteur am 11. Juli 1883 dem Beirat für Hygienewesen. Dies gleicht einer Kriegserklärung, zu der nur eine einzige Antwort passt: die Generalmobilmachung. »Alle Nationen des Kontinents beschäftigen sich mit Maßnahmen, die gegen die Ankunft der Plage und ihre Verbreitung zu ergreifen sind.« Mehrere nationale Delegationen werden eiligst entsandt. So werden sich Pasteurs Franzosen und die Deutschen unter der Führung von Koch auf ägyptischem Boden begegnen. Eine siegreiche Expedition für die Deutschen, mit tragischem Ende für die Franzosen.

Im Gegensatz zur Pest, einer anderen Plage, mit der sie gemeinhin in einem düsteren Dilemma verbunden ist, hat die Cholera ihre indische Heimat erst zu Beginn des 19. Jahrhunderts verlassen, um sich in Europa auszubreiten, wo sie bis dahin nur durch Erzählungen von Reisenden bekannt war. Ihre Verbreitung hängt im Wesentlichen von der menschlichen Fortbewegung ab: Jede Bewegung zahlreicher Individuen ist ihr förderlich: Handel, Truppenbewegen aufgrund von Kriegen, koloniale Eroberungen, Pilgerzüge ... Und ihr Tempo wird immer schneller, sie gibt den langsamen Schritt der Karawanen auf, geht weiter und weiter im Rhythmus des Anstiegs der Geschwindigkeit, dem Fortschritt der Fortbewegungsmittel. Ihre Ausdehnung nach Westen, die in mehreren Wellen erfolgt, ist von einer Besonderheit gekennzeichnet: Sie überrascht mit blitzartigen Epidemien.

1817–1823 tritt die erste Pandemie auf, größtenteils begünstigt durch das Eindringen der Engländer mit Militär und Handel in Indien und dem Mittleren Osten. Sie verlöscht an den Ufern des Kaspischen Meeres, an den Grenzen des Russischen Reiches. Die zweite Pandemie wird bald folgen, von 1826–1837. Paris zahlt 1832 einen schweren Tribut: Von 945 698 Einwohnern (damals die Gesamtbevölkerung von Paris) finden 18 402 Personen den Tod, das sind 23 ‰ Todesfälle. Mehr als 100 000 Menschen sterben in Frankreich. Die Fortentwicklung der Eisenbahn und der Dampfschifffahrt beschleunigen die Ausbreitung der dritten (1841–1859) und vierten Pandemie (1863–1875). Der Krimkrieg (1853–1856) und der Durchstich des Suezkanals (1859–1869) tragen ebenfalls zur Verbreitung bei.

Die Cholerakranken, ob sie asiatisch oder europäisch sind, zeigen auch mit einigen Jahrhunderten Abstand die gleichen schrecklichen Symptome: extremer Durchfall und starkes Erbrechen, die eine Dehydrierung nach sich ziehen und einen großen Durst, Schwäche, dann Verschwinden des Pulses, Abkühlung der Extremitäten, Krämpfe. Die blau-grüne Verfärbung der Haut trägt zum Entsetzen bei. Die äußerst schnelle Entwicklung, die einen Erwachsenen innerhalb von Stunden hinwegraffen kann, verursacht bei der Bevölkerung sowohl Ungläubigkeit als auch Panik.

Der plötzliche Ausbruch der ersten Pandemie überrascht Ärzte und öffentliche Behörden völlig. Es herrscht Verwirrung über die Herkunft und die Ursachen der Epidemie. Manch einer wie François Magendie (1783–1855) glaubt nicht an eine Ansteckungsgefahr durch die Cholera, François Broussais (1772–1838) sieht in ihr eine einfache »Entzündung«. Die vorgeschlagenen Behandlungen bergen mehr Risiken als Wohltaten, wenn sie sich nicht als ganz und gar schädlich erweisen, weil sie die Dehydrierung verstärken.

1832 beobachten jedoch der Apotheker Limousin-Lamothe in Albi und der Arzt Robert in Marseille unter ihren Mikroskopen Animalcules (kleine Tiere, Anm. d. Übers.), bewegliche Formen, im Stuhl von Choleraerkrankten und im Trinkwasser. 1848 sieht Virchow im Stuhl von Choleraerkrankten zahlreiche Vibrionen, aber er zieht daraus keine Schlussfolgerungen. Es ist Filippo Pacini, dem 1854–1855 die erste zuverlässige Beschreibung der Keime gebührt und der ihre ätiologische Rolle 1879 in unmissverständlicher Weise bestätigt. Jedoch bleiben seine Schlussfolgerungen unbemerkt und werden jahrelang nicht beachtet – ganz im Gegensatz zu der Theorie über die Miasmen, die zu dieser Zeit in Italien vorherrscht.

Die Bedeutung des Wassers bei der Übertragung, die seit den 1830er-Jahren vermutet wird, wurde von dem englischen Arzt John Snowes anlässlich der Choleraepidemie, die in London 1854 herrschte, sehr vertreten. Verblüfft über die hohe Sterblichkeit, die im Stadtviertel Soho herrschte, studierte dieser einen detaillierten Plan des Stadtteils. Er stellte fest, dass sich alle betroffenen Familien mit Wasser von derselben öffentlichen Quelle in der Broad Street versorgten. Er ließ den Griff der Pumpe entfernen und die Epidemie verringerte sich auf spektakuläre Weise in nur wenigen Tagen.

Jedoch blieb diese Hypothese von einer Übertragung durch Wasser zu dieser Zeit sehr umstritten; umso mehr, als der mikrobielle Ursprung der Krankheit noch nicht bewiesen war.

Während der Choleraepidemie 1865, die von Marseille ausging und im Oktober für 200 Tote in Paris verantwortlich war, hatten Pasteur, Claude Bernard und Saint-Claire Deville ein kompliziertes Gerät zur Untersuchung der Luft in den Krankensälen der Cholerakranken im Krankenhaus Lariboisière entwickelt, dessen Ziel es war, die Keime der Krankheit auszumachen. Ihr Versuch scheiterte. Die Luft transportierte keine Keime.

Mitte Juni 1883 erreicht die Cholera Damiette, sie bricht während des großen jährlichen Jahrmarktes aus. Man nimmt an, dass die Rückkehr der Pilger aus Mekka daran nicht unbeteiligt ist. Vor Ort erschwert die Reaktion der Engländer, die die Bedrohung herunterspielen, die Einrichtung von sofortigen sanitären Maßnahmen ebenso wie die Quarantäne. Eine verantwortungslose und schuldhafte Haltung, denn bald ist das ganze Delta infiziert. Am 14. Juli erreicht die Krankheit Kairo, bis zum 22. tötet sie 500 Menschen täglich. Alexandria ist bedroht.

Am 11. Juli hört man alarmierende Nachrichten aus Damiette, Pasteur notiert[1], dass »seit der letzten Choleraepidemie die Wissenschaft einige Fortschritte gemacht hat bezüglich der Ätiologie einiger übertragbarer Krankheiten. Sollte man nicht die Anwendung der neuen Gesichtspunkte auf die Cholera erproben, die diese Studien nahelegen«. Der Beirat für Hygienewesen stimmt der Idee rasch zu und beauftragt Pasteur, eine Delegation zu entsenden, die sofort Gruppen junger Forscher versammelt, die sehr versiert in der Erforschung von Mikroben und in der Studie ansteckender Krankheiten sind, bei denen man »auf [das] Wissen und [die] Hingabe zählen kann«. Er schlägt Roux und Thuillier vor, die mit seinem Labor verbunden sind, und Doktor Straus, Krankenhausarzt und Dozent an der medizinischen Fakultät, sowie Nocard, Professor für Pathologie an der École d'Alfort. Pasteur fährt fort in seiner Notiz: »Das, was es jetzt braucht, um auf die Anliegen der Wissenschaft zu antworten, ist, sich über den Hauptgrund der Plage kundig zu machen. Nun verlangt unser aktueller Kenntnisstand, unsere ganze Aufmerksamkeit auf die mögliche Existenz eines unvorstellbar Kleinen im Blut oder in diesem oder jenen Organ zu lenken, dessen Natur und Eigenschaften wahrhaft alle Eigenarten der Cholera, ebenso die Krankheitssymptome, die sie hervorruft, und die Art ihrer Ausbreitung erklären. Der Nachweis der Existenz dieser Mikrobe wird bald ganz die Frage nach den anstehenden Maßnahmen dominieren, um das Übel auf seinem Vormarsch aufzuhalten und wird vielleicht neue therapeutische Mittel nahelegen.« Hier ist der fertige Forschungsauftrag.

Eine Sorge beherrscht Pasteurs Gedanken: Seine »Missionare« vor aller Ansteckung zu schützen. Sie werden also, ausgestattet mit einem Leitfaden, der sie vor allen Risiken schützen soll, aufbrechen: Eine sorgfältige Liste mit neun Hygiene-Vorsichtsmaßnahmen, die peinlich genau befolgt werden müssen[2].

Ist alles bereit? Bis auf ein Detail: Es mangelt an Geld, obwohl der Minister eine Kreditvorlage von 50 000 Francs vorgeschlagen hat … die lässt auf sich warten lässt. Am 31. Juli teilt Pasteur dem Ministerium seine Besorgnis mit, in die sich ein patriotisches Empfinden mischt: »Ich habe sie [die Missionare] wissen lassen, dass sie sich bereithalten müssen, Paris so rasch wie möglich zu verlassen. Denn es gibt Handlungsbedarf; ausländische Kommissionen sind bereits auf dem Weg … es gibt ein Interesse und eine französische Ehre, dass die Mission nicht erst eintrifft, wenn alles beendet sein wird.« Der Kredit wird schließlich vom Parlament gewährt. Dieses Mal scheint alles geregelt. Aber geheime administrative Abläufe verzögern die Abreise.

Und zudem die düsteren Machenschaften der Ärzte hinter den Kulissen des Ministeriums, die Nocard erfolgreich zur Seite drängen, um ihn durch einen Arzt im Außendienst zu ersetzen, Monsieur Mahé ... Das Forschungsprogramm kann nicht auf die Sachkenntnis des Tierarztes Nocard verzichten, auf den Pasteur »großen Wert legt«. Pasteur, erbost über diese Entscheidung, drängt den Handelsminister, seine Argumente zu überdenken. Und er weiß zu überzeugen. Die Abreise von Paris findet schließlich am 7. August statt und von Marseille am 9. Am 13. August schreibt Pasteur in Arbois an seinen Freund Marcou: »Du hast gelesen, dass auf meinen Vorschlag die Regierung vier Personen gesandt hat. [...] die anderen Nationen haben sofort unser Beispiel nachgeahmt und ich hoffe, dass man durch diesen ersten Schwung später über vergleichbare Expeditionen für die Pest nachdenken wird, und das Gelbfieber und für die tierischen Pestarten[3].« Die Pasteursche Delegation richtet sich am 15. August in Alexandria ein. Dorthin, wo die Sterblichkeit nicht die erschreckenden Zahlen Kairos erreicht hat, aber dennoch 40 bis 50 Tote pro Tag zählt. Die französische Delegation macht sich ans Werk in der Abteilung von Doktor Ardouin, Chefarzt am europäischen Krankenhaus, wo sie Autopsien unter den besten Bedingungen vornehmen können.

Während auf Pasteur die Initiative entfällt, die französische Expedition in Ägypten zu organisieren, beauftragt die Regierung in Deutschland Koch, sich dorthin zu begeben. Das deutsche Team, zusammengesetzt aus Koch, seinen Assistenten Gaffky und Fischer sowie Treskow, Chemiker am Kaiserlichen Gesundheitsamt, bereitet die Expedition bis ins kleinste Detail vor. Die Liste an mitzunehmendem Material wird mit einer bemerkenswerten Genauigkeit erstellt. Das Team verlässt Berlin am 16. August, und erreicht Alexandria am 24.

Das Ziel stimmt überein, doch sucht jeder auf seiner Seite. Während sich die Pasteurianer im europäischen Krankenhaus befinden, begibt sich Koch ins griechische Krankenhaus, wohin die meisten Cholerakranken gebracht werden.

Neben den Hygieneempfehlungen hat Roux, der die französische Mission leitet, alle Anleitungen für das Forschungsprogramm in der Tasche. Nichts wurde dem Zufall überlassen, nicht einmal die Wahl ihrer Unterkunft und des Kochs. Die Notiz Pasteurs[4] endet mit einem interessanten *notabene*: »Ich wünsche sehr, dass jeder der Herren Straus, Nocard, Roux und Thuillier während ihrer Reise nach Ägypten oder während ihres Aufenthalts sehr aufmerksam meine beiden Bände über die Krankheit der Seidenraupen liest. Die Cholera muss große Ähnlichkeiten mit der Fleckenkrankheit und der Schlaffsucht haben.« Pasteur hat nicht unrecht, was die Schlaffsucht betrifft, denn wie das Wesen der Cholera zeigen wird, ist sie eine Krankheit, die fäkal-oral übertragen wird.

Die Missionare befolgen wortwörtlich die Anweisungen des Lehrers, sie suchen den pathogenen Organismus im Blut und im Stuhlgang, sie kultivieren, sie beimpfen verschiedene Tierarten, um die Krankheit zu reproduzieren ... Pasteur folgt den Ergebnissen der Beobachtungen in Alexandria von Arbois aus, wo er seinem Sommerquartier seit Ende Juli treu ist. Ein Telegramm von Straus erfüllt ihn mit Freude: Sie glauben, im Blut der Cholerakranken eine anaerobe Mikrobe zu sehen. Das folgende Telegramm zerstört seine Hoffnungen. Sie haben die Cholera mit der Kultur der Mikrobe nicht auf Tiere übertragen können. Sie haben 24 Leichen studiert, umsonst, der Krankheitserreger entzieht sich. Und plötzlich stoppt die Epidemie. Sie bleiben noch, um sich zu versichern, dass die Epidemie nicht wieder ausbricht.,

Die Rinderpest bietet ihnen ein Studienobjekt, während sie auf ihre Rückkehr nach Frankreich warten.

Plötzlich, am 19. September, die Fassungslosigkeit! Obwohl die Epidemie gerade verschwindet, stirbt Louis Thuillier an der Cholera. Er ist 26 Jahre alt. Ein Telegramm von Roux teilt Pasteur die Nachricht mit, der völlig gebrochen ist: »Die Wissenschaft verliert in Thuillier einen ihrer tapfersten Vertreter mit einer großen Zukunft. Ich verliere einen geliebten und treuen Schüler, mein Labor eine seiner Hauptstützen.« Roux erzählt ihm wenige Tage später den Verlauf des Dramas[5]: »Der Telegraph hat Sie von dem schrecklichen Unglück unterrichtet, das wie ein Blitz über uns gekommen ist. Thuillier und Nocard waren am Freitag den 14. nach Tantah gegangen, um bei einer Autopsie von Rinderpest zu assistieren; sie kamen am Samstag zurück, am Sonntag den 17. sind sie zum Tierlazarett gegangen, zur Schlachtbank, um Rinderblut zu erhalten. Thuillier hatte am Vormittag Stuhlgang, er war den ganzen Tag froh gestimmt und nahm ein Bad im Meer, und am Abend haben wir eine Spazierfahrt mit dem Wagen unternommen. Zum Abendessen aß er mit gutem Appetit und ging gegen 10:30 Uhr zu Bett. Er schlief rasch ein. Um 3 Uhr morgens ging er zum Kleiderschrank, er fühlte sich sehr schlecht und betrat das Schlafzimmer mit dem Ruf: »Roux, ich fühle mich sehr schlecht«, und fiel zu Boden. Straus und ich, wir trugen ihn in sein Bett; er hatte ein bleiches und mit Schweiß bedecktes Gesicht, kalte Hände wie ein Mensch, der eine Synkope hat. Zunächst haben wir an eine Magenverstimmung geglaubt. Er erholte sich rasch, nahm ein paar Opiumtropfen und schlief ein.

Ich hatte mich in seinem Zimmer auf dem Sofa eingerichtet. Um 5 Uhr hatte er einen heftigen Durchfall. Ich brachte ihn wieder ins Bett; er erbrach sein Abendessen vom Vorabend, wie er es zu sich genommen hatte. Danach schlief er erleichtert erneut ein, nachdem er wieder Opiumtropfen genommen hatte. Um 7 Uhr schien es mir, dass es ihm schlechter ginge, er klagte über Kälte. Ein erneuter Stuhlgang trat plötzlich auf. Straus und ich benötigten Unterstützung, so bedrohlich war der Anfall. Von diesem Moment an überstürzte sich alles. Die stärkste Medikation wurde vergeblich gegeben, um 8 Uhr kann man ihn als tot ansehen. Muskelkrämpfe in den Beinen, den Oberschenkeln, im Zwerchfell, Veränderungen im Gesicht, unkontrollierter Stuhlgang, nichts fehlte am Bild der entsetzlichsten Cholera.

Ab 7 Uhr hatten wir begonnen, ihn abzureiben. Alle französischen und italienischen Ärzte waren da. Eisgekühlter Champagner wurde großzügig ausgeteilt, Ätherinjektionen gegeben. Alles, alles ist aufgewandt worden mit der Inbrunst und dem Glauben jener, die zu allem bereit sind, um den Tod abzuweisen. Die Atmung ging schwer; aber dank der Einreibungen fiel die Temperatur nicht weiter[6]. Gegen Mittag ein wenig Besserung, man fühlte den Puls am Unterarm. Um 14 Uhr wurde die Atmung schwerer, der Stuhlgang war immer noch unkontrolliert, der Puls nicht mehr fühlbar. Die Atmung und der Kreislauf wurden nur noch durch die Ätherinjektionen und den Champagner aufrecht erhalten: Die Züge waren verzerrt, aber der Ausdruck war nicht sehr wie bei Cholerakranken.

Dank alldem, was wir mit Kraft und Tatkraft getan hatten, konnten wir den Todeskampf bis Mittwochmorgen den 19. um 7 Uhr ziehen. Die Asphyxie, die seit 24 Stunden andauerte, war stärker als unsere Bemühungen.

Durch das, was Sie empfinden, werden Sie unseren Schmerz beurteilen.

Die französische Kolonie, das medizinische Korps waren niedergeschmettert. Die ruhmreichsten Bekundungen wurden unserem armen Thuillier gemacht.

Er wurde am Mittwochabend 4 Uhr beerdigt, mitten unter den schönsten und stattlichsten Bekundungen, die Alexandria seit Langem gesehen hat.

Eine wertvolle und ergreifende Ehrerbietung unter allen wurde durch die deutsche Mission gegeben, mit einer Vornehmheit und einer Schlichtheit, die uns alle bewegt hat.

Herr Koch und seine Mitarbeiter sind sogleich gekommen, als die Neuigkeit sich in der Stadt ausgebreitet hat. Sie haben die schönsten Worte für die Erinnerung an unseren lieben Verstorbenen gefunden. Im Moment der Aufhebung des Leichnams, haben diese Herren zwei Kränze gebracht, die sie selbst auf den Sarg genagelt haben. »Sie sind bescheiden, hat Herr Koch gesagt, aber sie sind aus Lorbeer; das sind solche, wie man sie den Glorreichen gibt.«

Herr Koch nahm eine der Ecken des Leichentuchs. Wir haben unseren Kameraden einbalsamiert; er ist in einen versiegelten Zinksarg gebettet. Die Formalitäten wurden erledigt, damit seine sterblichen Reste zurück nach Frankreich transportiert werden können, wenn die erforderliche Frist erfüllt sein wird: In Ägypten beträgt die Frist ein Jahr.

Die französische Kolonie will ein Denkmal zu Ehren Louis Thuilliers errichten.

Monsieur und lieber Lehrer, was bleibt noch Ihnen mitzuteilen: Der Bericht dieser traurigen Ereignisse, die sich so rasch ereignet haben, würde Seiten füllen. Alles ist unbegreiflich in diesem Unglück. Seit mehr als 14 Tagen haben wir keinen Cholerakranken mehr gesehen. Wir begannen, uns mit der Rinderpest zu beschäftigen.

Von uns allen hielt sich Thuillier am meisten an die Vorsichtsmaßnahmen. Er war von einer untadeligen Genauigkeit.

Mit dieser Post schreiben wir im Namen aller ein paar Worte an die Familie.

Dies sind die Schläge, die die Cholera am Ende einer Epidemie austeilt. [...] Mit respektvoller Zuneigung.«

In Amiens hatte die sehr bescheidene Familie Thuilliers große Opfer gebracht, um Louis Thuilliers die Studien an der École normale zu erlauben, er war im Staatsexamen als Bester in Physik hervorgegangen. Als brillanter Schüler Pasteurs war er an seiner Seite an den Arbeiten über die Tollwut beteiligt, am Milzbrand und er hat die Mikrobe des Schweinerotlaufs entdeckt. Die Wissenschaft verlor einen vielversprechenden Forscher. Eine Plakette erinnert am Institut Pasteur immer daran, dass Louis Thuillier »für die Wissenschaft gestorben« ist.

Dieses Drama erlaubte für einen Moment, die französischen und deutschen Rivalen in derselben Trauer zu vereinen.

Kochs Revanche

Was hat die deutsche Mission seit ihrer Ankunft erreicht? Als Histologe konzentriert Koch seine Forschungen auf das Darmgewebe. Vor allem, da er im vorigen Jahr aus Indien den Darm eines Cholerakranken erhalten und festgestellt hat, dass dort ein gebogener Vibrio oder Bazillus in Form eines Kommas im Überfluss vorhanden war.

Die Idee ist richtig, und rasch entdeckt er diesen charakteristischen Bazillus, der die Därme bevölkert, aber er findet keinen von ihnen im Blut, nicht in der Lunge, der Milz oder der Leber.

Am 17. September, weniger als einen Monat nach seiner Ankunft, schreibt er an den Innenminister seines Landes einen ersten Bericht, in dem er sagt, dass er diesen Bazillus bei zwölf Kranken und in zehn Autopsien gefunden hat. Jedoch kann er nicht bestätigen, dass er die Ursache der Krankheit ist, denn trotz all seiner Anstrengungen misslingen die Kulturen und kein angeimpftes Tier erkrankt an der Cholera. Der Grund, den er noch nicht kennt, ist, dass Tiere resistent gegen die Cholera sind.

Am Folgetag der Entsendung dieses Berichtes erfährt Koch vom Tod Thuilliers.

Als nun die französische Mission nach Paris zurückkehrt, wünscht sich Koch, ermutigt durch seine Ergebnisse, die Rolle seines »Kommabazillus« in der Ätiologie der Cholera zu bestätigen. Aber die Epidemie schwächt sich ab, die Fälle, die man studieren kann, werden selten. Man muss an anderen Orten suchen. Indien, wo die Krankheit endemisch ist, erscheint ihm als ideales Ziel, wo er seine Forschungen weiter verfolgen und endlich die endgültige Erkenntnis erlangen kann. Während er darauf wartet, dass die deutschen Autoritäten ihm die Reise bewilligen, durchreist Koch Unterägypten in einer halb wissenschaftlichen, halb touristischen Reise. Er teilt seine Eindrücke mit Emmy und seiner Tochter, er beschreibt ihnen die Eigenarten des Landes. An Emmy schreibt er[1]: »Wir haben deswegen auch öfters des Abends Ausflüge am Strande hin gemacht. Solche Touren macht man auf Eseln, und es sind ganz lustige Partien, wenn auf den Eseln um die Wette gejagt wird, mit den arabischen Führern hinterdrein, welche mit lautem Ruf die Thiere antreiben, und wenn schließlich auf einer von der Brandung umbrausten Klippe die mitgenommenen Speisen und Getränke genossen werden Und das alles im schönsten Mondschein. Auch mit dem Segelboot haben wir neulich eine Ausfahrt gemacht, und nächstens wollen wir auf einige Tage nach Kairo gehen, um die Pyramiden und die Wüste zu besuchen.« Gewiss ging er nach Kairo aber, wie er seiner Tochter Trudy schreiben wird[2], bedeutete diese Reise keinerlei Erholung. Tatsächlich hatte ihn sein Führer überredet, die Rundreise zu den Grabstätten auf dem Rücken eines Dromedars zurückzulegen. »Dies war ein sehr unbequemer Spaziergang; das Tier torkelte und rollte, sodass ich mich festklammerte, um einen Sturz zu vermeiden. Es war wie die Bewegung eines kleinen Bootes in einem heftigen Sturm! Auch werde ich mich nunmehr bemühen, sanfter auf dieses Tier zu steigen als auf das Pferd. Ich fühlte mich niemals angenehm auf einem Kamel.«*

Anstatt sich für die Rinderpest zu interessieren, wie die Pasteur-Gruppe, widmet Koch seine Zeit einigen epidemiologischen Studien und der Effektivität der Quarantänemaßnahmen besonders in der Nachbarregion im Norden des Roten Meeres. Dort muss er Hygienemaßnahmen durch ein ziemlich aggressives Mittel erdulden. Als er aus einer befallenen Zone zurückkehrt, unterzieht ihn die Quarantäne-Abteilung von Tor nach ihren Vorschriften einer Ausräucherung mit schwefeliger Säure ... deren Nutzlosigkeit er in seinen Studien über die Antiseptika bewiesen hatte. Ironisch fragt er, wie diese Behandlung die Vibrionen, die vielleicht in seinem Verdauungskanal existieren, erreichen und zerstören kann. Auf dem Schiff, das ihn nach Suez fährt, sind die Wände mit einer Mischung aus Meerwasser und schwefeliger Säure benetzt ... nur nicht in den Toiletten, wo Keime am wahrscheinlichsten vorhanden sind.

Mitte Oktober hat Koch die Erlaubnis des Innenministers in der Tasche und schifft sich Richtung Gangesdelta ein, der Heimat der Cholera. Er erreicht Kalkutta am 11. Dezember 1883, seinem 40. Geburtstag. Er ist nicht allein, seine beiden Assistenten Gaffky und Fischer begleiten ihn. Treskow ist nach Berlin zurückgekehrt. Die drei Männer werden am Medical College empfangen und wissen die vorzüglichen Arbeitsbedingungen zu schätzen, fließendes Wasser, Gas, und Cholerafälle gibt es wie Sand am Meer. Rasch machen sie sich ans Werk, sie reihen Autopsien aneinander, mikroskopische Untersuchungen, biologische Analysen der Keime. Drei Wochen sind mit intensiver Arbeit vergangen, als Koch seinen ersten Bericht (2. Februar 1884) an den Innenminister richtet, einen Siegesbericht[3]! »Die noch unentschieden gebliebene Frage, ob die im Choleradarm befindlichen Bazillen ausschließlich der Cholara angehörige Parasiten sind, kann nunmehr als gelöst angesehen werden.« Er hat seine

Charakteristika bestimmen können, die ihn von anderen Bakterien unterscheiden. »Die Bazillen sind nicht ganz geradlinig, wie die übrigen Bazillen, sondern ein wenig gekrümmt, einem Komma ähnlich. Die Krümmung kann mitunter sogar soweit gehen, daß das Stäbchen fast eine halbkreisförmige Gestalt annimmt. In den Reinkulturen entstehen aus diesen gekrümmten Stäbchen oft s-förmige Figuren […]. Sie besitzen außerdem Eigenbewegung, welche sehr lebhaft […] ist.« Der Bazillus war auf Nährgelatine kultiviert worden – zum Glück hatte die kühle Jahreszeit die Rückbildung in den festen Zustand begünstigt, wird Gaffky später erklären wird – und zeigt auch ein charakteristisches Verhalten. »Ganz besonders charakteristisch ist ihr Verhalten in Nährgelatine, in welcher sie farblose Kolonien bilden, welche anfangs geschlossen sind […]. Allmählich verflüssigen diese Kolonien die Gelatine und breiten sich dann bis zu einem mäßigen Umfange aus.« Eine doppelte Überprüfung, unter dem Mikroskop sowie in Kulturen auf Gelatine, hat bei 22 Opfern der Cholera und 17 Choleraerkrankten erbracht: »[…], und ausnahmslos konnten die kommaähnlichen Bazillen nachgewiesen werden.«

Ein Schatten stört jedoch diesen schönen Abschluss: Es ist ihm unmöglich, ein Versuchstier zu infizieren. Seine Postulate sind erschüttert. Da dieser Beweis sich ihm entzieht, vertieft er sich in epidemiologische Studien, um die Übertragungswege aufzuklären. Unter den erhaltenen Daten erweist sich die Rolle des Wassers als äußerst wichtig. Bereits eine erste statistische Studie, ein erster Befund: In Kalkutta hat die Versorgung mit trinkbarem Wasser die Sterblichkeit von 10 auf 3 ‰ gesenkt. Besuche vor Ort überzeugen ihn vollkommen. In Bengalen verfügt jedes Dorf über ein großes Reservoir an Trinkwasser oder *tank*, wohin die Bevölkerung kommt, um Trinkwasser zu schöpfen; leider ist dessen Gebrauch nicht ausschließlich, man benutzt ihn in gleicher Weise als Schwimmbad oder Waschhaus. So kontaminiert die Wäsche der Kranken oder Toten, die in diesen Speichern gewaschen werden, die Umgebung. Koch weist die Präsenz des Bazillus im schmutzigen Wasser nach, er erhält schließlich den formellen Beweis, dass sein Kommabazillus der Verursacher der Cholera ist. Er widmet seinen letzten Bericht vom 4. März 1884 der Bedeutung des Wassers bei der Verbreitung der Krankheit. Eine Bedeutung, die, man hat es gesehen, bereits stark von dem Britten John Snow angeregt wurde, den Koch nie zitiert und dessen Arbeiten er vermutlich nicht kennt.

Etwas später in seiner Karriere wird Koch die Möglichkeit haben, die Ursache des Wassers bei Choleraepidemien zu bestätigen. Im August 1892 bricht eine Epidemie in Hamburg aus. Innerhalb weniger Wochen werden 17 000 Fälle gemeldet und mehr als 2000 Todesfälle. Koch und sein Getreuer Gaffky werden um Hilfe gebeten. Sie machen eine erstaunliche Feststellung: Während Hamburg von der Epidemie schwer getroffen ist, bleibt die Stadt Altona, die flussabwärts von Hamburg an der Elbe liegt, unbeschadet. Die Erklärung scheint einleuchtend. Das Wasser der Elbe wird flussaufwärts von Hamburg, da es so, wie es ist, als einigermaßen sauber angesehen wird, ohne vorangehende Filtrierung von den Bewohnern dieser Stadt genutzt. Das Flusswasser jedoch wird natürlich bei der Durchquerung Hamburgs durch das Nutzwasser aus den Abwasserkanälen verschmutzt. Die Stadt Altona hat ein wirkungsvolles System der Filterung eingerichtet, um es von Mikroben zu befreien. Koch zeigt, dass in der Tat das Choleravibrio, das in den Elbwassern flussauf- und -abwärts von Hamburg vorhanden ist, durch das System der Säuberung in Altona wirksam zurückgehalten wird. Diese Arbeit wird der Ursprung der Regelung über die bakterielle Analyse des Brauchwassers und der Einrichtung und Bewertung der Säuberungssysteme des Wassers. Die Regeln werden schließlich ergänzt durch die Chlorierung von Trinkwasser.

Die Mission in Indien ist erfüllt und geht bald zu Ende. Vor allem da die Gelatinekulturen und wahrscheinlich auch die Männer die zunehmende Hitze nur schwer ertragen. Die Rückkehr ist für den 4. April angekündigt. Berlin bereitet den Gelehrten einen triumphalen Empfang. Hat Koch nicht nach seinen ersten Pionierarbeiten über den Milzbrand die Mikroben isoliert, die für zwei der mörderischsten Krankheiten der Menschheit verantwortlich sind, die Tuberkulose und die Cholera? Empfänge,

Ehrungen. Wilhelm I. und Kanzler Bismarck empfangen den Helden. Koch erhält eine Büste vom Kopf des Kaisers, seine Mitarbeiter ... eine Fotografie. Und, wie 1882, begleiten finanzielle Vorteile seine Ehrungen, was Emmy freuen muss, die lange Zeit mit einem mageren Budget kämpfen musste.

Einige nehmen nicht an dieser Begeisterung teil, die sich im ganzen Reich ausbreitet. Besonders der sehr bekannte Hygieniker Max von Pettenkofer, Professor in München, Verfechter der »tellurische Choleratheorie«, der Theorie der Umwelt, nach der die Keime nicht die einzige Ursache der Krankheit sind, die ihren Ursprung im Wesentlichen in den Umweltbedingungen hat. Deshalb besucht Koch von Pettenkofer auf seinem Rückweg von Kalkutta, um ihn angesichts seiner indischen Erfahrungen zu überzeugen. Umsonst, der Befürworter des »Bodens«, skeptischer denn je, beharrt auf seinen Überzeugungen und bestreitet, dass das Wasser irgendeine Rolle bei der Übertragung spielen könne. Einige Jahre später (1892) wird er es in einer provokativen Inszenierung beweisen wollen, in deren Verlauf er öffentlich ein Glas Wasser trinken wird, das mit Choleravibrionen versetzt ist. Zur Überraschung Kochs kommt er mit einer Unpässlichkeit des Darms davon! Durch dieses Experiment bestärkt – der glückliche Ausgang bestätigt seine Theorie – wird Pettenkofer der glühendste Widersacher Kochs bleiben[4].

Da der Zweifel seine Hauptantriebskraft ist, ist der andere Skeptiker zu dem Thema der Identifizierung des Cholerabazillus natürlich ... Pasteur. Eine Beurteilung wird erwartet, als im Juni 1884 die Cholera in Toulon, vom infizierten Indochina eingetragen, ausbricht und droht, sich in ganz Frankreich auszubreiten. Roux und Straus werden nach Toulon geschickt, ebenso eine Delegation der Académie de médecine.

Nun ist aber auch Robert Koch in Toulon angekommen, den sein Minister geschickt hat. Er ist verblüfft angesichts der Maßnahmen, die ergriffen werden, um die Epidemie zu bekämpfen; sie gleichen jenen, die vor 50 Jahren ergriffenen worden wären. Man zündet in den Straßen Feuer an, um die Luft zu reinigen, in den Bahnhöfen behandelt man die Reisenden mit Schwefeldampf. Hingegen wird nichts unternommen, um die Infektionsquellen zu verringern. So wird das Wasser, das zum Reinigen der Wäsche der Cholerakranken gedient hatte, ohne jede Vorsichtsmaßnahme in die Rinnsteine gegossen.

In Paris ist die Ankunft Kochs in Toulon nicht unbemerkt geblieben. Man fühlt, dass ein Konflikt bevorsteht, der durch die Presse anschwillt. *La Nouvelle Presse* berichtet in ihrer Ausgabe vom 5. Juli 1884 von dem Artikel einer deutschen Zeitung, dem *Berliner Tageblatt*, mit dem Titel: »L'affaire du Dr. Koch« versichert dass »es auf Anfrage der französischen Regierung geschah, dass Koch nach Toulon gekommen ist. Angesichts der negativen Resultate der französischen Kommission für die Cholera, möchte die französische Regierung ... die schöpferische Forschungsmethode des Dr. Koch kennenlernen.«* Die französische Zeitung ist empört. Sie erinnert daran, dass die deutsche Zeitung für Fantasie bezüglich ihrer Informationen bekannt ist und betont: »Es ist untragbar, dass die französische Regierung eine Mission an einen preußischen Gelehrten vergeben hat, wie auch immer sein wissenschaftlicher Ruf geartet sein mag. Frankreich, das die Ehre hat, solche Gelehrten wie Monsieur Pasteur und seine Schule zu besitzen, der eine medizinische Fakultät von europäischem Ruf und eine medizinische Akademie erster Ordnung auch in den Augen von Ausländern hat, hat es nicht nötig, auf die Ratschläge eines deutschen Gelehrten zurückzugreifen, der mit seiner Karriere begann, als Monsieur Pasteur bereits auf zwanzig Jahre Arbeit und Entdeckungen in der Welt des unendlich Kleinen zurückschauen konnte. Nationalismus hautnah ...

Am 7. Juli 1884 richtet Pasteur an Straus und Roux eine Lawine an Vorschriften: »Ich habe immer gedacht, dass der große Unterschied zwischen K. [Koch] und Ihnen von seiner Seite eine feste und verfrühte Behauptung und von Ihrer ein vorsichtiger und sehr wissenschaftlicher Vorbehalt wäre. [...] Schauen sie genau, wo der Schwachpunkt seines Gedankengangs ist. Worin weichen seine Präparate von Ihrem Blick durch das Mikroskop ab? Besteht auf seiner Seite nicht große Unklarheit und Einbildung, wenn er behauptet, dass er in den Kulturen Choleraerkrankter ständig einen Bazillus sieht, der nie in normalen Durchfallproben vorhanden ist?« Er trägt ihnen auf, darauf zu achten, eine klare Grenze zwischen ihren eigenen Forschungen und jenen des Deutschen zu ziehen. Weiser Rat zur Vorsicht oder Eifersucht? »Wenn möglich arbeiten Sie alleine. Behalten Sie Ihre Leichen bei sich. Kurz, lassen Sie sich nicht *einwickeln* und *wickeln* Sie sich nicht selbst *ein*, indem Sie ihm bei jeder Gelegenheit Ihre Präparate und Ihre Kulturen bringen. Die Nachrichten, die Sie und die Autoritäten erhalten haben, die Gerüchte um diesen Mann, all das ist falsch und entspricht nicht seinem gegenwärtigen Kenntnisstand über die Cholera. Wenn Sie sich mit ihm bei Ihren Beobachtungen zusammentun, wird er allein als Ihr Instrukteur gelten. Die Deutschen triumphieren bereits in ihren Zeitungen.« Und indem er ihnen empfiehlt, die Kurzmeldung zu lesen, die dem *Berliner Tageblatt* beiliegt, endet er, wie es seine Art ist, mit vielen Ratschlägen für die Vorbereitung und die Beobachtung der Röhrchen mit Blut, die er geschickt hat.

Glücklicherweise erreicht die Choleraepidemie in Toulon nur bescheidene Ausmaße und erlöscht selbst rasch. Die Anfechtung hört nicht auf zu schwelen.

Obwohl sehr von den Arbeiten über die Tollwut in Anspruch genommen, gibt sich Pasteur nicht geschlagen. Er drückt seine Zweifel in einem berühmt gewordenen Brief (22. September 1884) an den Kaiser von Brasilien, Pedro II., aus, mit dem er eine fortgesetzte Korrespondenz unterhielt. Er unterbreitet ihm zunächst die sonderbare Idee, präventive Übertragungen der Tollwut bei zum Tode Verurteilten vorzunehmen, was ihn »zur Cholera führt«. »Weder die Doktoren Straus und Roux noch der Doktor Koch waren darin erfolgreich, die Cholera auf Tiere zu übertragen, infolgedessen herrscht eine große Verunsicherung über das Thema des Bazillus, auf den der Doktor Koch die Ursache der Cholera bezieht. Man sollte versuchen, die Cholera auf zum Tode Verurteilte zu übertragen, indem man sie Kulturen des Bazillus einnehmen lässt. Sobald die Krankheit bestätigt ist, sollte man die Heilmittel erproben, die scheinbar als die wirksamsten angesehen werden[5].« Der Kaiser, ein wenig peinlich berührt, beteuert seine Bewunderung für die »schönen Arbeiten« Pasteurs und seine Wertschätzung, antwortet in diplomatischen Windungen und erinnert daran, dass »in seinem Land die Todesstrafe vom Herrscher gemäßigt wurde oder ihre Ausführung auf unbestimmte Zeit ausgesetzt wird«. Kurz, eine höfliche Antwort, jedoch eine negative! So zum Tode verurteilt sie auch seien, seine Versuchspersonen sind keine Meerschweinchen!

Wegen der Unmöglichkeit, die Krankheit auf Tiere zu übertragen, hält sich die Skepsis gegenüber dem Thema der Identifizierung des Cholerabazillus lange Zeit. Mehrere Forscher stellen sich dem Problem[6]. Schließlich, im Mai 1885, überwindet Koch das Hindernis, welches bis dahin die Erprobung an Tieren verhindert hat. Es gelingt ihm, ein Meerschweinchen auf oralem Wege zu infizieren, nachdem er den Mageninhalt mit Natriumbicarbonat neutralisiert hat. Bei der Autopsie findet er Vibrionen und die charakteristischen Veränderungen. Ihm gelingt schließlich der experimentelle Beweis, auch wenn dieser nicht so anschaulich war, wie er es sich gewünscht hätte.

Pasteur bleibt trotzdem noch lange Zeit ratlos. Am 20. November 1892 wird er Grancher anvertrauen, dass er, ausgehend von den Experimenten von Pettenkofers und von anderen Tatsachen, weit davon entfernt ist, von der Rolle der Vibrionen in der Ätiologie der Krankheit überzeugt zu sein. Umso mehr als im Labor des Institut Pasteur »Metchnikoff seit mehreren Monaten Experiment um Experiment durchführt in der Überzeugung, dass der Kommabazillus nicht die ausschlaggebende Ursache der Cholera ist; dass, wenn die Cholera vorhanden ist, der Kommabazillus mit einer anderen Mikrobe verbunden sein muss, die die tödlichen Unglücke verursacht«.

Die Episode in Toulon hat es Koch erlaubt, nicht nur den Choleravibrio zu isolieren und die ersten verfügbaren Kulturen in Europa herzustellen – er hatte es nicht gewagt, welche aus Indien mitzubringen! – sondern auch sanitäre Maßnahmen als Anticholera-Vorbeugungen vorzuschlagen. Die Anerkennung, die ihm in Toulon der Bürgermeister und der Unterpräfekt erweisen, versöhnen den erbitterten Pasteur nicht, da er mit der Cholera keinen Erfolg hat. Der Außenminister Jules Ferry zeichnet den »Feind« aus. Das ist der Gipfel! Die Karikaturisten haben ihre Freude. *Le Grelot* vom 4. August versieht einen harten Angriff mit der Legende: »Ein Narr findet immer einen größeren Narren, der … ihn auszeichnet.«

In einer anderen Karikatur wendet Pasteur Toulon seinen Rücken zu. Und trotz all seiner Enttäuschungen begibt er sich am 4. August 1884 zum internationalen medizinischen Kongress nach Kopenhagen. Dieser erlaubt ihm, seinen Einfluss auf die Wissenschaftsgemeinde wiederzuerlangen. Er kann nicht umhin zu notieren[7] (ironisch oder herablassend?): »Virchow wird als erster bei der allgemeinen Sitzung sprechen. Dies wird wie eine Entschädigung für das Bedauern sein, dass die Deutschen beim Hören der Eröffnungsrede des Präsidenten des Kongresses, Doktor Panum, empfinden müssen, die auf Französisch geschrieben ist und gelesen wird. Ich war zunächst dazu bestimmt, als Erster zu sprechen. Ich habe dem Präsidenten gesagt, dass es nichts zu entschuldigen gibt, dass ich Fragen des Vorrangs und der Etikette keine Bedeutung beimesse[8]. Möge die Tollwut uns unseren Rang zurückgeben.« Und er wird exklusiv seine Forschungen über die Impfung gegen die Tollwut präsentieren. Die Cholera sei vergessen!

Seine Rede beginnt mit Worten, an denen man im Kontext der so angespannten französisch-deutschen Rivalität die Tragweite ermessen kann[9]: »Mit unserer Anwesenheit bei diesem Kongress bestätigen wir die Neutralität der Wissenschaft. Die Wissenschaft hat kein Vaterland oder vielmehr umfasst das Vaterland die gesamte Menschheit. […] Jedoch, meine Herren, wenn die Wissenschaft kein Vaterland hat, so muss der Wissenschaftler für alles Sorge tragen, was den Ruhm seines Vaterlandes mehren kann. In jedem Gelehrten werden Sie immer einen großen Patrioten finden. Der Gedanke, die Ehre seines Landes zu mehren, bestärkt ihn in seinen langwierigen Bemühungen; der Ehrgeiz zu sehen, wie die Nation, zu der er gehört, ihren Rang einnimmt oder behält, stürzt ihn in die schwierigen aber ruhmreichen Unterfangen des Wissens, die zu wahren und beständigen Errungenschaften führen. Die Menschlichkeit profitiert also von diesen Arbeiten, die ihr von allen Seiten zukommen. Sie vergleicht, sie wählt, sie reißt mit Stolz alle nationalen Verdienste an sich. Sie, meine Herren, die sie diese menschlichen Kenntnisse repräsentieren so mühselig und fein, dass sie zugleich eine Wissenschaft und eine Kunst sind; Sie, die Sie dem menschlichen Erbe des Universums das spenden, was sie mühsam erlangt haben; Sie, deren Name Ehre ist für Ihr Vaterland, Sie können stolz sein festzustellen, dass Sie sich, indem Sie für es arbeiten, um das Menschengeschlecht verdient gemacht haben.«

Ein Glaubensbekenntnis!

»Möge die Tollwut uns unseren Rang zurückgeben«, hatte Pasteur vor diesem Kongress in Kopenhagen geschrieben. Sie wird ihn ihm tatsächlich zurückgeben.

Die Tollwut

Wollstein, die Anonymität, das kleine Labor, die Abgeschiedenheit, die finanziellen Schwierigkeiten, Erinnerungen, die fern erscheinen und doch innerhalb so weniger Jahre ... Koch genießt den zurückgelegten Weg. Seine aufeinander folgenden Erfolge im Bereich der Tuberkulose und der Cholera machen ihn von nun an bekannt als den berühmtesten deutschen Wissenschaftler. Sein Ruf ist nun Weltruf geworden.

Von mittlerer Größe, die hohe Stirn quasi kahl aber der Bart dicht, ein schönes Gesicht, in dem ein stolzer Ausdruck vorherrscht, die Augen eines Kurzsichtigen geschützt von der unvermeidlichen goldenen Nickelbrille, hat er sich Selbstsicherheit geschaffen. Die Freude an der Arbeit, verbissen, hat nicht nachgelassen. Seit Juli 1884 hat er seine schriftlichen Mitteilungen über die Cholera vervollständigt durch die Konferenzen zur Erörterung der Cholerafrage. Er beginnt eine Karriere als Lehrender, die eine seiner Hauptbeschäftigungen werden wird und der all seine Sorgfalt gilt, indem er seine Kurse gewissenhaft vorbereitet. Die klare und deutliche Stimme kompensiert die Abwesenheit einer wahren Wortgewandtheit. Unter seinen Schülern und den ihm Nahestehenden behält er den Schwung und die gute Laune, die seine Patienten in der ländlichen Gegend von Rakwitz so geschätzt haben. Gegenüber Fremden jedoch zeigt er vielleicht aus Schüchternheit einen wenig freundlichen und wenig mitteilsamen Charakter und fördert so seinen Ruf von Strenge.

Ernannt zum Professor am neuen Lehrstuhl für Hygiene an der Universität von Berlin im Mai 1885, entwickelt Koch dort praktische Arbeiten und Exkursionen zur Hygiene, vor allem dem Besuch der kommunalen Einrichtungen. Wegen seiner vielen Aktivitäten vernachlässigt er seine eigenen Forschungsarbeiten ein wenig. Dennoch scharen sich aufgrund seiner Bekanntheit viele junge deutsche und ausländische Ärzte um ihn. Sein Labor wird zu einem Zentrum junger talentierter Forscher: Ehrlich, Behring, Flügge, Pfeiffer, Gaffky, Hüppe, Kitasato, Van Ermengem, Babes, etc., die in die Welt ziehen werden. Im Zuge seiner Ernennung errichtet die Universität Berlin ein Hygieneinstitut, in dem er Direktor wird. Er bezieht sein neues Institut am

1. Juli 1885. Einige Tage später verabreicht Pasteur in Paris zum ersten Mal einem Menschen einen Impfstoff gegen die Tollwut.

Die Geschichte der Tollwut im Pasteurschen Kreis der Rue d'Ulm hatte mit dem Jahr 1880 begonnen. Gemeinsam mit seinen Mitarbeitern, hauptsächlich Roux, Chamberland und bis zu seinem Tode Thuillier, interessierte sich Pasteur für diese Krankheit. Obwohl sie nur selten in Europa nach Hundebissen auftrat, verbreitete sie Schrecken. Wie sich Émile Duclaux erinnerte: »Die Tollwut belastet die Fantasie. Sie ruft Bilder von Märchen wach, von berserkerhaften Kranken, die ihre Umgebung in Schrecken versetzen, festgebunden und heulend, oder auch erstickt zwischen zwei Matratzen.« Diese übertragbare Krankheit muss von einer Mikrobe verursacht werden, das ist für Pasteur offenkundig und er beginnt sie aufzustöbern. Arbeiten des französischen Arztes Paul-Henri Duboué aus dem Jahr 1879 überzeugen ihn, dass diese Mikrobe sich im Nervengewebe erkrankter Tiere befinden muss, was er beweist, indem er die Krankheit durch intrazerebrale Injektionen von Suspensionen des Rückenmarks von tollwütigen Tieren auf Hunde überträgt. Jedoch gelingt es Pasteur weder diese Mikrobe unter dem Mikroskop zu sehen noch sie im Kulturmedium zu reproduzieren[1].

1882 beginnt Pasteur mit Kaninchen zu experimentieren[2]. Bei diesem Tier nehmen die Symptome nicht den heftigen Verlauf, den man bei Hunden beobachtet, aber das Kaninchen stirbt wie der Hund ganz sicher daran und sein Rückenmark stellt eine Quelle des Virus dar, von der aus die Tollwut auf ein anderes Kaninchen übertragen werden kann. Das Rückenmark eines an Tollwut gestorbenen Kaninchens ist wie eine Kultur des Virus.

Wenn Pasteur so an der Tollwut interessiert war, dann in der Hoffnung, einen Impfstoff gegen diese Krankheit zu erhalten. Indem er sich mit einer Krankheit beschäftigte, die den Menschen betrifft, hoffte er, die Mediziner zu überzeugen, die nach seinen Arbeiten über tierische Krankheiten, wie die Geflügelcholera, den Milzbrand und den Schweinerotlauf, skeptisch geblieben waren. Um einen Impfstoff gegen die Tollwut zu erhalten, muss er den Virus schwächen. Warum nicht versuchen, diese Schwächung zu erlangen, indem man das Rückenmark an der Luft altern lässt, genauso wie man die Milzbrandbakterien in einer Kultur schwächt? Tatsächlich erweist es sich, dass das Tollwut-Mark in einer Atmosphäre ohne Luftfeuchtigkeit seine Aktivität verliert, indem es austrocknet. Diese Schwächung vollzieht sich schrittweise. Je länger das Mark in einem Fläschchen mit zwei Röhren inkubiert wird, das von Roux erdacht wurde, umso länger braucht es, um die Tollwut zu verursachen, um nach etwa zwei Wochen gänzlich inaktiv zu werden. Um Immunität gegen die Tollwut zu erhalten, injiziert Pasteur Hunden zunächst das Mark, das seine Ansteckung gänzlich verloren hat, dann sukzessive Rückenmark, das immer weniger inaktiv ist, um schließlich, nach etwa 14 Tagen mit frischem und ansteckenden Mark zu enden. Das Experiment wird mehrere Male wiederholt und ist ein Erfolg. Die Immunität wird nach etwas mehr als zehn Tagen erreicht. Weil bei den von tollwütigen Hunden gebissenen Menschen jedoch die Tollwut meist erst einen Monat und länger nach dem Biss ausbricht, fragt sich Pasteur, ob man diese lange Inkubationszeit nicht nutzen könne, um sie durch Übertragung des geschwächten Marks zu immunisieren? Man würde so verhindern, dass die Tollwut ausbricht.

Von Anfang 1885 an denkt Pasteur, dass der Augenblick für einen solchen Versuch nahe ist. Das Schicksal sollte ihn dazu bringen, diesen Versuch etwas früher durchzuführen, als er es vorgesehen hatte. Am 6. Juli 1885 wird ihm ein Kind von neun Jahren, Joseph Meister, Sohn eines Bäckers in einem Nachbardorf von Meissengott im Elsass, von dessen Mutter gebracht. Er wurde zwei Tage zuvor von einem tollwütigen Hund gebissen. Pasteur untersucht rasch das Kind und notiert sogleich in sein Notizbuch: »Stark gebissen in den Mittelfinger der rechten Hand, in die Oberschenkel und das Bein, von dem selben tollwütigen Hund, der seine Hose zerrissen hat, er hat ihn zu Boden geworfen und hätte ihn gefressen, wenn nicht ein Maurer gekommen wäre, bewaffnet mit zwei Eisenstangen, der den Hund erschlagen hat.« Pasteur zählt 14 Wunden, deren Schwere alarmierend ist. Offenkundig bedroht die Tollwut das Kind.

Pasteur stellt sich nun einer intensiven Gewissensdebatte. Einerseits besteht zweifellos das Risiko, dass der kleine Joseph Meister an der Tollwut stirbt. Kann man also davon Abstand nehmen, ihn zu retten versuchen? Andererseits stellt es ebenfalls ein beträchtliches Risiko dar, auf einen Menschen eine Behandlung anzuwenden, die nur an Tieren getestet wurde. Wird das Kind die Impfung überstehen? Wird sie ihn schützen?

Nimmt man an, dass das Kind nach den Bissen nicht an der Tollwut erkrankt, so darf man nicht vergessen, dass die letzten Impfungen ansteckend sind und sie sicher auf ihn übertragen wird, wenn die Impfung scheitern sollte. Eine Entscheidung muss dringend getroffen werden. Die Behandlung zielt tatsächlich darauf ab, das Virus schnell zu vernichten, das begonnen haben könnte, vom Ort der Bisse in Richtung des Gehirns des Kindes zu wandern.

Nachdem er sich mit zwei Ärzten, zu denen er vollstes Vertrauen hat, besprochen hat, Alfred Vulpian und Joseph Grancher, die alle beide empfehlen, die Antitollwutbehandlung zu verabreichen, heißt es, zur Tat zu schreiten. Grancher nimmt die erste Injektion am 6. Juli vor. Das erste übertragene Mark ist das älteste und so das schwächste: Es trocknet seit 14 Tagen. Danach finden jeden Tag Injektionen mit Tollwut-Mark statt, das weniger und weniger geschwächt ist. Je ansteckender das übertragene Mark, desto größer wird Pasteurs Besorgnis. Die Behandlung wird elf Tage dauern und Meister wird 13 Mal geimpft werden. Meister erkrankt tatsächlich nicht an Tollwut. Pasteur war erfolgreich. Er bleibt jedoch ziemlich verschwiegen über diesen ersten Erfolg, da dieses Experiment mehr oder weniger heimlich ausgeführt wurde.

Anders geht er nach seinem zweiten Erfolg vor, der Impfung an Jean-Baptiste Jupille im Oktober desselben Jahres, der nicht weit von Arbois in Villers-Farlay im Jura lebt. Ein Schäfer von 15 Jahren, ein junger Held, der sich Bisse eines tollwütigen Hundes zuzog, als er die Flucht fünf anderer kleiner Hirten deckte. Pasteur empfängt Jupille in einem Anbau des Labors in der Rue d'Ulm und lässt ihm die gleiche Behandlung angedeihen, die bei Joseph Meister erfolgreich war. Ein erneuter Erfolg.

Dieses Mal übergeht Pasteur die Öffentlichkeit nicht. Er trägt dafür Sorge, dass Jupille von der Académie einen Preis erhält, der ihn für sein heroisches Verhalten belohnt. Seine Heilung hat eine solche Auswirkung, dass die »Gebissenen« in das Labor in der Rue d'Ulm strömen. Anfang Dezember 1885 sind bereits 80 Behandlungen beendet oder im Gang. Die Nachricht des Erfolges reicht über die Grenzen hinaus. Ab Dezember schiffen sich gebissene amerikanische Kinder in Newark nach Frankreich ein, ihre Reise wird vom *New York Herald* finanziert. Sie werden von Pasteur gerettet. Während mehrerer Wochen ist ihr Abenteuer die Nummer Eins in den amerikanischen Zeitungen: Dies ist für Pasteur und seine Theorien eine unerwartete Öffentlichkeit. Im März 1886 ist es an Russland, Pasteur zu konsultieren. In der Region von Smolensk hat ein tollwütiger Wolf auf seinem Weg Schrecken verbreitet, bevor er mit Äxten erschlagen wurde. Man zählt 19 Opfer, deren Verletzungen besonders grauenvoll sind. Sofort bringt man die Unglücklichen nach Paris, wo sie in einem fürchterlichen Zustand eintreffen. Pasteur übernimmt ihre Behandlung. 16 von ihnen werden gerettet und kehren kurze Zeit später in ihr Land zurück.

Die Erfolge setzen sich fort. Trotzdem stößt sich Pasteur lange Zeit an einem guten Teil der medizinischen Kreise, die von einer feindlichen Presse unterstützt werden. Wenn ein gebissener und behandelter Patient nicht an Tollwut erkrankt, dann behauptet man, es sei eine spontane Heilung, da nach dem Biss eines tollwütigen Hundes die Krankheit nicht immer ausbricht; wenn die Impfung scheitert, zieht man die Schlussfolgerung, dass die Impfung unwirksam war, oder schlimmer, dass die Tollwut ein Resultat der Impfung sei.

Das Labor in der Rue d'Ulm ist überlastet. Sowohl mit der Vorbereitung des Impfstoffes als auch mit dem Empfang und der Betreuung der Patienten. Die Situation wird unhaltbar. Um seine Mission fortzusetzen, benötigt Pasteur ein Pflegezentrum, das von der École normale unabhängig ist. Am 1. März 1886, nur acht Monate nach der Impfung von Joseph Meister, teilt Pasteur seinen Kollegen der Académie des sciences im Laufe einer Sitzung, die berühmt wurde, die Summe seiner Ergebnisse über die Tollwut mit (350 Personen geimpft, nur ein Fehlschlag) und er schließt mit den Worten: »Man sieht, wenn man sich auf die strengste Statistik stützt, welch große Zahl an Personen bereits dem Tode entrissen wurde. Die Prophylaxe gegen die Tollwut nach einem Biss ist fundiert. Es gibt Raum, um eine Einrichtung zur Impfung gegen die Tollwut zu schaffen.« Nach der Sitzung, in allgemeiner Begeisterung, wird eine Spendenaktion eröffnet und eine Kommission nominiert: Pasteur wird sein Zentrum für die Antitollwut-Behandlung erhalten, das zukünftige Institut Pasteur.

Pasteur triumphiert. Eine Art Gegenschlag gegen die Deutschen nach dem Debakel in Ägypten und der Niederlage bei der Identifizierung der Choleramikrobe. Wohlgemerkt hat Pasteur sich nicht mit der Tollwut beschäftigt mit dem einzigen Ziel, gegen Koch zu punkten. Aber nationalistische Gefühle sind nie weit entfernt. Umso mehr, da Joseph Meister Elsässer ist ... also seit 1871 deutsch. Man kann aus dieser Tatsache einiges schließen. Am 22. August 1885, kurz nach dem Erfolg dieser ersten Impfung, drückt er seinen Jubel bei dem Direktor des Hochschulwesens aus: »Ich bin glücklich, dass dieser neue Erfolg Frankreich gehört und dass das erste menschliche Subjekt, bei dem die Tollwut nach Bissen verhindert wurde, aus dem Elsass kam.«

Ohne Zweifel ein wenig verstimmt, sind die Deutschen nicht die letzten, die die Wirksamkeit von Pasteurs Impfstoff anzweifeln und eine Untersuchung starten, um sicher zu gehen, dass der Hund, der den kleinen Joseph gebissen hat, wirklich tollwütig war.

Am 27. November 1885 schreibt Pasteur beunruhigt an Doktor Weber, den Arzt, der ihm den kleinen Joseph überwiesen hat: »Als Joseph Meister mir Nachricht über seinen Gesundheitszustand gab, informierte er mich, dass von den deutschen Behörden eine Untersuchung bezüglich seiner Gesundheit und der Tollwut des Hundes eingeleitet wurde, der ihn gebissen hat. Ich wäre Ihnen sehr verbunden, wenn Sie mich den Wortlaut des offiziellen Berichts dieser Untersuchung wissen ließen. Ich plane, ihn zu veröffentlichen, um die boshaften Mutmaßungen zum Schweigen zu bringen, die sogar in Frankreich über das Ergebnis meiner Forschungen herrschen. Ist es also auch aus Missgunst, dass irgendein deutscher Wissenschaftler diese Untersuchung angeregt hat?«

Und in einem Brief an Joseph Meister datiert vom gleichen Tag[3]: »Ich habe wohl verstanden, dass die deutschen Behörden wegen Deines Unfalls am 4. Juli eine sehr ernste Untersuchung eingeleitet haben. Ich glaube auch zu verstehen, dass man sehr wohl zu dem Ergebnis kommen möchte, dass der Hund, der Dich gebissen hat, nicht tollwütig war. Dies könnte den Wert meiner Studien in Zweifel ziehen, die mich dazu geführt haben, an Dir und zum ersten Mal seit dem Ursprung der Welt eine Behandlung zu wagen, die fähig ist, die Tollwut an ihrem Ausbruch zu hindern. Es gibt überall Neider und die deutschen Gelehrten, einige vor allem, sind eifersüchtig auf die französischen Gelehrten, die sie auf der Suche nach der Wahrheit übertreffen.« Der deutsche Vorbehalt gegenüber dem Impfstoff Pasteurs sollte mehrere Jahre dauern.

Der Zweifel, und schlimmer: die verlogenen Beschuldigungen, nähren einige Artikel in der Presse. So deutet eine deutsche Zeitung an, dass die 16 Russen, die angeblich durch Pasteur gerettet wurden, nach ihrer Ankunft in Beloï[4] an der Tollwut gestorben seien. Eine andere meldet, dass einer von diesen, der Pope Erschoff, der schwer im Gesicht gebissen worden war, unter den grausamsten Leiden verstorben sei. Pasteur dementiert ausdrücklich[5] beim Chefredakteur der *Allgemeine Wiener Medizinische Zeitung*. Unterstützende Beweise: eine Fotografie des Priesters, der sich in Moskau einer Autoplastik seiner Lippe unterzogen hat und eine Depesche vom Bürgermeister von Beloï: »Die Nachricht in der deutschen Zeitung ist gänzlich falsch. Den 16 Russen von Beloï geht es sehr gut. Unterschrieben Resnikoff.«

Im Januar 1889 muss Pasteur erneut auf scharfe Verleumdungen antworten. Er richtet an Doktor Kramps von Roermond (Holland) all seinen Dank für dessen Brief und »die Sendung des deutschen Artikels aus der Zeitung *Anzeiger*, die solchen Hass und Neid auf die französische Wissenschaft ausströmt. Was für eine Verleumdung zwischen uns. All das verdient nicht, dass man ihm die geringste Aufmerksamkeit schenkt«.

Dieser Zustand der fortgesetzten Rivalität und des schwelenden Konfliktes verwirrt das Urteilsvermögen. Die deutsche Schule lehnt es ab, die Impfung gegen die Tollwut einzuführen, obwohl sie sich in der ganzen Welt ausbreitet. Sicherlich auf Druck der öffentlichen Meinung eröffnet Koch schließlich einen Institut, der genau die Pasteursche Methode anwendet.

Die Einrichtung, die nunmehr den Namen Institut Pasteur trägt, und die dank des Erfolges der Spendenaktion, ihre Aktivitäten erweitern kann, neben der Tollwutprophylaxe nun auch die Erforschung der Infektionskrankheiten und die Lehre, öffnet ihre Tore im November 1888. Die Einweihung, die in Anwesenheit des Präsidenten der Republik, Sadi Carnot, gefeiert wird, versammelt etwa 600 Persönlichkeiten, Franzosen und Ausländer. Die Deutschen glänzen durch Abwesenheit, mit Ausnahme eines früheren Schülers Kochs – Ferdinand Hueppe –, der sich mit diesem und auch mit den Obrigkeiten seines Landes entzweit hat[6]. Anlässlich der Zeremonie bedauert Doktor Grancher in seiner Rede Robert Kochs Unglauben zum Thema der Impfung mit geschwächten Keimen, die sich dennoch bewährt hat. Aber bevor diese Eröffnung stattfindet, sollte an zwei Episoden erinnert werden, die bezüglich der Beziehungen zwischen den Pasteurianern und der deutschen Schule geschehen sind:

Koch lehrte, wie wir gesehen haben, seit 1884 Bakteriologie in Berlin. Nun wünschen die Pasteurianer, und Roux im Besonderen, einen vergleichbaren Lehrstuhl im Schoß des zukünftigen Institut Pasteur zu schaffen. Der junge Alexandre Yersin[7], der seit Kurzem zu Roux Team gehört, wird im Juni 1888 als Kundschafter nach Berlin geschickt, um dem Unterricht Kochs zu folgen. Yersin ist bei 24 Lektionen anwesend, die von zwei Assistenten Kochs ausgeführt werden, Petri (Erfinder der Schale, die seinen Namen trägt) und Fraenkel. Gewissenhaft schreibt er alles mit, den Ablauf, die Beweise, aber er notiert auch den Plan des Labors, die Zeichnungen der Tierkäfige, die Formeln der Farbstoffe, Details der Vorbereitung der Kulturmedien und schreibt es in sein Notizbuch, ein wahrer Spion! Aber ein kritischer Spion. Der zweite Teil des Kurses, der dem Studium der pathogenen Mikroben gewidmet ist (Milzbrand, Cholera, Tuberkulose, malignes

Ödem), enttäuscht ihn: »Alle Themen werden sehr kurz behandelt. Ich glaube, dass es für uns nicht schwer sein wird, es in Paris besser zu machen.« Gerade erst hat er dies geschrieben, da erfährt er »das große Ereignis« des Tages, der Tod des Kaisers, der abends »viele Menschen und besonders viele Offiziere Unter den Linden[8] versammelt.« Obwohl auf allen nationalen Gebäuden die Fahnen auf Halbmast hängen, bemerkt er phlegmatisch, dass sich »das Erscheinungsbild der Stadt überhaupt nicht geändert hat. Da die Beerdigung außerhalb von Berlin stattfinden wird, denke ich, dass man davon gar nichts bemerken wird«. Sein Aufenthalt wird bald enden, ohne dass er den »große Lama Koch« kennenlernen konnte, dem er gerne ein Exemplar seiner Dissertation gegeben hätte. Wenig zugänglich für Fremde, bewilligt ihm Koch schließlich ein kurzes Gespräch und billigt einige Kommentare zu seinen eigenen Forschungen ... was Yersin sich beeilt, in sein Notizbuch zu schreiben[9]: »Er hat mir die Geschichte seiner Milzbrandkulturen erzählt, die, durch eine lange Serie aufeinander folgender Kulturen, die Möglichkeit verloren haben, Sporen zu bilden, und die trotzdem alle sehr ansteckend für Tiere waren. [...] Koch hat mir gesagt, dass er, seit er seine Tuberkulose auf Glyzerinagar kultiviert, noch keine Veränderung in der Virulenz seiner Kulturen festgestellt hat.« Auf dem Weg zurück nach Paris, hält Yersin in Breslau an, um »Professor Flügge zu sehen, der mir gegenüber sehr freundlich gewesen ist und mir alles gezeigt hat, was ich zu sehen wünschte. Er war früher Schüler und rechte Hand Kochs. Heute, da er sich von ihm entfernt hat und er ein wenig freier in seinen Gedanken ist, beginnt er anzuerkennen, dass man in Frankreich auch einige interessante Arbeiten geleistet hat. Er glaubt besonders an die Wirksamkeit der Antitollwut-Impfungen, was in Deutschland sehr selten ist[10]«. Der Kontakt mit seinen deutschen Kollegen war einträglich. Im Gepäck führt Yersin viele Stämme von Mikroben mit sich, die er nach seiner Rückkehr kultivieren möchte. »Es sind mehr als 40 Arten!« Das Sektierertum betrifft weniger die Mitarbeiter als die Lehrer. Der Austausch setzt sich fort. Am 29. Juli kündigt Yersin an: »Ich werde von Berlin die Kultur der Tuberkulose erhalten, die ich letzten Sonntag angefragt habe. Ich werde gleich danach daran gehen, sie neu zu beimpfen und auf Meerschweinchen zu übertragen.«

Die andere Episode, die von großer Bedeutung für die Zukunft des Institut Pasteur sein soll, hat als Protagonisten Élie Metchnikoff. Eine markante Persönlichkeit, ukrainischer Biologe, der, während er Larven von Seesternen untersuchte, festgestellt hat, dass diese mobile Zellen enthielten, offensichtlich mit der Aufgabe, jeden fremden Körper, der in diese Zellen eindringt, zu eliminieren. Die Analogie war ihm sofort klar geworden: Solche Zellen, die ebenso im tierischen und menschlichen Blut vorhanden sind, schützen gegen die Infektion durch Mikroben, indem sie sie verschlingen. Nach seiner Ansicht waren diese Zellen, die er Phagocyten genannt hatte, Teil unserer weißen Blutkörperchen. Zu dieser Zeit wirft sich Koch zum entschlossenen Gegner der Theorie Metchnikoffs auf, die der Phagocytose eine wichtige Rolle in der Immunität gegen die Infektionskrankheiten zuerkennt. Metchnikoff begibt sich also 1888 nach Berlin, entschlossen, Koch zu überzeugen, indem er ihm die Anwesenheit der Bakterien im Innern der Phagocyten zeigt. Und mit der Hoffnung, in seinem Team willkommen geheißen zu werden. Die Erinnerung an dieses Treffen wird auf immer in seinem Gedächtnis bleiben[11]:

»Eingetroffen am Hygieneinstitut, wo Koch lehrt, fand ich seine Laboranten und Schüler. Nachdem ich meinen Besuch bei Koch angekündigt hatte, setzten sie ein Treffen für den folgenden Tag fest. Inzwischen hatte ich meine Präparate hervorgeholt und ich zeigte sie seinen jungen Mitarbeitern. Sie bestätigten einstimmig, dass alles, was sie im Mikroskop sahen, zweifelsohne meine Schlussfolgerungen bestätigte. Ermutigt ging ich am folgenden Tag in Kochs Labor, begleitet von seinem Hauptlaboranten. Ich sah, vor dem Mikroskop sitzend, einen schon etwas älteren aber nicht alten Mann. Er war ziemlich kahl; sein üppiger Bart noch nicht grau. Sein schönes Gesicht hatte einen ernsten Ausdruck, fast unnahbar. Mit viel Rücksicht kündigte der Laborant seinem Chef an, dass ich mich zu dem Treffen präsentiere, dass er für mich ausgemacht habe und dass ich wünschte, ihm meine Präparate zu zeigen. »Welche Präparate?«, sagt Koch in mürrischem Ton. »Ich habe Ihnen aufgetragen, alles zu präparieren, was ich für meinen baldigen Kurs benötige, und ich sehe, das noch einiges fehlt!« Der Assistent entschuldigte sich demütig und kündigte mich von neuem an. Jener, ohne mir die Hand zu reichen, sagte mir, dass er momentan sehr beschäftigt sei, und er mir nur wenig Zeit für die Musterung meiner Präparate opfern könne. In Eile trug man einige Mikroskope zusammen und ich zeigte ihm das, was nach meiner Meinung das überzeugendste war. »Warum haben sie eine violette Färbung benutzt, wenn eine blaue besser gewesen wäre?« Ich legte ihm meine Gründe dar, die ihn kaum beruhigten. Nach einigen Augenblicken erhob er sich und sagte, dass meine Präparate überhaupt nicht beweiskräftig wären und dass sie mitnichten meinen Standpunkt bestätigten. Sehr verletzt durch diese Worte und durch das Gebaren Kochs, antwortete ich ihm, dass wenige Augenblicke offensichtlich nicht genügten, um sich der Finesse meiner Präparate klar zu werden und ich verlangte von ihm ein weiteres, weniger kurzes Treffen. In diesem Moment stimmten die Assistenten und Schüler, die um uns herum saßen und die sich am Vortag meiner Meinung angeschlossen hatten, ihm zu.

Beim zweiten Treffen zeigte er sich etwas entgegenkommender. Nachdem er versucht hatte, meine Argumente zu widerlegen, entschied er jedoch, das Offenkundige anzuerkennen, aber er schloss schließlich mit den folgenden Worten: »Sie wissen, ich bin kein Spezialist der mikroskopischen Anatomie; ich bin Hygieniker; also ist es mir gleichgültig, ob sich Spirillen innerhalb oder außerhalb von Zellen befinden.« Daraufhin habe ich mich verabschiedet.

19 Jahre nach unserem Treffen sprach sich Koch in der wissenschaftlichen Presse zu Gunsten dessen aus, was ich ihm bereits mit meinen Präparaten gezeigt hatte ... 1894 bei einem meiner Aufenthalte in Berlin […] zeigte er mir sehr zuvorkommend seine Klinik, seine Kranken; erklärte Details der Behandlung mit Tuberkulin und kritisierte heftig die Ärzte, die es nicht zu nutzen wussten. Dann lud er meine Frau und mich zum Essen ein und stellte uns seiner Frau vor. Die Spuren des ersten Empfangs waren völlig gelöscht […].«

Aber währenddessen zieht es Metchnikoff vor, der von Koch abgewiesen worden war, sich dem Institut Pasteur anzuschließen, wo Pasteur ihm die Leitung eines Labors überträgt. Er wird eine der großen Persönlichkeiten dieses Instituts werden. 1908 wird er den Nobelpreis für seine Entdeckung der Phagocytose erhalten. Er wird als der Vater der *zellulären Immunantwort* angesehen werden, einer Disziplin, die die Erforschung der Rolle der Zellen in der Immunabwehr zur Aufgabe hat.

Das Institut Pasteur ist also geschaffen ... und Koch ruht nicht, bis auch er sein eigenes Institut hat.

Koch schadet seinem Ruf …

… aber erhält sein Institut

Die Aufgaben, die Koch als Professor der Hygiene und dann als Direktor ausübt, beschränken ihn auf die Rolle des Administrators. Seit 1885 forscht er nicht mehr, er überwacht Arbeiten, er überträgt die Lehre an seine Assistenten. Das Forscherfieber scheint erloschen. Plötzlich, Ende 1889, kehrt Koch ins Labor zurück, er schließt sich ein, verbietet jedem den Zugang und beschäftigt sich eifrig mit geheimnisvollen Arbeiten. Sein Kommen und Gehen, sein Schweigen, die toten Meerschweinchen, die er entsorgt, lassen in seinem Umfeld viele Fragen aufkommen. Welches Geheimnis verbirgt sich hinter diesem eigenartigen Auftreten? Es wird am großen Tag aufgedeckt werden, dem 4. August 1890, wenn der 10. Internationale Medizinische Kongress in Berlin eröffnet wird. Die Regierung hatte zu diesem außergewöhnlichen Kongress eingeladen, der 8000 Teilnehmer versammelt, jene vom Kongress in London und Genf, die Crème de la Crème der wissenschaftlichen und medizinischen Welt. Unter der Präsidentschaft des gewaltigen Virchow soll er das Ansehen Deutschlands stärken. Im Vordergrund Robert Koch, eine unangefochtene Persönlichkeit. Kultusminister von Gossler schürt die Spannung und lässt auf eine sensationelle Ankündigung warten. Die Erwartung des Publikums steigert sich zur Ungeduld. Koch beginnt seine Rede. Es ist ein langer Aufsatz über den Zustand der bakteriologischen Forschung seit 15 Jahren. Er hebt seinen Anteil hervor und vergisst jenen von Pasteur, dann geht er auf die Frage der Tuberkulose ein und endet mit dieser Erklärung[1]: »[…] und es hat sich ergeben, daß gar nicht wenige Stoffe imstande sind, schon in sehr geringer Dosis das Wachstum der Tuberkelbazillen zu verhindern. […] Alle diese Substanzen blieben aber vollkommen wirkungslos, wenn sie an tuberkulösen Tieren versucht wurden.

Trotz dieses Mißerfolges habe ich mich von dem Suchen nach entwicklungshemmenden Mitteln nicht abschrecken lassen und habe schließlich Substanzen getroffen, welche nicht allein im Reagenzglase, sondern auch im Tierkörper das Wachstum der Tuberkelbazillen aufzuhalten imstande sind. Alle Untersuchungen über Tuberkulose sind, wie jeder, der damit experimentiert, zur Genüge erfahren hat, sehr langwierig; so sind auch meine Versuche mit diesen Stoffen, obwohl sie mich bereits fast 1 Jahr beschäftigen, noch nicht abgeschlossen und ich kann über dieselben daher nur soviel mitteilen, daß Meerschweinchen, welche bekanntlich für Tuberkulose außerordentlich empfänglich sind, wenn man sie der Wirkung einer solchen Substanz aussetzt, auf eine Impfung mit tuberkulösem Virus nicht mehr reagieren, und daß bei Meerschweinchen, welche schon in hohem Grade an allgemeiner Tuberkulose erkrankt sind, der Krankheitsprozeß vollkommen zum Stillstand gebracht werden kann, ohne daß der Körper von dem Mittel etwa anderweitig nachteilig beeinflußt wird.

Aus diesen Versuchen möchte ich vorläufig keine weiteren Schlüsse ziehen, als daß die bisher mit Recht bezweifelte Möglichkeit, pathogene Bakterien im lebenden Körper ohne Benachteiligung des letzteren unschädlich zu machen, damit erwiesen ist.

Sollten aber die im weiteren an diese Versuche sich knüpfenden Hoffnungen in Erfüllung gehen und sollte es gelingen, zunächst bei einer bakteriellen Infektionskrankheit des mikroskopischen, aber bis dahin übermächtigen Feindes im menschlichen Körper selbst Herr zu werden, dann wird man auch, wie ich nicht zweifle, sehr bald bei anderen Krankheiten das gleiche erreichen. [...] Schon jetzt die Anregung zu weiteren Versuchen nach dieser Richtung zu geben, war einzig und allein der Grund, daß ich, von meiner sonstigen Gewohnheit abweichend, über noch nicht abgeschlossene Versuche eine Mitteilung gemacht habe.«

Die Mitteilung ist verwirrend. Während man eine sensationelle Entdeckung erwartet, klar und knapp, erhält man nur vorläufige Ergebnisse ... betreffend irgendwelche »Substanzen«, von deren Natur der Redner nicht spricht.

In Wirklichkeit fühlt Koch sich nicht wohl. Bevor er beunruhigt das Wort ergreift, hat er sich einem seiner Kollegen, Heinrich Waldeyer-Hartz, anvertraut; er hat Angst davor, eine solche Mitteilung zu machen, da er sehr wohl weiß, dass seine Forschungen gegen die Tuberkulose noch nicht abgeschlossen sind. Er muss in die Arena gehen, gezwungen durch Druck von allen Seiten »insbesondere lasse ihm der Kulturminister von Goßler keine Ruhe« während er zugibt, »er möchte am liebsten auf seinen Vortrag ganz verzichten«.

Sicher, er wurde gezwungen, seine Arbeiten zu offenbaren, aber ohne Zweifel sind auch andere Gründe nicht zu verleugnen. In seinem eigenen Institut bahnt sich eine Rivalität zwischen ihm und einem seiner Mitarbeiter, Emil Behring, an. Wie wir nach der Entdeckung des Diphterie- und Tetanus-Toxins sehen werden, hatte letzterer vor, Kranke mit dem Blut immunisierter Tiere zu behandeln. Ab Dezember 1890 wird er mit Kitasato in diesem Sinne eine vorbereitende Mitteilung veröffentlichen. Vielleicht möchte Koch die Initiative ergreifen, indem er ganz im Vertrauen auf nur vorläufige Experimente ankündigt, dass er die Heilung der Tuberkulose durch eine Methode erreicht hat, die sich auf die Behandlung anderer Krankheiten übertragen lässt. Die Sache ist umso wahrscheinlicher als die Rivalität mit Behring später eine turbulente Wendung nehmen sollte, was Letzteren dazu veranlasst, das Koch Institut zu verlassen. Und dann schwelt auch noch Kochs Streit mit Pasteur im Hintergrund, ist aber allgegenwärtig: Der Erfolg gegen die Tollwut erscheint recht schwach im Vergleich mit einem Sieg über die Tuberkulose, einer weitaus häufigeren Krankheit!

Auch wenn Koch Zurückhaltung beweist und seine Ergebnisse durch eine vorsichtige Wortwahl dämpft, will sich das Publikum nur an der großartigen Hoffnung festhalten, die Tuberkulose zu besiegen, eine Hoffnung, die durch diese »Substanzen« und ihre ersten beobachteten Wirkungen hervorgerufen wird. Die Begeisterung der Kongressteilnehmer hat das Land gewonnen und breitet sich jenseits der Grenzen aus. Viele Kapazitäten zollen dieser Entdeckung Beifall, zum Beispiel Lister, der berühmte amerikanische Arzt Edward Livingston Trudeau, ein Spezialist für Tuberkulose, und Conan Doyle. Letzterer erzählt in einem Artikel vom Dezember 1890 in der Zeitung *The Review of Reviews* von seinem Besuch bei Doktor Koch: »Ein Stapel Briefe auf dem Boden, mehr als einen Meter breit und bis zum Knie reichend, gab einen Eindruck davon, wie groß die Nachfrage [nach diesen Substanzen] ist. Es handelte sich, wie man mir sagte, um eine einzige Postzustellung.« Es folgt eine Beschreibung Kochs, der nur schwer anzutreffen ist.

Sogar in Frankreich spendet man dieser Entdeckung Beifall. Man entdeckt, dass es nicht nur »schlechte« Deutsche gibt, wie Bismarck, sondern dass auch »gute« existieren, wie Koch! Im Konzert der Glückwünsche ein Telegramm von ... Pasteur! Ein Telegramm, das ihn einiges gekostet haben muss. Er hat es in seinem Büro im Institut Pasteur diktiert, wo eine Reproduktion der *L'Alsacienne* von Henner an einem besonderen Platz hängt, eine Frau aus dem Elsass in Trauer, würdevoll. Symbolisch. Das berühmte Bild trägt den Vermerk: »Sie wartet.« Auf die Befreiung ihrer Provinz selbstverständlich. Metchnikoff erzählt[2]: »[Pasteur] war vor allem ein leidenschaftlicher Patriot und hasste seit dem Krieg von 1870 die Deutschen. Wenn er ein deutsches Buch oder eine deutsche Broschüre erhielt, ergriff er sie mit den Fingerspitzen, um sie mir zu geben oder sie mit einer Miene des Widerwillens zur Seite zu legen. Dies hielt ihn aber nicht davon ab, auf meinen Vorschlag einzugehen, ein Glückwunschtelegramm an Koch anlässlich seiner Entdeckung eines Heilmittels gegen die Tuberkulose zu schicken.« Und die Nachricht wurde abgeschickt, nüchtern aber aufrichtig: »Monsieur Pasteur und die Leiter der Abteilungen des Institut Pasteur senden Robert Koch ihre Glückwünsche zu seiner großen Entdeckung.«

Der Pariser Korrespondent einer deutschen Zeitung hat einige Zeit später von der Reaktion Pasteurs zu diesem Thema berichtet[3]: »Montag fand die wöchentliche Sitzung der Académie des sciences statt, in deren Verlauf man viel über die Veröffentlichung Kochs diskutiert hat. Pasteur war anwesend und wurde mit Fragen bestürmt. Er drängte sehr lebhaft gewisse Teilnehmer zurück, die Zweifel äußerten. Dies ist es, es gibt nichts zu diskutieren, rief er und begleitete seine Worte mit einer sehr nachdrücklichen Geste, die jede weitere Frage abschnitt und den

Personen, die zweifelten, zu verstehen gab, dass sie keine weiteren Zweifel äußern sollten.«

Einen zusätzlichen Beleg, dass das Institut Pasteur von der Wahrheit dieser Entdeckung überzeugt ist, findet man in der folgenden Aktennotiz im Protokoll der Sitzung vom 20. Dezember seines Verwaltungsrats: »Monsieur Pasteur führt aus, dass die kürzliche Entdeckung von Herrn Koch, betreffs des Impfstoffes gegen die Tuberkulose, das Institut Pasteur sehr wahrscheinlich dahin führen wird [...] den Impfstoff herzustellen. Man muss also von jetzt an die Erfordernisse dieser Einrichtung planen. Nun, gegenüber des Institut Pasteur gibt es ein großes Gelände [...] am Rande der Rue Dutot[4] ...«

Die geheimnisvollen »Substanzen«, die eigentlich die Tuberkulose heilen sollen, werden zunächst *Kochsche Lymphe* genannt. Im Februar 1891 erhalten sie schließlich den Namen *Tuberkulin*. Genauso wie die »Gebissenen« in die Rue d'Ulm strömten, um sich impfen zu lassen, so treffen von dem Wunderheilmittel angezogen zahlreiche Kranke in Berlin ein. Alles geht sehr schnell, in der Charité beginnen im Herbst 1890 klinische Versuche am Menschen. Koch injiziert sich selbst das Tuberkulin. Er leidet an ziemlich unangenehmen Reaktionen ... aber er überlebt. Pasteur bedauert, dass er die geheimnisvolle Lymphe nicht besitzt, um damit zu experimentieren. Koch kommt seinem Wunsch entgegen[5]: »Sehr geehrter Herr Kollege, Sie hatten die Güte, mir telegraphisch Glück zu wünschen zu dem Ergebnis meiner Forschungen über die Tuberkulose. Ich betrachte dies als ganz besondere Ehre und ich erlaube mir, Ihnen und Ihren Herren Kollegen, die sich Ihren Wünschen angeschlossen haben, meinen ergebenen Dank auszudrücken. Um einen weiteren Ausdruck meiner Dankbarkeit zu erweisen, erlaube ich mir, in der Annahme, dass Sie gerne den besonderen Affekt des neuen Medikaments auf den Menschen beobachten möchten, Ihnen eine Probe zuzusenden. Mit freundlichen Grüßen, Ihr ergebener R. Koch.«*

Der Ton scheint seit dem scharfen Wortwechsel auf dem Kongress in Genf und in den Monaten, die darauf folgten, sehr verändert! Soll man daraus schließen, dass dieser Vertrauensbeweis das Ende der Feindseligkeiten bedeutet? Oder ist Koch zu glücklich, um gegenüber seinem alten Rivalen zu triumphieren?

Am 28. November 1890 erreicht also eine kleine weiße Schachtel das Institut Pasteur. In dem Kästchen befinden sich zwei kleine, mit Stopfen verschlossene Fläschchen, eingebettet in gebohrte Fächer. Jedes enthält zwei Gramm (fünf bis sieben schätzt Pasteur) einer klaren, durchsichtigen Flüssigkeit von bräunlicher Färbung, die, wie ein Journalist es beschreiben wird, an Marsalaweine erinnert. Pasteur beeilt sich ab dem folgenden Tag, die kostbaren Fläschchen Monsieur Peyron, dem Direktor der öffentlichen Fürsorge, zu geben, der sie Doktor Vidal, Arzt am Krankenhaus Saint-Louis weiterreicht ... mit dem Auftrag, seinen Schatz mit Chantemesse und Straus zu teilen! Zur selben Zeit erhält Professor Cornil[6] von der medizinischen Fakultät ebenfalls zwei Fläschchen. Die Franzosen sind weniger als drei Monate nach den ersten Anwendungen am Menschen in Berlin nun für Experimente ausgerüstet. Cornil legt gemeinsam mit Chantemesse vor der Fakultät die erlangten Ergebnisse vor[7].

Seine Rede ist ein Muster zunehmenden Argwohns. Er erinnert daran, wie die Flüssigkeit wirkt. »Die Neuheit der Entdeckung besteht darin, dass, wenn man eine minimale Menge (1 Milligramm) der Substanz wo auch immer [bei einer tuberkulösen Person] unter die Haut injiziert, man nach etwa einer, zwei, drei, vier bis fünf Stunden eine Erhöhung der Temperatur eintreten sieht, die häufig 39 °C erreicht und zuweilen […] bis zu 40 und gar 41 °C ansteigt. Zur gleichen Zeit erfolgen Schüttelfrost, Niedergeschlagenheit, Schläfrigkeit, zuweilen sogar Koma, die den Tod des Kranken befürchten lassen. Während dieses fiebrigen Zustands sieht man sich [auf der Ebene des tuberkulösen Gewebes] gehäuft Phänomene und Symptome entwickeln, ein Ödem, eine Entzündung, die dermaßen intensiv sind, dass sie mit einer lokalen Nekrose der befallenen Stellen enden können. Diese lokalen Phänomene, die der Injektion folgen, schaffen solche Umstände, wie wir keine vergleichbaren kennen.

Könnte es sein, dass dieses neue Arzneimittel eine sehr starke Wirkung gegen den tuberkulösen Prozess selbst hätte, dass es ein spezifisches Arzneimittel sei, das uns von den Tuberkeln befreit, wo auch immer sie sitzen? Die Versuche dauern noch nicht lange genug, um irgendetwas in dieser Hinsicht zu bestätigen.« Und er fährt nachdrücklich fort: »Zunächst tötet dieses Mittel nicht die Bazillen; diese widerstehen; sie bleiben am Leben und potentiell aktiv […] Ich weiß, dass man gesagt hat, dass wenn die Bazillen nicht getötet werden, sie wenigstens verändert seien; man hat berichtet, dass sie sich krümmten wie in furchtbarer Agonie aber diese Fakten scheinen bis dato reine Fantasie zu sein; sie wurden von keinem ernsthaften Beobachter bestätigt. Indem das Arzneimittel die Bazillen nicht tötet, sondern sich damit begnügt, die kranken Gewebe in Bezug auf ihre Vitalität zu verändern, kann man nur bestätigen, dass es die Bazillen daran hindert, sich zu reproduzieren, sich zu vermehren und eine neue Invasion in gesundes Gewebe zu beginnen.« Mehr und mehr zweifelnd: »Wir wissen also noch nicht, ob die injizierte Flüssigkeit uns an einem heilenden Akt teilnehmen lässt, auch wenn wir uns in die günstigsten Bedingungen begeben, das heißt, in eine Tuberkulose im Anfangsstadium.« Dann unverblümt abgeneigt: »Aber das ist nicht alles; es gibt eine gewisse Zahl an formellen Kontra-Indikationen gegenüber dem Gebrauch von Kochs Mittel.« Er zitiert die Fälle und empfiehlt, darauf zu verzichten, wenn Organe wie die Lunge, der Kehlkopf, die Hirnhaut oder das Rippenfell in großem Umfang betroffen sind. Nachdem er verschiedene Kranke präsentiert hat, die am Vortag oder am selben Morgen von Chantemesse behandelt worden waren, und die Reaktionen kommentiert hat, spricht er nicht von einer möglichen Heilung. Die Versuche sind zu frisch, man muss warten, bevor man Schlüsse zieht, »sich vor überschwänglicher Begeisterung hüten und sich einmal mehr erinnern, dass alles, was neu ist, immer sehr viel schöner ist als das, was man bisher gekannt hat«. Schritt für Schritt, vorsichtig und voller Vorbehalte, niederschmetternd, endet er mit einer optimistischeren Aussage und lässt, wenn auch nur bedingt, eine zukünftige Chance zu: »Das Wissen um die Auswirkungen von Kochs Mittel gestattet es anzunehmen, dass es besonders wirksam gegen die Tuberkulose auf lokaler und chirurgischer Ebene ist, weil dort seine Wirkung von der chirurgischen Aktion unterstützt werden kann.« Zum Beispiel die Knochentuberkulosen oder die Gelenkstuberkulosen.

Trotz der Lobeshymnen, die der Entdeckung Kochs über alle Maßen Anerkennung zollen, beginnt man die Vorbehalte Cornils zu teilen. Schon meldet man Rückfälle unter den Kranken, die mit der neuen Methode behandelt wurden. Lister, der auf dem Kongress im August 1890 die Ankündigung Kochs mit Begeisterung begrüßt hatte, bringt ihm im folgenden Herbst seine Nichte, die an Lungentuberkulose im fortgeschrittenen Stadium leidet ... die aber nicht gerettet werden kann.

Die Entdeckung wird aus einem anderen Grund heftig angegriffen. Das Geheimnis, mit dem Koch die Mischung der Lymphe umgibt, missfällt sofort vielen (Virchow, Roux, Metchnikoff, etc.). Das Umfeld greift ihn heftig an, Huppe aus Prag, sein ehemaliger Assistent, wirft ihm vor, die Einzelheiten seiner Erstellung nicht veröffentlicht zu haben und die Wirkung, die er angekündigt hatte, nicht reproduzieren zu können. Ein Bumerangeffekt! Koch hatte die gleiche Kritik an Pasteur hinsichtlich des Impfstoffes gegen den Milzbrand gerichtet!

Am 15. Januar 1891 legt Koch endlich das Prinzip der Wirkung seines Mittels offen, das berühmte *Kochsche Phänomen*, bezüglich der beobachteten Reaktionen nach der Übertragung des lebenden oder toten Tuberkulosebazillus auf gesunde oder tuberkulöse Meerschweinchen. Und schließlich veröffentlicht er das Geheimnis seiner Formel[8]: »Das Mittel, mit welchem das neue Heilverfahren gegen Tuberkulose ausgeübt wird, ist also ein Glyzerinextrakt aus den Reinkulturen der Tuberkelbazillen.« Ganz einfach[9]!

Das Gewitter braut sich zusammen und kommt näher. Eine Publikation Virchows im Januar 1891 verreißt die Behandlung mit Tuberkulin vollständig. Wenn es keine latente Tuberkulose anregt, verursacht das Allheilmittel häufig eine Verschlimmerung. 21 Personen sterben an Tuberkulose trotz der Behandlung mit Tuberkulin und die Untersuchung *post mortem* hat gezeigt, dass sie alle eine besonders virulente Form der Krankheit hatten, die »Miliartuberkulose«. Die Behandlung mit Tuberkulin, die das nekrotische Gewebe um die Läsion zerstört, erleichtert die Übertragung der Mikrobe.

Während des gleichen Jahres 1891 erscheinen die Ergebnisse eines klinischen Versuchs[10]. Auf nahezu 2000 Tuberkulosekranke bezogen, die mit Tuberkulin behandelt worden waren, hat der Versuch nur eine sehr kleine Zahl von Heilungen gezeigt, vergleichbar jener, die ohne Behandlung beobachtet wurde.

Die Entdeckung – die größte der Menschheit, sagte die Presse, die Koch Anerkennung sicherte – stuft ihn plötzlich herab auf den Rang eines Scharlatans. Sein Ruf bekommt Risse.

Auch wenn das Tuberkulin keinen messbaren therapeutischen Effekt zeigt, hat es zweifellos eine diagnostische Bedeutung. Es erlaubt nachzuweisen, ob eine Person den Tuberkulosebazillus in aktiver oder inaktiver Form in sich trägt. Jede Person, die Kontakt mit diesem Bazillus hatte, entwickelt am Ort der Testung eine Reaktion auf das Tuberkulin. Dieser Effekt resultiert aus der zellulären Immunität gegen die Mikrobe, die man später *verzögerte Hypersensitivität* nennen wird. Sie wird viel in dem Test gebraucht werden, der unter dem Namen *Tuberkulintest* bekannt ist und bei den Schülern während vieler Jahre durchgeführt wird.

Während der Periode 1888–1893, als er bereits von der Kontroverse um das Tuberkulin betroffen ist, erlebt Koch eine turbulente Zeit in seinem Privatleben. 1888 verheiratet sich seine Tochter Gertrud, seine geliebte Trudy, mit einem seiner Assistenten, dem Militärarzt Eduard Pfuhl. Das Glück seiner Tochter mildert nicht eine tiefe Traurigkeit. Die Trennung ist umso schmerzlicher, als das junge Paar 1892 wegzieht und sich in Straßburg niederlässt. Zudem beginnt sich zu dieser Zeit, die Beziehung mit seiner Frau ernsthaft zu verschlechtern. Emmy wird zu oft von Robert vernachlässigt. Er, ganz der Wissenschaft verschrieben, vergisst die Essenszeiten und zuweilen die Adresse seines Zuhauses. Sie seufzt resigniert. Die Bewunderung, die sie für ihren extravaganten Ehemann empfindet, hätte ohne Zweifel die Einsamkeit aufgewogen und erlaubt, ihre Zweisamkeit über die Jahre zu erhalten. Das hieße den Dämon der Midlife-Krise nicht zu berücksichtigen, der er erliegen wird. Und die, als hätte er es noch nötig, seinen Ruf noch mehr zerstören wird.

Während des Sommers 1889, kurz bevor er seine Arbeiten am Tuberkulin aufnahm, ist Koch müde, ohne Zweifel deprimiert, und er fährt allein in den Urlaub in die Alpen, nach Pontresina, einen Ferienort, den er besonders schätzt, eine Art Rückzugsort, wohin er sich zur Gewohnheit gemacht hatte, alleine zu fahren, und von wo er an Emmy poetische Briefe schrieb. Emmy allerdings erhält keine mehr.

Tradition verpflichtet, alle Persönlichkeiten müssen sich porträtieren lassen. Koch unterwirft sich dem Brauch und begibt sich während des Jahres 1890 zu Porträtsitzungen bei dem Maler Graefe. In dem Atelier fällt ihm das Porträt eines sehr hübschen Mädchens auf. Eine talentierte Schülerin des Malers, die auch Nebenrollen am Theater spielt. Der Maler übernimmt die Vorstellung. Sie nennt sich Hedwig Freiberg und ist 17 Jahre alt. Er ist 47. Er verfällt ihrem Charme, es scheint Liebe auf den ersten Blick zu sein. Der Umweg über dieses Atelier stellt sein Leben auf den Kopf. Diskret, dann mehr und mehr offen, frequentiert er allein die Theater der Hauptstadt. Seit 1892 wird seine Werbung um Hedwig allgemein bekannt.

Im Oktober 1890, kurz nach der Ankündigung der Entdeckung eines Heilmittels gegen die Tuberkulose, antwortet der Bildungsminister auf den Wunsch Kochs, und entscheidet, dass dieser von den Lehr-Verpflichtungen befreit werden und dass man ihm ein Institut errichten soll, nach dem Modell des Institut Pasteur. Während letzteres zum Kampf gegen die Tollwut errichtet wurde, wird das vorrangige Ziel des neuen Institutes für Infektionskrankheiten sein, die Forschungen über die Tuberkulose fortzuführen. Architekten werden nach Paris geschickt und *Le Figaro* vom 3. Dezember 1890 berichtet, dass sie »gestern das Institut Pasteur besichtigt haben und unseren berühmten Gelehrten nach allen Einzelheiten fragten, die ihnen bei dem Bauprojekt, das sie in Berlin planen, helfen könnten. Das Institut Pasteur scheint das Modell für alle wissenschaftlichen Einrichtungen dieser Art zu sein«.

Inzwischen hat sich der Ruhm, den das Tuberkulin Koch gebracht hat, zu ein Desaster gewendet. Seine Ehe ist zerbrochen und seine Beziehung mit Hedwig bringt ihm fast überall Schande. Er entschließt sich, dieser schädlichen Atmosphäre zu entfliehen und fährt in den Urlaub nach Ägypten. Während dieser Zeit finden aufgeregte Debatten über die Finanzierung seines Instituts statt. Im März 1891 beschreibt er in einem Brief an Hedwig[11], seine neue Liebe, die Schönheit Luxors, der Ruinen und der Gräber; gleichwohl beschäftigen ihn die Probleme, die er zurückgelassen hat: »Mein liebstes Hedchen! Einige wundervolle Tage habe ich in Luxor [...] verlebt. Da lacht wirklich einzig blauer Himmel über den grünen Fluren des üppigen Nilthals [...]. Auf hohe Berge bin ich gestiegen, wo nur noch Adler hausen, und habe von da weit, weit in die Wüste hingeschaut, in die ich so gern mit den wandernden Beduinen gezogen wäre. [...] Kurz, es war ein reizendes Leben in Luxor, und ich hätte dort wochen-, monatelang bleiben mögen, wenn mich nicht ein Magnet nach dem Norden gezogen hätte [...] nach Cairo. [...] Ich hatte eine Nachricht von Dir erhofft, aber vergeblich. Statt dessen erhielt ich Briefe aus Berlin mit wenig erfreulicher Botschaft. Du bist ja immer meine Vertraute gewesen, und so will ich Dir auch jetzt mein Herz ausschütten in der Erwartung, daß Du mir die Sorgen tragen hilfst.«

Den gesamten Winter 1892 ist Koch Abonnent eines Sitzplatzes im ersten Rang des Lessingtheaters, um Hedwig aus der Nähe zu bewundern. Im Juni 1893 wird die Scheidung von Emmy ausgesprochen. Zwei Monate später, am 13. September 1893, heiratet Koch in zweiter Ehe Fräulein Freiberg. Diese Hochzeit mit einer 30 Jahre jüngeren Frau wirbelt Staub auf. Bereits angeschlagen durch die Verleugnungen mancher Berufskollegen, ist er nun erneut exponiert. Er muss sogar stürmische Reaktionen der Einwohner von Clausthal erdulden, die so weit gehen, die Gedenktafel an seinem Geburtshaus abzureißen! So Metchnikoff auf dem deutschen Mediziner-Kongress 1892: »Die Hochzeit[12] Kochs, dem es nicht gelungen war, sich seine wissenschaftliche Überlegenheit verzeihen zu lassen, war den schwersten Beschuldigungen ausgesetzt und sein Roman interessierte die Professoren sicherlich weitaus mehr als alle Reden des Kongresses«! Und wenn Koch niemals Robert von Koch wurde, dann geschah dies größtenteils wegen seiner Scheidung und der Persönlichkeit seiner zweiten Frau. Trotzdem wird die Ehe sehr glücklich sein. Die zweite Frau Koch, die seine wissenschaftliche Leidenschaft versteht und ihren Ehemann fördert, verlässt ihn kaum und begleitet ihn sogar auf den meisten seiner kolonialen Expeditionen.

Trotz des Fehlschlags des Tuberkulins als Behandlung der Tuberkulose eröffnet 1891 das Institut für Infektionskrankheiten[13] endlich seine Tore und Koch wird zum Direktor ernannt. Wie Pasteur hat er von nun an sein eigenes Institut! Er kann so etwa 20 Assistenten um sich sammeln, von denen mehrere zu historischen Persönlichkeiten der Mikrobiologie und der Immunologie werden: Emil Behring, Shibasaburo Kitasato, Paul Ehrlich, Richard Pfeiffer, Bernhard Proskauer und August von Wassermann. Die drei ersten werden eine Hauptrolle bei der Erforschung der Diphtherie spielen, des Tetanus und der Serumbehandlung, ein Gebiet auf dem sich die deutsche und die französische Schule von Neuem gegenüberstehen und ergänzen werden.

Gift und Gegengift

Heute hat man in Frankreich wie in Deutschland vergessen, was die Diphtherie war. Wenn sie fast von der Liste der verhängnisvollen Krankheiten verschwunden ist, dann ist dies dank der Arbeit der Schüler von Pasteur und Koch geschehen. Doch zuvor graute es Mütter und Väter vor ihr. Bekannt seit der Antike, hatte sich die Krankheit im 18. Jahrhundert über ganz Europa ausgebreitet und ihren Höhepunkt im folgenden Jahrhundert erreicht. Sie traf hauptsächlich Kinder. In Frankreich wie in Deutschland tötete sie jedes Jahr Zehntausende. Die Krankheit war durch paralytische Anfälle gekennzeichnet und vor allem durch das Auftreten von Pseudomembranen im Hals; wenn diese sich über der Stimmritze bildeten, im Kehlkopf oder den Luftröhren, verursachten sie Erstickungsanfälle der schlimmsten Art. Die Hälfte der Kinder, die von dieser Krankheit befallen waren, die man bereits *Krupp* nannte, starben unter quälenden Umständen, während sie verzweifelt zu atmen versuchten. Das »hässliche Monster, der Falke der Finsternis«, wie sie Victor Hugo nannte, war der Schrecken der Familien. Der Versuch, diese Krankheit zu besiegen, war offensichtlich eines der wichtigeren Anliegen der Schüler Kochs und Pasteurs.

Als Erster schaltete sich ein Deutscher ein, Edwin Klebs. Er ist kein Schüler Kochs – er war neun Jahre älter als dieser – aber ein Schüler Virchows. Klebs war sehr früh ein Verfechter der Keimtheorie bei den Infektionskrankheiten gewesen, während sein Lehrer Virchow Jahre benötigte, um sie zu akzeptieren.

Tatsächlich hatte Klebs kurz nach Henle seit 1877 das formuliert, was schließlich als die *Kochschen Postulate* bekannt werden sollte. Klebs machte also den ersten Schritt in der mikrobiologischen Erforschung der Diphtherie, indem er 1883 unbewegliche Stäbchen in den Pseudomembranen der Kranken entdeckte.

Der Militärarzt Friedrich Loeffler, einer der ersten zwei Mitarbeiter Kochs, zog die Natur der Mikrobe, wie sie von Klebs erklärt worden war, in Zweifel. Im folgenden Jahr gelang es ihm nicht ohne Mühe, einen Bazillus aus den Pseudomembranen zu kultivieren und zu zeigen, dass er der Überträger der Krankheit ist. Nach der Übertragung auf verschiedene Tiere führt er zur Bildung der Pseudomembranen und zu allen Lähmungserscheinungen, die für die Diphtherie charakteristisch sind. Dieser Bazillus wird *Corynebacterium diphtheriae* genannt werden oder Klebs-Loeffler-Bazillus. Seltsam ist, dass der Diphtheriebazillus sich einmal übertragen nicht ausbreitet; er verbleibt am Ort der Impfung. Trotzdem hat er aus der Entfernung Auswirkungen und die Vergiftung, die er auslöst, ist allumfassend, nicht zuletzt mit Auswirkungen auf das Herz und die Lunge. Ohne Zweifel, und Loeffler unterstreicht dies, muss der Bazillus eine giftige Substanz produzieren, die sich im gesamten Organismus des Kranken ausbreitet.

Nun ist die Reihe an den Franzosen. Zwei Mitarbeiter Pasteurs werden die Hauptrolle spielen: Émile Roux und Alexandre Yersin. Am 1. Januar 1887 geht Yersin als Assistent von Doktor Gancher zum Hôpital des Enfants-Malades; Grancher war es, der unter den Augen Pasteurs die Impfung am kleinen Joseph Meister vorgenommen hatte. Zur gleichen Zeit engagiert sich Roux als persönlicher Laborant in Pasteurs Labor an der

École normale. Yersin ist also das, was man heute einen Medizin-Professor nennen würde. Er nimmt Roux im Krankenhaus mit ans Bett junger Diphtheriekranker und überzeugt ihn, diese Krankheit zu studieren. Roux lässt sich umso leichter überzeugen, da er durch die Idee Loefflers neugierig gemacht wurde, dass der Diphtheriebazillus eine giftige Substanz absondern könne, die auf Distanz im infizierten Organismus Einfluss nimmt. Schon im Rahmen seiner Arbeiten über die Geflügelcholera hatte Pasteur Hinweise gefunden, dass die pathogenen Bakterien Substanzen produzieren, die bestimmte Aspekte der Krankheit hervorrufen können. Roux selbst war durch die Arbeiten mit Chamberland von 1887 über die Sepsis überzeugt, dass die Miroben giftige Substanzen absondern können.

Roux und Yersin bestätigen zunächst, dass der von Klebs und Loeffler beschriebene Keim, der bei allen Kranken gefunden wurde, die spezifische Mikrobe dieser Krankheit ist. Nachdem sie die Kulturen durch Filtrierung von lebenden Mikroben gereinigt haben, mithilfe eines Apparats, den ihr Kollege Chamberland entwickelt hatte, entdecken sie in dem Filtrat eine Substanz, die, wenn man sie Tieren injiziert, diese schnell tötet oder lähmt. So beweisen sie, dass der Keim, wie es Loeffler vorhergesagt hat, ein Toxin absondert, das wirklich für die Diphtherie verantwortlich ist. 1888 können Roux und Yersin schreiben: »Die Infektion wird nicht von einer Mikrobe verursacht, die in das Gewebe eindringt, sondern durch die Diffusion einer giftigen Substanz in den Organismus, die auf der Oberfläche einer Schleimhaut entsteht, sozusagen außerhalb des Körpers.« Aus diesen Forschungen entstehen in drei Jahren drei berühmte Abhandlungen, *Contribution à l'étude de la diphtérie* gemeinsam unterschrieben von Roux und Yersin.

Das Diphtherietoxin ist also identifiziert. Es ist das erste Beispiel für ein Gift, das von einer Mikrobe produziert wird und für die Krankheit, die sie verursacht, verantwortlich ist. Wenig später sollte man entdecken, dass Gleiches für Tetanus gilt und schließlich für mehrere andere bakterielle Krankheiten wie die Cholera und den Botulismus.

Bei ihren Forschungen zu dem Diphtherietoxin hatten die Pasteurianer eine sehr präzise Idee vor Augen. Sie drücken sie in der ersten ihrer drei Abhandlungen von 1888 folgendermaßen aus[1]: »Ist es möglich, die Tiere an das Diphtherietoxin zu gewöhnen und auf diesem Wege die Immunität gegen die Diphtherie zu erwirken? Die Studie dieser Frage wird das Thema einer nächsten Abhandlung sein.« Man könnte also vielleicht gegen die Diphtherie immunisieren, indem man den Organismus an das Gift gewöhnt. Diese Idee war seit mehreren Jahren wiederholt in Pasteurs Labor angeklungen. Pasteur selbst hatte Ende 1886 verstanden, dass sein Impfstoff gegen die Tollwut keineswegs aus einer geschwächten, lebenden Mikrobe bestand, sondern in einer *Impfsubstanz*, die mit der Mikrobe, vielleicht der getöteten Mikrobe, verbunden ist. Später, 1887, hatten Roux und Chamberland durch den Vibrio der Sepsis eine Immunität gegen die Sepsis erlangt aufgrund löslicher Substanzen, die aus den Bakterienkulturen stammten. Folgerichtig sollten sich Roux und Yersin nach ihrer Entdeckung des Diphtherietoxins ohne Aufschub an die Erforschung der Immunisierung gegen die Krankheit machen. Jedoch entscheidet das Schicksal anders darüber.

Im September 1890 verlässt Yersin das Institut Pasteur, da er sich unwiderstehlich nach fernen Ländern sehnt und zwischen den Mauern eines Labors zu ersticken glaubt. Er verpflichtet sich als Schiffsarzt für die Reederei Messageries maritimes im

Fernen Orient. Roux ist überlastet mit seinen Aufgaben in der Lehre, seiner Arbeit in Forschung und Administration des Institut Pasteur bei Émile Duclaux und mit seiner Unterstützung für Pasteur, dessen Gesundheit sich verschlechtert. Duclaux ist von Blutsturz betroffen, vielleicht vom Ursprung her tuberkulös, und darf sich für mehrere Wochen nicht bewegen. Er muss zumindest vorläufig auf die Fortführung seiner Forschungen über das Toxin verzichten. Die Pasteurianer treten zur Seite, der eine zieht in die weite Welt, der andere muss in seinem Schlafzimmer bleiben. Die Schüler Kochs übernehmen. So geschieht es, dass die folgende entscheidende Phase sich im Institut für Hygiene in Berlin abspielen wird.

Die Hauptakteure sind dieses Mal Emil Behring[2] und Shibasaburo Kitasato.

Behring wurde 1854 geboren, elf Jahre nach Koch. Sein Vater ist Grundschullehrer, die arme Familie zählt 13 Kinder. Um medizinischen Studien aufzunehmen, von denen er träumt, hat Emil keine andere Wahl als an das Friedrich-Wilhelm-Institut oder »Pépinière« zu gehen, das 1795 gegründet worden war, um Militärärzte auszubilden. So hatten es auch Leoffler und Gaffky getan, die ersten beiden Mitarbeiter Kochs. Einer der Professoren dort ist der unausweichliche Rudolf Virchow, selbst ein ehemaliger Schüler der »Pépinière«.

1880–1883, während er Militärarzt im Distrikt Posen ist, beginnt Behring sich für die Forschung zu interessieren und macht interessante Beobachtungen über den Gebrauch einer Jodverbindung – das Jodoform – als antibakteriellen Wirkstoff. Sein Ziel ist es, den menschlichen Körper für infektiöse Wirkstoffe unverwundbar zu machen »wie man einen Schinken durch Räuchern gegen Verwesung schützt.[3]«*. Seit Ende 1870 ist infolge der Arbeiten von Pasteur, Lister und Koch die Erforschung der antiseptischen und desinfizierenden Wirkstoffe tatsächlich in Mode. Behring beginnt ebenfalls Forschungen zu dem Blutserum und zeigt im Besonderen, dass das Serum der Ratten, die im Gegensatz zu den Meerschweinchen sehr widerstandsfähig gegen den *Bacillus anthracis* sind, diesen Bakterien keine Entwicklung erlaubt. Er schließt daraus, dass die Widerstandskraft der Ratten aus einer besonderen Beschaffenheit ihres Blutserums resultiert[4]. Diese Beobachtung scheint im Gegensatz zu der unentbehrlichen Rolle der Phagozyten im Kampf des Organismus gegen pathogene Bakterien zu stehen, wie es Metchnikoff vermutet hat. Laut Behring (und seinem Kollegen Nissen): »Bei Ratten ist die Fähigkeit, einer Milzbrandinfektion zu widerstehen, unabhängig von der Aktivität der lebenden Zellen (im Sinne Metchnikoffs) und dies aufgrund des Vorhandenseins antiseptischer Verbindungen im Blut.«* Die Pasteurianer sind von diesem Ergebnis beeindruckt. In einem Artikel von 1892 schreibt Roux, dass »die vollständigste Arbeit über die bakterientötende Beschaffenheit der Säfte ist jene von Behring und Nissen, die die Wirkung des Serums einer großen Anzahl von Tieren auf pathogene Mikroben untersucht haben«. Roux und Metchnikoff sind sich sicher, dass die Phagozyten eine Hauptrolle bei der Vernichtung von Mikroben bei infizierten Wirten spielen. Behring, Professor für Hygiene an der Universität Marburg, wird am 28. Juli 1889 offiziell nach Berlin in Kochs Hochburg versetzt. Er ist ein versessener Arbeiter, der an einen Freund schreibt: »Ich verbringe den ganzen Tag im Institut für Hygiene, ich unterhalte ausgezeichnete Verbindungen zu Koch und seinen Assistenten und ich hoffe, sie bald mit vielen Hinweisen auf meine Arbeit zu überraschen.«* In jenem Sommer ist der Lehrer jedoch in das Abenteuer um das Tuberkulin verstrickt und wird rasch von den folgenden Streitigkeiten in Anspruch genommen. Koch folgt den Arbeiten Behrings über antitoxischen Beschaffenheiten des Blutserums also nicht aus der Nähe. Er wird sich erst wirklich 1891 dafür interessieren, wenn die Möglichkeit eines therapeutischen Gebrauchs des antitoxischen Serums zum Durchbruch kommt.

Behring braucht nicht lange, um die Bekanntschaft des jungen Forschers Shibasaburo Kitasato zu machen, der bereits in Kochs Labor arbeitet.

Kitasato wurde 1856 in Ogunigo geboren, einem Bergdorf im Süden Japans. Nachdem er seine Kindheit in diesem Dorf verbracht hatte, beginnt er Medizin in Kumamoto zu studieren, einer ganz neuen Schule, an der ein niederländischer Arzt unterrichtete, Professor Van Mansfield. Er setzt diese Studien bis 1883 in Tokio fort, als er zum Zentralen Amt für die öffentliche Gesundheit des Innenministeriums versetzt wird. 1885 wird er von der japanischen Regierung nach Deutschland geschickt, um die aufkeimende Wissenschaft der Bakteriologie zu studieren, und zwar bei dem, der einer ihrer Gründer ist, anders gesagt bei Robert Koch. Seit seiner Ankunft vertraut Koch ihm die Erforschung des Tetanusbazillus an, eine schwierige Aufgabe, die ihm schier unmöglich erscheint, denn dieser Bazillus kann in der Gegenwart von Sauerstoff nicht überleben. Zur großen Überraschung Kochs gelingt es Kitasato 1889, die Kultur der Bakterien in Abwesenheit von Luft (in Anaerobiose) zu entwickeln und den Tetanusbazillus zu isolieren. Zudem erhält er Ergebnisse, die nahelegen, dass dieses Bakterium, wie jenes der Diphtherie, ein starkes Toxin produziert. Dieses Toxin wird im folgenden Jahr vom dänischen Arzt Knud Faber entdeckt werden. Behring und Kitasato verfügen also über dieses Tetanustoxin ebenso wie über das Diphtherietoxin, dessen Existenz von Roux und Yersin erkannt worden war.

Die Arbeiten, die Behring über das Jodoform geleistet hatte, hatten gezeigt, dass eine Behandlung mit verschiedenen Jod-Verbindungen Labortiere in gewissem Grad gegen die tödlichen Auswirkungen einer Infektion schützen konnten. In einem langen Artikel über die Desinfektionsmittel, den er 1890 veröffentlicht, stellt Behring das Jodtrichlorid vor, dass er als genauso wirksam erachtet wie das Jodoform, aber für viel weniger giftig. Bis dahin, dass diese Verbindung Tieren injiziert werden und sie wenigstens teilweise gegen Infektionen schützen kann. Er beweist es: Er infiziert Meerschweinchen mit dem Diphtheriebazillus, dann behandelt er sie mit Jodtrichlorid. Einige Tiere überleben. Das ist schon ein Sieg. Das Wichtigste wird noch kommen. Er behandelt erneut die überlebenden Tiere mit einer Menge an Bakterien, die sie töten müssten. Keines von ihnen zeigt Symptome der Krankheit. Dies führt ihn zu der Überlegung, dass die Widerstandskraft dieser Tiere, wie im Fall der Ratten und des Milzbrandes, der Fähigkeit ihres Serums geschuldet sein könnte, sich der Wirkung des bakteriellen Toxins zu widersetzen. Er geht nun zu kritischeren Experimenten über, Meerschweinchen werden Injektionen mit tödlichen Dosen des Toxins unterworfen, dann wenig später Injektionen mit Serum, das von Tieren stammt, die der Infektion widerstanden haben. Die Tiere überleben. Das Serum der immunisierten Tiere enthält also eine Substanz, die gegen die Wirkung des Giftes schützen kann.

Kitasato seinerseits unternimmt gleiche Experimente über den Tetanus. Über sie erscheint eine erste, relativ kurze Publikation im Dezember 1890, gemeinsam unterzeichnet von Behring und Kitasato in der *Deutsche Medizinische Wochenschrift*[5]. Dieser Artikel beschreibt die Punkte, die die Basis der Serumtherapie bilden: Das Blut der gegen den Tetanus immunisierten Kaninchen hat die Fähigkeit das Tetanustoxin zu neutralisieren oder zu zerstören; diese Eigenschaft existiert genauso im Serum, das heißt im Blut ohne zelluläre Bestandteile; diese antitoxische Eigenschaft ist dermaßen stabil, dass sie sogar im Körper anderer Tiere wirksam bleibt, sodass es möglich ist, durch die Transfusion des Blutes oder des Serums spektakuläre therapeutische Ergebnisse zu erzielen; die antitoxische Eigenschaft existiert nicht im Blut von Tieren, die nicht gegen den Tetanus immunisiert worden sind. In einer Fußnote schlagen die Autoren vor, die Verbindungen, die im Serum vorhanden sind und die Toxine neutralisieren, *Antitoxine* zu nennen. Nachdem er diesen historischen Artikel niedergeschrieben hatte, war Kitasato nicht mehr an der Arbeit über die Antitoxine beteiligt. Der Grund ist nicht klar. Er scheint seinen Beitrag zur Arbeit Kochs über das Tuberkulin geleistet zu haben. Jedenfalls kehrt der japanische Forscher 1892 in seine Heimat zurück[6], nachdem es Koch gelungen war, die japanischen Behörden zu überzeugen, Kitasato seine Arbeiten in Berlin über die zunächst vorgesehene Frist hinaus verfolgen zu lassen (er ist insgesamt sieben Jahre geblieben). Wir werden ihm noch mal begegnen.

Eine Woche nach dem Artikel über das Tetanus-Antitoxin, signiert Behring allein einen detaillierteren Artikel über die Diphtherie. In diesem Artikel zögert Behring nicht, eine therapeutische Anwendung mit immunisiertem Tierserum, das folglich Antitoxine enthält, bei Kindern, die an Diphtherie erkrankt sind, in Betracht zu ziehen. Trotz ihrer Bedeutung werden diese Arbeiten von jenen Kochs über das Tuberkulin und von der Kontroverse, die folgten, in den Hintergrund gedrängt. Zunächst sind es die theoretischen Aspekte der Entdeckung Behrings und

Kitasatos, die Aufmerksamkeit erregen, mehr als ihre eventuelle praktische Anwendung.

Behring behauptet, wie wir sahen, dass die Immunität gegen die Mikroben aus der alleinigen Wirkung der löslichen Verbindung im Serum resultiert. Dies ist der Anfang einer langen Kontroverse zwischen den Anhängern der *humoralen Immunantwort*, die die Immunität auf die löslichen Komponenten des Serums zurückführen, und jenen der *zellulären Immunantwort*, die den Zellen, wie den Phagozyten, eine ausschlaggebende Rolle zuweisen. Auf der siebten internationalen Hygienekonferenz, die im August 1891 in London stattfindet, präsentiert Behring seine Ergebnisse. Lister, der die Abteilung Bakteriologie leitet, erwähnt die Entdeckung Behrings und Kitasatos als eine der wichtigsten neueren Entdeckungen. Von diesem Moment an zeigt sich die Rivalität der Meister der beiden Immunantworten in aller Öffentlichkeit. Doch interveniert Metchnikoff sehr weise, wie er es bei vielen Gelegenheiten tun wird, und schlägt einen Kompromiss vor[7]: »Wir können uns gegenseitig unterstützen auf die gleiche Art und Weise wie die Phagozyten und die Antitoxine, denn man kann annehmen, dass die Phagozyten eine erhebliche Unterstützung von den antitoxischen Fähigkeiten des Serums erhalten, während die Phagozyten eine wichtige Unterstützung zum Organismus und seinen antitoxischen Fähigkeiten beitragen, indem sie die Bakterien fangen und zerstören.« Metchnikoff hat als Weiser und Prophet gesprochen. Seine Worte deuten das an, was viele Jahre später die Lösung der Kontroverse sein wird. Tatsächlich sind diese beiden Aspekte der Immunität eng verbunden und voneinander abhängig.

Der Falke der Finsternis ist besiegt

Während die Debatte zwischen den beiden Immunantworten tobt, hat Behring, der im Juli 1891 mit Kochs ganzer Truppe in das neue Institut für Infektionskrankheiten umzieht, immer noch die Möglichkeit im Blick, seine Entdeckung der Antitoxine zu therapeutischen Zwecken zu nutzen. Jedoch, und heutzutage ist dies noch zutreffender, ist es ein langer Weg zwischen einem Ergebnis im Labor und der Marktzulassung eines Medikaments oder Impfstoffes. Behring ist sich bewusst, dass riesige Mengen von Meerschweinchen nötig wären, um genug Serum zur Behandlung von Kindern zu erhalten. Er muss größere Tiere immunisieren. Nun sind solche Tiere teuer in Ankauf und Haltung. Behring und sein Kollege Wernicke unternehmen einen ersten Versuch mit einem Schaf, das Koch loswerden wollte, aber sie müssen es mit ihrem eigenen Geld unterhalten! Behring arbeitet verzweifelt, er kauft einige Tiere und zeigt, dass die beste Art sie zu immunisieren, um ein Antiserum zu erhalten, ist, ihnen ein durch Jodtrichlorid teilweise inaktives Toxin zu injizieren. Er hält dies physisch und finanziell nicht durch. Von Ende 1890 bis 1892 muss er mehrmals Urlaub nehmen, um sich von seiner Müdigkeit, seinen Depressionen und vielleicht einer Tuberkulose zu erholen.

Mangels nötiger Mittel befinden sich Behrings Arbeiten über die Diphtherie in einer Sackgasse. Er konzentriert sich also auf das Tetanus-Antitoxin. Tatsächlich erhält er, da der Tetanus eine große Gefahr für wertvolle Pferde darstellt, Ende 1891 eine große Summe vom Landwirtschaftsministerium, um eine Serumtherapie gegen diese Krankheit zu entwickeln. So kann Behring Pferde zum ersten Mal immunisieren, was von großer Bedeutung sein wird. Rückblickend kann man sich nur wundern, dass es leichter war, Gelder für die Rettung von Pferden zu erhalten als für die von Kindern!

1892 kann Behring seine Arbeiten über die Diphtherie wieder aufnehmen. Auf Kochs Rat hin nimmt er im April Kontakt mit der Firma Meister, Lucius & Co auf, die Farbstoffe produziert. Sie befindet sich in Höchst, einem Vorort von Frankfurt. Diese Firma, Stammvater der großen pharmazeutischen Höchstgruppe, zeigt Interesse an der Produktion des Antidiphtherie-Serums. Ein Vertrag, unterschrieben am 20. Dezember, bringt die nötigen Gelder zum Kauf und Unterhalt der Tiere. Im Frühling 1893 richten Behring und Wernicke in einem Gewölbe unter Eisenbahngleisen einen Stall ein, in dem sie 40 Schafe und einige Pferde halten. Sie besitzen auch die notwendigen Mittel, um die technische Ausarbeitung zu bewerkstelligen. März bis April 1893 haben sie genügend Serum beisammen, um einen ersten klinischen Versuch an elf Kindern vorzunehmen, die an Diphtherie erkrankt sind. Die Ergebnisse sind ermutigend: Neun der elf Kinder überleben.

Jedoch sind Ende August 1893 Behrings Kollegen nicht von der Wirksamkeit der Behandlung überzeugt. Der Unternehmer Höchst wird ungeduldig. Behring wird aufgefordert, mit Ehrlich zusammenzuarbeiten, der Techniken entwickelt hat, um die Konzentration der Antitoxine zu standardisieren. Ehrlich, der auch der große Spezialist in Farbstoffen ist, und der, wie man sah, an der Identifizierung des Kochschen Bazillus beteiligt war, indem er die Färbung mit Fuchsin vorstellte, ist der Richtige.

Dies ist der Beginn einer Zusammenarbeit, die es Behring und Ehrlich in weniger als einem Jahr erlaubt, ein wirksames Serum auf den Markt zu bringen.

Mit Zustimmung Behrings beginnen die klinischen Versuche im Januar 1894 mit einem Serum aus Ziegen, das Ehrlich geliefert hat. Im Laufe dieser Versuche, die bis Mai dauern, werden insgesamt 220 Kinder behandelt, 168 genesen (76,4 %) 52 (23,6 %) sterben, während, erinnern wir uns, die Mortalitätsrate ohne Behandlung im Mittel 50 % beträgt. Je frühzeitiger die Behandlung einsetzt, desto größer sind die Chancen zu überleben. Diese Ergebnisse, die im Mai 1894 publiziert werden, liefern den ersten Beweis, dass das Serum in der Heilung der Diphtherie wirksam ist. Ein anderer deutscher Arzt, Otto Heubner, unternimmt ebenfalls Versuche, erst über 96, dann über 127 Fälle, mit einer Mortalitätsrate, die wenig höher als 20 % ist, jedoch werden die Ergebnisse erst 1895 veröffentlicht.

Am 1. August 1894 beginnt die Firma Höchst dieses beispiellose Arzneimittel auf den Markt zu bringen. Am 24. November 1894 eröffnet sie offiziell eine neue Anlage für die Produktion des Serums. Die Anwesenheit Robert Kochs und des Direktors des kaiserlichen Gesundheitsamtes unterstreichen die offizielle Anerkennung der Bedeutung des Serums von Behring und die führende Rolle Deutschlands in der bakteriologischen und therapeutischen Forschung. Es war Zeit, diese Anerkennung zu bestätigen, denn inzwischen, Anfang September, hatte der internationale Hygienekongress in Budapest stattgefunden.

Ein Kongress, auf dem Émile Roux einen wahren Begeisterungssturm ausgelöst hatte, als er von den Ergebnissen klinischer Versuche berichtete, die er in Frankreich zeitgleich mit denen von Behring ausgeführt hatte[1]. »Seit den Arbeiten Behrings und Kitasatos«, beginnt er, »hat die Frage der Behandlung gewisser infektiöser Krankheiten mittels eines Serums von immunisierten Tieren auf der Tagesordnung gestanden. Die ersten Versuche waren bezogen auf die Behandlung des Tetanus, jedoch haben sie leider nicht alle Hoffnungen erfüllt, die man gehegt hatte. Dies hat ohne Zweifel damit zu tun, dass, wenn sich die ersten Symptome des Tetanus zeigen, es schon zu spät und die Krankheit bereits in ihre letzte Phase eingetreten ist. Bei der Diphtherie ist es glücklicherweise nicht das Gleiche und durch das Auftreten der Pseudomembranen ist es möglich, die Krankheit an ihrem Beginn zu überraschen. Seit 1891 verfolgen wir mit Monsieur Martin […].« Roux fasst nun seine Arbeiten zusammen, die die Methoden der Bakterienkulturen und der Produktion der Toxine betreffen. Um das Serum zu erhalten, hat er Pferde genutzt, die ihm Edmond Nocard besorgte, der Veterinär, der an der Mission nach Alexandria teilgenommen hatte, ein Anhänger der Pasteurschen Thesen. Er berichtet nun von den Ergebnissen des klinischen Versuches, den er mit seinen Mitarbeitern Louis Martin und Auguste Chaillou durchgeführt hat. Von 448 Diphtheriefällen, die an Kinderkrankenhäusern zwischen Februar und Juli mit dem Serum behandelt wurden, starben nur 109, etwas weniger als 25 %. Zum Vergleich: In den vier vorangegangenen Jahren variierte die Mortalitätsrate der Diphtherie von mindestens 47,64 % bis nahezu 56 %. Und es war wenig wahrscheinlich, dass das Ergebnis des klinischen Versuchs einer schwächeren Form der Krankheit geschuldet war, denn während des gleichen Zeitraums starben 60 % der 520 Kinder, die im Krankenhaus Trousseau mit Diphtherie diagnostiziert worden waren, ein Kontrollkrankenhaus, in dem das Serum nicht verabreicht worden war. Roux endet, indem er sagt, dass diese Ergebnisse jene von Behring und seiner Mitarbeitern bestätigen. Diese Ergebnisse werden mit unbeschreiblichen Begeisterungsbekundungen aufgenommen. Wie ein amerikanischer Arzt, der dem Kongress beiwohnte, beschrieb[2]: »Hüte wurden zur Decke geworfen, sehr ernsthafte Wissenschaftler erhoben sich und riefen vor Begeisterung in allen Sprachen der zivilisierten Welt. Eine solche Erregung geäußert von einem Publikum von Wissenschaftlern hatte ich niemals gesehen und habe ich seither niemals gesehen«. Behring, der an dem Kongress teilnehmen sollte, ist krank und kann nicht kommen. Heubner, der ihn vertritt, hält einen lobhudelnden Vortrag über die Wirksamkeit der Serumtherapie, jedoch ohne jegliche Zahlen über seine Wirksamkeit zu liefern. Obwohl Roux mehrfach den Vorrang Behrings anerkannt hat, reisen somit viele Delegierte in der Überzeugung ab, dass es Roux ist, der das Antidiphtherie-Serum entdeckt hat. So schreibt sich Geschichte für die Nachwelt!

Roux ist als Erster davon überrascht und er schreibt an Duclaux am 15. September 1894[3]: »Metchnikoff und ich haben keine zu schlechte Figur auf dem Kongress gemacht, es gab übrigens dort nichts wichtiges. Unsere Mitteilungen haben die Öffentlichkeit in Erstaunen versetzt, weil sie präzise waren. Das, was hier erstaunt hat, war das Verschwinden der Berliner Schule. Herr Heubner war der Sprecher Behrings und er hat nur Banalitäten von sich gegeben oder Sachen, die die Geister unentschieden über den Wert der Serumtherapie gelassen haben. Ich habe also die Methode sehr viel besser verteidigt als ihr eigentlicher Erfinder. Es zeigt sich, dass die Presse einen »Teufelslärm« um diese Mitteilung gemacht hat. Und wir werden Serum in Masse vorbereiten müssen. Ich bin darüber ziemlich besorgt. Wenn daraus nur etwas Gutes für das Institut herauskommt.«

Wirbel, den gab es, denn die sehr nationalistische französische Presse hört nicht auf, die Entdeckung der Serotherapie als die des Doktor Roux zu präsentieren ... und dieser zieht etwas Gutes für das Institut heraus. Das Pasteursche Team muss sich rasch vielen Anfragen stellen, die nicht nur aus Frankreich, sondern aus ganz Europa kommen. Um darauf zu antworten, benötigt es einer größeren Zahl an Pferden, als jene, die den klinischen Versuch ermöglicht haben. Gaston Calmette, Bruder des Pasteurianers Albert Calmette[4] und Herausgeber des *Figaro*, sorgt dafür, dass die Zeitung eine nationale Spendenaktion startet, um eine Schar Pferde zusammenzubringen, die es erlaubt, auf die Anfragen nach Serum zu antworten. Die gesammelte Summe stellt die Mittel zur Verfügung, um Pferde zu kaufen, Ställe zu bauen, Labore im Gebiet von Villeneuve-l'Étang in der Gemeinde Marnes-la-Coquette einzurichten, ein Anwesen, das Pasteur vom Staat erhalten hatte. Dank dieser Einrichtungen und der immer größeren Anzahl der Serum produzierenden Pferde (Anfang 1895 waren es 136!), kann die Serotherapie ab da in großen Mengen angewendet werden. Verschiedene Verbesserungen der Methode erlauben es, die Mortalitätsrate nach der Behandlung auf ungefähr 10% zu senken. Die erste Statistik, die über eine große Anzahl an Kindern mit Diphtherie berichtet, wird von der amerikanischen Gesellschaft für Kinderheilkunde veröffentlicht, einschließlich der Ergebnisse, die 1908 in 116 Städten in 15 verschiedenen Staaten der Vereinigten Staaten erzielt wurden. Rechnet man die Kinder, für die die Behandlung verspätet kam, heraus, so betrug die Mortalität nur 8,8% bei insgesamt 5576 Fällen.

Die Ausarbeitung der Serotherapie gegen die Diphtherie war ein sehr großer medizinischer Fortschritt. Nicht nur erlaubte sie, die große Mehrheit der Diphtheriefälle zu heilen, diesen Albtraum der Mütter, sondern sie schuf auch unter einem allgemeineren Gesichtspunkt die erste wirksame Therapie gegen eine Infektionskrankheit. Nur etwa vierzig Jahre später wurde mit der Einführung der Sulfonamide und dann der Antibiotika eine noch spektakulärere neue Etappe zurückgelegt. Wem muss man die Entdeckung der Serotherapie zuschreiben? Eine Antwort geben die Abwägungen, die die Vergabe eines Preises begleitet haben, der 1895 von der Académie des sciences an Behring und Roux verliehen wurde, dem Preis Alberto-Levi[5].

»Nach der Entdeckung des Antitoxins durch Behring, bereitete man in Deutschland von verschiedenen Seiten das antitoxische Serum zu und wendete es in den meisten Kinderkrankenhäusern nach den Angaben von Herrn Behring an. In Frankreich konnte Monsieur Roux, dank der Ressourcen des Institut Pasteur, das Antidiphtherie-Serum in großen Mengen herstellen; er sandte es zum Einsatz an das Hôpital des Enfants-Malades unter der Kontrolle der Ärzte dieses Krankenhauses [...]. Wenn wir seinen Namen auswählen, um ihn neben den von Behring zu stellen, dann, weil Frankreich ihm die Anwendung dieser Methode verdankt, weil er mehr als jeder andere einen Beitrag geleistet hat zum statistischen Beweis der Vorteile dieser Methode; weil unter den Unterlagen, die er beim Kongress in Budapest vorgelegt hat, die Bündelung der 300 Belege, die er vorgebracht hat, alle Überzeugungen zu gewinnen schien, es ist, weil seine Statistik über ein einziges Krankenhaus mit jener eines anderen Kinderkrankenhauses der gleichen Stadt verglichen werden konnte, einem Krankenhaus, in dem das Antidiphtherie-Serum nicht eingeführt worden war. Es ist auch, weil Monsieur Roux der Urheber wichtiger Entdeckungen ist, wenn nicht der Therapie wenigstens der Pathologie der Diphtherie, und dass er in Zusammenarbeit mit Monsieur Yersin das Diphtherietoxin entdeckt hat.

Zu viel Lärm wurde bei uns um diese Entdeckung des Antidiphtherie-Serums gemacht. Zu viele schlecht unterrichtete Personen haben Monsieur Roux die Entdeckung von Herrn Behring zugeschrieben. Monsieur Roux hat es bei jeder Gelegenheit in Abrede gestellt und das Übermaß an Lobpreisungen hat den Protest seiner Rechtschaffenheit und Bescheidenheit ausbrechen lassen. Es ist angemessen, dass die Académie diesem Protest das Gewicht ihres Ansehens hinzufügt. Es ist auch angemessen, dass sie bei Monsieur Roux zugleich die wissenschaftlichen Verdienste, die Anständigkeit und die Uneigennützigkeit ehrt [...].

Die Kommission teilt den Preis von 50000 Francs. Sie teilt die Hälfte Herrn Behring zu für seine Entdeckung des Antidiphtherie-Serums; sie teilt die Hälfte Monsieur Roux zu für die glückliche Anwendung, die er in Frankreich mit dieser Entdeckung geleistet hat.«

Roux schreibt an Behring am 26. Dezember 1895 in der Folge der Vergabe dieses Preises[6]:

»Sehr geehrter Kollege,

Indem man mich mit Ihnen am Preis Alberto-Levi teilhaben lässt, hat mir die Académie des sciences eine große Ehre erwiesen. Aber ich fühle sehr, dass in dieser Frage der Diphtherie meine Arbeiten es nicht verdienen, auf den gleichen Rang wie die Ihren gestellt zu werden. Ihre Entdeckung der Antitoxine ist unter den wichtigsten, die gemacht wurden; mein ganzer Verdienst besteht darin, Ihnen auf einem Weg gefolgt zu sein, den sie geöffnet haben. Ich bin also nichts als Ihr Schüler, ich möchte dies unbedingt unter diesen Umständen erklären, zugleich bitte ich Sie, an meine ehrliche Bewunderung zu glauben und den Ausdruck meiner vorzüglichen Hochachtung anzunehmen.«

Man sieht hier, dass Roux, der in seiner Jugend nach dem Verlust seiner beiden Brüder im Krieg 1870 tiefe antideutsche Gefühle genährt hatte, nichtsdestoweniger normale Beziehungen mit seinem Kollegen in Deutschland zu unterhalten wusste. Und sogar mehr, die beiden Männer verbindet mit der Zeit freundschaftliche Verbindungen.

Emil Behring und seine junge Ehefrau Else Spinola, verheiratet seit Dezember 1896, die sich für ihre Hochzeitsreise nach Capri begaben, zögern nicht, einen weiten Umweg über Paris zu wählen, um endlich ihre Freunde Metchnikoff und Roux kennenzulernen.

Diese Ehe hätte frühzeitig enden können, denn die junge Else erkrankt im Mai 1897 an Diphtherie. Sie wird dank eines Serums gerettet, das vom Laboratorium in Höchst in die Wohnung der Behrings geschickt wird. Als sie sich nach diesem furchtbaren Alarm von ihrer Diphtherie erholt hat, bringt Else ihr erstes Kind zur Welt und Roux bietet an, sein Pate zu sein. Else, sehr gerührt, antwortet ihm am 2. September 1898[7]: »Lieber Monsieur Roux, von Monsieur Metchnikoff habe ich erfahren, dass Sie uns die Ehre erweisen wollen, der Pate unseres Sohnes zu sein. Ich eile, Ihnen so rasch wie möglich zu sagen, welch große Freude Sie uns bereiten, meinem Mann und mir. Zugleich erlauben Sie mir, Sie zu bitten, Ihren Aufenthalt bei uns so lange wie möglich auszudehnen. Mein Mann wird Monsieur Metchnikoff bezüglich der Details schreiben, nur möchten wir Ihnen mitteilen, dass Sie immer willkommen sind. Sie brauchen uns nur Tag und Stunde Ihrer Ankunft zu telegraphieren. Viele Grüße von meinem Mann. Ihre sehr ergebene Else Behring. PS: Die Taufe wird am 15. Oktober stattfinden.«*

1901 folgt die Verleihung der ersten Nobelpreise. Der Preis für Medizin wird Emil Behring verliehen: »Für seine Arbeiten über Serumtherapie und besonders für deren Anwendung gegen Diphtherie, [...].« Dass diese Arbeit den Nobelpreis verdient hat, ist nicht zu leugnen, doch dass Behring ihn allein erhält, das erscheint uns heute seltsam. Einige denken, dass Behring ihn mit Kitasato hätte teilen müssen, denn es scheint so, dass er als Erster die Antitoxine beim Tetanus entdeckt hatte, Behring ihm mit der Diphtherie nachfolgte. Für andere ist es Roux, der der große Vergessene ist. Tatsächlich wäre es logisch gewesen, wenn er gemeinsam mit Behring den Preis erhalten hätte, wenn man bedenkt, dass Roux mit Yersin das Diphtherietoxin entdeckt und die Serumtherapie gleichzeitig mit Behring entwickelt hatte. Einerseits jedoch muss die Entdeckung des Toxins als zu alt angesehen werden; tatsächlich erfolgte sie 13 Jahre früher und das Nobelkomitee wünschte, für die allerersten Preise neuere Entdeckungen zu belohnen. Andererseits zog das gleiche Komitee es nicht in Betracht, den Preis zu teilen.

Behrings Persönlichkeit war ziemlich komplex. Hier ist nicht der Ort, sie zu analysieren. Vielleicht muss man nur daran erinnern, dass, obwohl er mit Roux und Metchnikoff trotz ihrer offensichtlichen wissenschaftlichen Rivalität ausgezeichnete Beziehungen unterhielt, er sich mit Koch und Ehrlich zerstritt, die ihm ihre Unterstützung in kritischen Momenten seiner Karriere gegeben hatten. Man darf auch festhalten, dass er der erste Arzt war, der aufgrund einer medizinischen Entdeckung sehr reich wurde.

Kochs Neid scheint die Quelle ihrer Unstimmigkeiten gewesen zu sein. Während er sich mitten in den Kontroversen um das Tuberkulin befindet, stellen der Erfolg Behrings mit der Entdeckung der Antitoxine, dann die Entwicklung der Serumtherapie ihn in den Schatten. Die Zeitungen nennen Behring »Retter der Kinder«. Zudem unternimmt Behring es, Patente auf seine Arbeiten anzumelden, mit dem angekündigten Ziel, daraus einen persönlichen Nutzen zu ziehen. Und dies ist gar nicht nach Kochs Geschmack und entspricht auch nicht dem »Zeitgeist«. Die Spannungen, die zwischen Lehrer und Schüler herrschen, lassen Behring das Institut für Infektionskrankheiten 1894 verlassen, um Direktor seines eigenen Instituts in Marburg zu werden. Der Bruch wird endgültig vollzogen, als es Behring 1895 wagt, an der Behandlung der Tuberkulose zu arbeiten, der Domäne Kochs.

Der Ursprung des Zwists zwischen Ehrlich und Behring erwächst aus dem Verhalten Behrings, der nicht aufhört, den Anteil herunterzuspielen, den sein Kompagnon bei der Entwicklung der Serumtherapie gehabt hat, und es ablehnt, ihn als gleichgestellt zu betrachten, sondern eher als untergeben. Wenn es um die Auszahlung aus der Nutzung der Serumtherapie geht, richtet es Behring so ein, dass er sich den Löwenanteil sichert. Die Beziehungen zwischen den beiden Männern werden kurz nach dem Beginn ihrer Zusammenarbeit 1893 angespannt, der Bruch erfolgt 1899. Ehrlich ereifert sich bei dieser Erinnerung in einer strengen Abrechnung[8]: »Ich werde wieder wütend, wenn ich mich an diese düstere Zeit erinnere und an die Art und Weise wie Behring versucht hat, unsere wissenschaftliche Zusammenarbeit zu kaschieren. Aber die Revanche ist gekommen. Er kann sich darüber Rechenschaft ablegen, wie er seit unserer Trennung ohne mich Fortschritte machen konnte. Alles ist nun blockiert: seine Arbeit über die Pest, die Cholera, den Rotz, die Streptokokkeninfektionen. Er hat keinen Fortschritt bei der Diphtherie gemacht. […] und all dies, obwohl er mehr als die nötigen Mittel aufstellte und eine Menge an Mitarbeitern. […] natürlich können Sie sich vorstellen, wie er vor Wut kocht. Er wollte ›der Größte‹ sein, der sein Gesetz der ganzen Welt diktiert und der zudem das meiste Geld verdient. Er wollte ein »Übermensch« sein; jedoch hatte er zum Glück nicht das ›Supergehirn‹, das nötig gewesen wäre.«* Die Zwistigkeiten regieren selbst unter Laborbrüdern …

Dies wird Ehrlich nicht davon abhalten, die Arbeiten über die Antitoxine weiter zu verfolgen, was ihn 1908 dahin bringen wird, gemeinsam mit Metchnikoff den Nobelpreis für Medizin zu erhalten »in Anerkennung ihrer Arbeiten über die Immunität«.

Die Pest in Hongkong

Am anderen Ende der Welt, auf einem anderen Kontinent, bei einer anderen Krankheit, wird sich die Auseinandersetzung unter den Schülern fortsetzen. Wir sind ihnen begegnet, auf französischer Seite Alexandre Yersin bei Pasteur; auf deutscher Seite Shibasaburo Kitasato bei Koch. Vier Jahre früher hatte ein Forschungsthema sie auf das gleiche Gebiet geführt, die Diphtherie. Auf französischer Seite die Entdeckung des bakteriellen Toxins, auf deutscher Seite die Entdeckung des Antitoxins.

Jetzt ist es die Pest, die sie zu einer erneuten Konfrontation veranlasst. Die Pest! Mit ihrem Gegenstück, der Cholera, ist sie eine der gefürchtetsten Seuchen. Noch fürchterlicher als diese letztere, denn sie ist sehr früh ihrer altüberlieferten Heimat entkommen, den Hochplateaus Zentralasiens. Zuweilen scheint sie eingeschlafen zu sein, doch dann erwacht sie mit einer extremen Gewalt und bringt in einigen Stunden ein schreckliches Massensterben mit sich, wie eine Feuerspur; sie hinterlässt Regionen, die vollständig geschädigt, entvölkert, zerrüttet sind.

Europa kennt sie gut: Im Mittelalter hat die Pest innerhalb von vier Jahren, 1348 bis 1352, Spuren des Grauens vom Baltikum bis Portugal, von Irland bis Russland hinterlassen, hat ein Drittel der Bevölkerung (25 Millionen Tote) hinweggerafft. Europa erinnert sich daran, an jene und an andere jüngere. Europa weiß seitdem: Die Pest verschont kein Land und wie die Cholera profitiert sie von den immer schnelleren Transportmitteln. Und wie alle Katastrophen zieht sie auch Nutzen aus dem Chaos der Kriege. Kürzlich ist sie im Kielwasser der Truppenbewegungen und der Flucht der Bevölkerung, die der moslemische Aufstand von 1855 bis 1873 provoziert hat, in der Provinz Yunnan eingedrungen, im Südwesten Chinas, und hat die Provinz Guangdong im Süden gewonnen.

Seltsame Wege für diese jungen Forscher – der eine Schweizer und eingebürgerter Franzose, der andere Japaner, ausgebildet in zwei hervorragenden Schulen der Bakteriologie, der französischen und der deutschen – die sie bis auf eine chinesische Insel führen, eine britische Kolonie, die von der Pest heimgesucht wird.

Die Entdeckung des Diphtherietoxins an der Seite von Doktor Roux hatte Yersin eine herrliche Karriere als Wissenschaftler eröffnet. Aber Yersin bleibt nicht vor Ort, er träumt vom Meer, von unbekannten Ländern, »auf den Spuren Livingstones«. Es zeigt sich, dass er 1890 das Institut Pasteur verlässt und sich als Arzt an Bord der Reederei Messageries maritimes auf einer Linie zum Fernen Osten einschiffte. Auf dem Pendelkurs, dem sein Schiff zwischen Saigon (heute Ho-Chi-Minh-Stadt) und Haiphong folgt, wird er von dem Verlangen getrieben, die Annamitische Kordillere zu erforschen. Ab 1892 wird er Forschungsreisender und vollendet nacheinander drei ethnologische und geografische Forschungsreisen in die Regionen Moïs im Süd-Annam.

Zur gleichen Zeit hat sich Shibasaburo Kitasato bei Koch ausgezeichnet, indem er den Tetanusbazillus kultiviert. Die Arbeiten, die er mit Behring über die antitoxische Fähigkeit des Antitetanus- und Antidiphtherie-Serums durchführte, haben seinen Ruf etabliert. Die sieben Jahre in Berlin haben ausgereicht, um aus ihm einen perfekten Schüler der deutschen Schule zu machen, die er 1892 verlässt. Vor seiner Abreise verleiht ihm die Preußische Regierung den Titel »Professor«, eine Ehre, die nie zuvor einem Ausländer zuteil wurde. Von Koch in den Bann geschlagen erweist er ihm eine wahre Götzenverehrung[1]. Zurück in Tokio, in einem Japan im gewaltigen Umbruch, zur Blütezeit der Meiji-Ära, gründet er ein privates Labor für die bakteriologische Forschung, und platziert sich so als Hauptpartner seines Landes in diesem Bereich. Dieses Labor wird das zentrale Institut für Forschung werden, in Abhängigkeit vom Innenministerium. Am 4. Juni 1894 schifft Kitasato sich nach Hongkong ein.

Wir finden Yersin in Indochina wieder. Yersin, der sich seit seiner Ankunft für die endemische Plage Pest interessiert, übersieht keineswegs die Seuchenherde, die 1892 in Long Tchéau, in Pakkoï, an der Grenze zu Tonkin gemeldet werden. Die Bedrohung zeichnet sich auf der Erde klarer ab und das Meer bietet ihr einen königlichen Eintritt auf dem roten Fluss in den Hafen von Hanoi. Zahlreich sind jene, die sich über eine mögliche Ankunft der Epidemie in Tonkin Gedanken machen. Eine erwähnenswerte Ausnahme: Der Generalgouverneur von Indochina, Monsieur de Lanessan, der das Offensichtliche bestreitet und es Yersin verweigert, eine Studie in dieser Region zu beginnen. Unnachgiebig und unbeugsam entscheidet er: »Es gab noch niemals die Pest in Yunnan und wäre sie dort, würde ich es bestreiten.« Warum dieser Starrsinn? Mit der Begründung, »dass man bereits genug über dieses arme Tonkin herfalle, auf dass man ihm nicht noch die Pest aufbürde«.

Lanessan ist mehr mit der wirtschaftlichen Entwicklung Indochinas beschäftigt und besonders mit einer Trassenführung, die Saigon von einem Punkt an der Küste nach Norden verbinden könnte, eine zweckmäßige Straße, direkter als der Küstenweg, die den Handel fördert und den Transport der von den Franzosen genutzten Hölzer erleichtert. Dies ist die Aufgabe, die er Yersin unterbreitet. Dieser wird auf unwahrscheinlichen Wegen das Innere des Landes erkunden, wobei er von Februar bis Oktober 1893 das Hochplateau der Lang-Bian-Berge durchreist.

Nach seiner Rückkehr wiederholt Yersin sein Angebot, wohl wissend um das Schreckgespenst, das vor den Toren von Tonkin droht. Lanessan hält einen anderen Grund dagegen: zu teuer! Sein Budget wäre unzureichend, um eine solche Studie zu finanzieren. Nach einigen Monaten des Wartens nimmt Yersin seine Expeditionen wieder auf, eine neue Mission stellt ihn ein, um einen Weg von Nha Trang nach Tourane auszukundschaften, durch die Moïs-Länder. Er bricht am 27. Februar 1894 zu einer der riskantesten Expeditionen auf und kehrt am 7. Mai zurück. Dort erwartet ihn ein Telegramm. Die französische Regierung hat »den Schüler Pasteurs« ausgewählt, um ihn nach Yunnan zu schicken. »Der Schüler Pasteurs« darf nicht verpassen, die Ironie des Befehls zu genießen, wo doch seine eigenen Vorhaben seit zwei Jahren unbeachtet geblieben sind!

Yersin hat plötzlich eine andere Meinung zu der Frage. Yunnan interessiert ihn nicht mehr. Er findet es angebrachter, nach Hongkong zu gehen, wo es mit 40 Todesfällen pro Tag »augenfällig ist, dass eine erste mikrobiologische Studie der Pest sehr viel leichter sein wird.« Er muss nur noch die Behörden von dem Wechsel des Ziels überzeugen, den Generalgouverneur und die Gesundheitsabteilungen von Tonkin, denn diese halten sich an die Befehle aus Paris. Er müht sich ab, argumentiert vergeblich, und endlich bringt er seinen treuen Freund Albert Calmette dazu zu handeln – er ist inzwischen Sekretär des Hohen Rates für die Gesundheit in den Kolonien – der beim Minister interveniert.

Nun ist zur gleichen Zeit, zu der Yersin die Moïs-Länder durchreist, die Pest auf dem Vormarsch, sie eilt nach Osten bis Hongkong, dann nach Xiamen. In Kanton zählt man bereits 100 000 Tote unter 1,6 Millionen Einwohnern. Die verzeichneten Fälle in Hongkong beunruhigen die englische Kolonie, und die Position dieser strategischen Basis für den Meereshandel im Fernen Osten bedroht alle Häfen der Nachbarländer, von Hanoi, über Japan ...

Im Mai 1894 wird der japanische Konsul in Hongkong, Doktor Nakagawa, unruhig und warnt die Zentrale Kommission für Hygiene in Tokio, die Sofortmaßnahmen anordnet: Quarantäne für alle Schiffe, die aus Hongkong kommen. Entsprechend der französischen Regierung bringt sich die japanische Regierung ein in »die Mission für die Menschlichkeit, um Forschungen über diese noch wenig erforschte Krankheit zu unternehmen«.

Wenig erforschte Krankheit! Das ist noch untertrieben. Was wusste man tatsächlich 1894 über die Pest? Nichts oder nur sehr wenig!

Im Laufe der Jahrhunderte hatte man versucht, als Therapie ein Arsenal an populären Heilmitteln anzuwenden, in dem sich Elixiere, Pulver, Pillen, Parfums, Gewürze mischten. Apotheker wie Quacksalber stellten eine Pharmakopöe her, reich an Zutaten und ebenso vielfältig wie unwirksam; keine Therapie war gefunden worden. Am ehesten konnten die Einschnitte der Pestbeulen, um das »Pestilenzgift« abzuführen, als Heilbehandlung gelten, gefolgt von einer Kauterisation durch das Brenneisen, wenn sie nicht von Breiumschlägen aus Zwiebeln oder Krötenpuder begleitet wurden ...

Was die Ursachen der Krankheit betrifft, so werden diese ignoriert. 1894 bleibt die Pest also das, was sie immer war »eine schreckliche Geißel, unvorhersehbar, unheilbar«.

Doch seit den Arbeiten Pasteurs und Kochs ist es offensichtlich geworden, dass sie durch eine Mikrobe verursacht werden muss. Seit 1879, als die Pest in einem Dorf der Provinz Astrachan ausgebrochen war und Europa bedrohte, hatte Pasteur selbst einen Forschungsplan skizziert, mit dem begonnen werden sollte, falls die Krankheit unsere Regionen erreicht hätte[2]: »Weil die Pest, hatte er geschrieben, eine Krankheit ist, deren Ursache man überhaupt nicht kennt, ist es nur logisch anzunehmen, dass sie vielleicht auch von einer speziellen Mikrobe verursacht wird.« Pasteur deutete an, dass, »wenn man es schafft, den mikroskopisch kleinen Organismus zu entdecken, nachdem man entweder Blut oder Eiter am Lebensende oder sogleich nach dem Tod eines Pestkranken gesammelt hat, dann für diese Mikrobe ein passendes Kulturmedium zu finden, es angebracht wäre, Tiere verschiedener Arten zu infizieren, vor allem Affen, und dann die Läsionen zu finden, die in der Lage sind, Zusammenhänge zwischen diesem Organismus und der Krankheit bei der menschlichen Art herzustellen.[3]«. Pasteur hatte nicht die Zeit, diese Methode anzuwenden, denn die Pest erlosch vor Ort in Russland und ließ die anderen europäischen Staaten unversehrt.

Nun war die Gelegenheit für »den Schüler Pasteurs« gegeben, diese Methode anzuwenden, denn er wird zu der offiziellen Mission berufen »die Pest von Yunnan zu erforschen, ihre Ursache zu finden, den epidemischen Verlauf zu studieren und die wirksamsten Schutzbedingungen vorzuschreiben«. Kitasato, der Schüler Kochs, wird mit dem gleichen Ziel beauftragt.

Wegen des Zauderns der Franzosen ist das japanische Team, das ebenfalls Hongkong gewählt hat, rasch an Ort und Stelle. Die ausgewählten Mitglieder stellen sie unter der Führung Kitasatos zusammen: sein Assistent, der Marinearzt Tohin Ishigami, der Kliniker und Anatompathologe Tanemichi Aoyama und sein Assistent Miyamoto sowie ein Student der Medizin, Kinoshita. Am 12. Juni 1894 erreichen sie Hongkong.

Pasteurs Franzose und Kochs Japaner streiten sich um eine Mikrobe

Hongkong! Eine Stadt, die normalerweise wimmelt vor Leben und Aktivitäten, ist nun nicht mehr als ein Schauspiel der Verzweiflung. Hafen und Straßen sind verlassen, die Hälfte der Bevölkerung ist emigriert, wer bleibt, drängt sich in eine unbeschreibliche Überfüllung, in schmutzige Gassen, elende Bauten, alle Bedingungen für die Verbreitung einer Epidemie sind vorhanden! Leichen allerorten, der Tod schlägt schnell zu, manchmal in weniger als 24 Stunden. Die Abteilungen der britischen Gesundheitsbehörden versuchen ihr Bestes, die Ausbreitung einzudämmen. Überstürzt gegrabene Gruben nehmen bereits 200 bis 300 unglückliche Opfer auf, bedeckt mit Kalk; jeden Tag durchziehen 300 britische Soldaten die Straßen, bringen die Kranken in die Hospitäler, vernageln verdächtige Häuser, verbrennen ihren gesamten Inhalt am Strand; die leere Schale – die Mauern und das Dach – wird mit einer Mischung aus Chlorkalk und Karbolwasser besprüht und ... mit Bächen von Salzwasser. Die gleiche Behandlung erfährt der Straßenbelag. Zu Beginn der Epidemie wird die Behandlung von Pestkranken drei Krankenhäusern zugewiesen: Das Pontonschiff *Hygieae* ist für Europäer reserviert, das chinesische Krankenhaus Tung Wash und, im äußersten Westen der Stadt, das Kennedy Town Hospital, eine ehemalige Polizeiwache. Rasch reichen sie nicht mehr aus. So wird Doktor Lawson, verantwortlich für die Krankenhäuser, beauftragt, so rasch wie möglich Nebengebäude zu errichten. Eine alte, baufällige Glasfabrik, im Bau befindliche Schlachthäuser und in der Nähe der Glasfabrik eine große Bambushütte, hastig errichtet und Alice Memorial Hospital benannt! Eine sehr dürftige Einrichtung, keine Decken, keine Moskitonetze, allenfalls einige Matten über Bretter auf Böcken geworfen (reserviert für Hindus und Japaner), viele Patienten liegen auf dem Boden.

Der Empfang durch den Generalgouverneur, Sir Robinson, und Doktor Lawson ist für Kitasato und sein Team sehr warmherzig. Es fehlt nichts an der Annehmlichkeit ihrer Einrichtung, eine Villa steht zur Verfügung, ein Labor im Kennedy Town Hospital, Leichen für die Autopsien. Ab dem 14. Juni können sie sich an die Arbeit machen.

Am 12. Juni, als Kitasato Hongkong erreicht, hat Yersin die letzten Hürden genommen und schifft sich auf einem Frachtdampfer nach Haiphong ein. Mit einem Mikroskop und einem kleinen Autoklav als gesamtes Gepäck ist er bereit für das Labor für Mikrobiologie in Saigon, gegründet von Calmette. Er wird von einem chinesischen und einem annamitischen Jungen flankiert, der ihn bereits zu den Moïs begleitet hatte.

Am 15. Juni geht er in Hongkong an Land und begibt sich ins französische Konsulat, wo ihn der Kanzler Monsieur Bourgeois über die lokale Situation informiert und darüber, welche Kontakte er zu den britischen Behörden aufnehmen soll, Informationen, die als Warnung zusammengestellt wurden: Seine Unkenntnis der englischen Sprache droht eine Benachteiligung zu sein und seine Eigenschaft als französischer Arzt in offizieller Mission, in Abwesenheit jedes englischen Spezialisten, könnte für etliche Irritationen sorgen. »Ich bin gut orientiert aber sehr verunsichert, um meine Visiten zu beginnen«, sagt Yersin, allein aber nicht entmutigt ... Denn dank Doktor Lefèvre aus Haiphong führt er ein Empfehlungsschreiben für Pater Vigano mit sich. Dieser ist ein italienischer und frankophiler Missionar, der seit mehr als dreißig Jahren in Hongkong lebt, ein ehemaliger Artillerieoffizier, ausgezeichnet von der Ehrenlegion in Solferino. Er wird ihn überallhin begleiten und ihm den Zutritt in die administrativen britischen Labyrinthe erleichtern. Die beiden Komplizen ziehen ins Feld.

Auf ihrem Weg erkundet Yersin die Stadt, die dem Schrecken zum Opfer gefallen ist. Er bemerkt viele tote Ratten, die auf dem Boden herumliegen[1].

Nach einem Treffen mit dem Generalgouverneur, dem sehr höflichen Sir Robinson, wird Yersin, begleitet von Pater Vigano, von Doktor Lawson nach Kennedy Town geleitet, wo er sich in der Polizeiwache einrichten möchte. Aber die Japaner besetzen den Ort, den besten und gut eingerichteten, und werden von den Engländern unterstützt. Vom ersten Kennenlernen an ist die Spannung greifbar. Die Japaner bewachen eifersüchtig das Monopol über die Leichen und denken nicht an eine Kooperation. Um ihre Überlegenheit zu zeigen, bekunden sie eine gewisse Geringschätzung und verspotten Yersins deutschen Akzent! Der Wettlauf um die Pestmikrobe hat begonnen ... Alles geht sehr schnell.

Anlässlich einer Autopsie, die am 14. Juni von Aoyama vorgenommen wurde, untersucht Kitasato eine Pestbeule in der Leiste und die Eingeweide. Obwohl er viele Bazillen findet, zögert er, sich dazu zu äußern. Die Bedingungen der Autopsie, die elf Stunden nach dem Tod durchgeführt wurde, stellen ihn nicht zufrieden. Tatsächlich kann der Körper nach einer solchen Verzögerung von anderen Bakterien befallen worden sein. Neue

Probenentnahmen erfolgen in der Milz und von einem Finger, er kultiviert sie und identifiziert einen verkapselten Bazillus, ähnlich dem der Geflügelcholera. Er bleibt ratlos und hütet sich vor jeder Aussage. Merkwürdigerweise übergeht die lokale Presse die Zurückhaltung, die der japanische Forscher sich auferlegt, oder interpretiert seine Meinung, und verkündet, »dass der Professor Kitasato bereits die Pestmikrobe entdeckt hat, dass diese Mikrobe ein langgezogener Bazillus ist, der sehr zahlreich im Blut der Leichen vorhanden ist«.

Am 16. Juni zeigt sich Yersin, der bei Autopsien assistiert, erstaunt darüber, dass seine Kollegen nicht in den Pestbeulen suchen, während sie peinlich genau das Herz, die Lungen, die Leber, die Milz, etc. untersuchen. Er erzählt[2]: »Dann verabschieden wir uns mal von Professor Kitasato. Dieser hat seinen Bazillus nicht gefunden, auch erklärt er, dass der Patient an Typhusfieber gestorben sei und nicht an der Pest! Unter seinem Mikroskop befindet sich ein Präparat der Milz, wo man den Bazillus des Typhusfiebers fand. Ich begutachte es; es scheint mir, dass die Mikrobe des Typhusfiebers dicker und langgezogener ist als die kleinen Bazillen, übrigens sind es sehr wenige, die sein Präparat enthält. Ich enthalte mich jedoch jeder Bemerkung.«

Am folgenden Tag teilt man Yersin das Ende eines Flurs im zweiten Stock zu, das »offen für jeden« ist, und wo er seine wenigen Instrumente aufstellt. Die herablassende Distanz, die die Japaner durchsetzen wollen, kommt Yersin, dem Einzelgänger, letztlich entgegen: »Ich werde allein auf meiner Seite arbeiten und sie auf ihrer. Jeder wird für sich zurechtkommen, dies bringt mehr ein, als wenn ein Teil auf einem Irrweg ist, wird der andere ihn nicht nachahmen.« Als die Untersuchung des Blutes keine Keime zeigt, muss er bei den Leichen tatsächlich einen anderen

Weg beschreiten. Aber Leichen sind nicht vorhanden. Alle sind für die Japaner reserviert. »Es gibt hier offensichtlich eine Voreingenommenheit«, stellt Yersin fest; später erfährt er, dass die Japaner sie mit der Zustimmung Doktor Lawsons gekauft haben. Zudem werden in seiner Abwesenheit seine Versuchstiere und seine Kulturröhrchen manipuliert und beobachtet. Die Situation ist unhaltbar. Die Lösung: unabhängig sein. Pater Vigano eilt herbei und innerhalb von zwei Tagen lässt er eine Bambushütte nahe des Alice Memorial Hospital errichten. Zwei Zimmer reichen, um unterzukommen und zu arbeiten, und was zählen die Mückenschwärme, die über ihn herfallen. Nachdem er mit Sicherheit weiß, dass das Blut nicht der Sitz der Mikrobe ist, will Yersin die Pestbeulen von den Kadavern herausschneiden, die ihm immer verweigert wurden. Erneut interveniert sein Schutzengel Vigano, der einige englische Matrosen besticht, die mit der Beerdigung der Toten beauftragt sind. Einige Piaster sinnvoll verteilt und Yersin kann an Särge gelangen, an Leichen überzogen mit Kalk. Präzise Handgriffe, ein gewisser Jubel: »Wir öffnen einen der Särge. Ich entferne ein wenig Kalk, um die Leistenregion freizulegen. Die Pestbeule ist sehr deutlich zu sehen; ich entferne sie in weniger als einer Minute und gehe in mein Labor. Ich fertige sofort ein Präparat an, lege es unter das Mikroskop. Auf den ersten Blick erkenne ich einen wahren Brei von Mikroben, die alle gleich aussehen. Dies sind sehr kleine, gedrungene Stäbchen, extrem gerundet und recht schlecht gefärbt mit dem Blau von Loeffler.« Zur Kontrolle noch ein Hin- und Rückweg zum Massengrab. »Ich extirpierte noch zwei Pestbeulen, die mir jeweils das gleiche Ergebnis brachten. Es ist gut möglich, dass meine Mikrobe jene der Pest ist, aber ich habe noch nicht das Recht, das zu bestätigen.« Wir schreiben den 20. Juni. Am 22. ist sich Yersin sicherer und zeigt Doktor Lawson die Bazillen, die er entdeckt hat.

Die Experimente gehen weiter, Kulturen der Mikrobe, Übertragung auf verschiedene Tiere und sie bestätigen ihn vollkommen: Die angeimpften Tiere sterben und weisen bei der Autopsie die charakteristischen Pestbeulen auf. Der Hauptsitz der Mikrobe ist genau dort, in den Beulen. Er sammelt die Flüssigkeit aus den Kratzstellen der Röhrchen, die er nach und nach ... mit der Post nach Frankreich schickt. »Ich konnte so die Mikroben von 21 Pestfällen nach Paris senden.« Von nun an sind Zweifel nicht mehr angebracht, Yersin hat dem Institut Pasteur eine Beschreibung des Pestbazillus geschickt. Duclaux wird dies der Académie des siences am 30. Juli mitteilen[3]. Die Mitteilung ist knapp, sie enthält das Wichtigste der bakteriologischen Daten, die er innerhalb dieser wenigen Tage gesammelt hat. Er hat eine knappe Woche benötigt, um den Pestbazillus aufzustöbern!

Aber Kitasato gibt vor, ihn seit dem 14. Juni! isoliert zu haben und hat Sir Robinson und Doktor Lawson davon überzeugt, die sich beeilt haben, ein Telegramm an Mikado zu senden, um ihre Bewunderung auszudrücken. *The Lancet*, eine britische medizinische Zeitschrift greift die Entdeckung Kitasatos auf und zieht jene von Yersin in Zweifel. Ein Artikel vom 18. August 1894 zieht zumindest teilweise Bilanz: »Wir erinnern uns, dass wir nach dem Erhalt eines besonderen Telegramms aus Hongkong die Ersten waren, die die Entdeckung des Pestbazillus durch den Professor Kitasato anzukündigten; letzte Woche konnten wir dank der Freundlichkeit Doktor J. A. Lawsons das erste Mal in diesem Land Sachkundigen eine Serie von Reproduktionen des charakteristischen mit dieser Krankheit verbunden Organismus zeigen. [...] Seit ihrer Veröffentlichung wurden die Beobachtungen Professor Kitasatos von Doktor Yersin bestätigt, der übrigens vorgibt, *den* Bazillus der chinesischen Pest entdeckt zu haben. Wir denken, dass es hier einige Missverständnisse gegeben haben muss, denn Professor Kitasato ist ein glaubwürdiger Beobachter und so genau, dass wir uns nicht vorstellen können, dass er sich mit einer Veröffentlichung beeilt hat, bevor er selbst von der Korrektheit seiner Beobachtungen und Experimente überzeugt war. Es ist allerdings kaum daran zu zweifeln, dass diese chinesische Pest nahezu identisch mit der Pest ist, die London vor dem Großen Brand verwüstet hat. In diesem Punkt stimmen Professor Kitasato und Doktor Yersin überein. Doktor Yersin stimmt auch darin überein, dass der Bazillus sich besonders in den beulenartigen Tumoren, in der Leber und der Milz befindet; und seine Beschreibung bestätigt das, was in den von Doktor Lawson geschickten Präparaten beobachtet werden konnte.«

Ist der Krieg darüber, wer der Erste war, eröffnet?

Nach dem Notizbuch Yersins soll Kitasato nicht damit begonnen haben, die Beulen zu untersuchen, bevor ihm Doktor Lawson den Rat gegeben hätte, es habe eine Art rücksichtsloser Spionage gegeben: »Doktor Lawson zeigte sich zu parteiisch den Japanern verbunden [...]. Er hätte reservierter sein müssen. Er war es, der, nachdem er meine Präparate gesehen hatte, den Japanern geraten hat, in den Beulen zu forschen. Er hat mir selbst versichert, ebenso vielen anderen Personen, dass die zunächst von den Japanern isolierte Mikrobe meiner ganz und gar nicht ähnelte.«

Kitasato schreibt sich für lange Zeit den Erfolg zu. Jedoch veröffentlicht *The Lancet* vom 11. August eine kurze Mitteilung mit Dokumenten, unter ihnen vier Zeichnungen von Doktor Lawson. Der Artikel beschreibt Diplokokken-verwandte Keime, ziemlich ähnlich jenen der Pneumonie. In einer zweiten Mitteilung im *Lancet* am 25. August schreibt Kitasato: »Die Bazillen sind äußerst gerundete Stäbchen, die leicht mit normalem Anilin anzufärben sind [...]. Die in der Milz gefundenen Bazillen werden besser von einer Lösung von Methylenblau gefärbt. Ich bin momentan nicht in der Lage zu sagen, ob die doppelte Gramfärbung angewendet werden kann[4]. Ich werde davon ein anderes Mal berichten. Die Bazillen zeigen sehr geringe Bewegungen und diese verstärken sich im Brutkasten, in Rinderbrühe und stören das Nährmedium.«*

Jedoch argwöhnt Aoyama, seit 1895 der wichtigste Mitarbeiter Kitasatos: »dass Kitasatos Bazillen im Blut nichts als zirkulierende Streptokokken sind«. Offensichtlich bewirken Kitasatos Veröffentlichungen keine einhellige Zustimmung unter den japanischen Mikrobiologen. 1900 wird der sehr förmliche Doktor Tatsusaburo Yabé, Hauptarzt der japanischen Marine, die für eine Demonstration hilfreichen Elemente dieser Frage zusammenfassen[5]. In Kitasatos Labor hat er seine Kulturen untersucht und bewiesen, dass die Charakteristika des Bazillus, seine Kapsel und seine Lanzett-Form, darauf hinweisen, dass er eine Art von Pneumokokke ist. Und Yabé schließt die Debatte auf eine Art, der er nicht widersprochen haben möchte: »Nun muss die Ehre der Entdeckung des Pestbazillus allein zu Yersin zurückkehren und wir bedauern zutiefst, dass unserem noblen Mikrobiologe bei der Pestmikrobe ein solch nahezu unglaublicher Fehler unterlaufen ist.« Später büßt Kitasato öffenlich und ehrenvoll auf einem Kongress der Far East Association of Tropical Medicin 1925 in Tokio. François Buérin, Direktor des Institut Pasteur von Saigon, nimmt an dem Kongress teil und berichtet Calmette am 10. November 1925[6]: »Kitasato [...] hat Yersin mitten im Kongress öffentlich geehrt. Ein englischer Arzt hat während eines Vortrags Kitasato die Entdeckung des B. der Pest zugeschrieben, der hat sich am Ende des Vortrags erhoben und ziemlich lange Sätze auf Japanisch gesprochen […], die sofort übersetzt wurden. […] sein Eingreifen hatte das Ziel zu sagen, dass er es als die angenehmste Pflicht ansähe, dem Redner zu widersprechen und zu verkünden, dass die Entdeckung des B. der Pest dem »großen Yersin« zustehe und nicht ihm selbst.«

Die Priorität der Entdeckung Yersins wurde 1980 von der internationalen wissenschaftlichen Gemeinschaft anerkannt, die den Pestbazillus offiziell *Yersinia pestis* nannten[7]. Dies hält zeitgenössische Autoren nicht davon ab, Kitasato weiterhin als Entdecker oder Mitentdecker des Pestbazillus anzusehen[8]!

In Hongkong endet die Epidemie. Während einer Autopsie stecken sich Aoyama und einer seiner Gehilfen mit der Pest an, zum Glück nicht schwerwiegend. Yersin schätzt, dass das Ziel seiner Mission erfüllt ist, da er die Pestmikrobe isolieren, erste Studien über ihre physiologische Beschaffenheit durchführen und nach Paris ausreichend Arbeitsmaterial schicken konnte. Er verlässt Hongkong am 3. August, um Saigon am 23. August zu erreichen. Der Streit um die Priorität, die das wissenschaftliche Umfeld erregen, haben den »Schüler Pasteurs« kaum bewegt. Er besitzt die Sicherheit der »Gläubigen«. Im September 1894 veröffentlichen die *Annales de l'Institut Pasteur* seinen ersten Bericht, illustriert mit Mikrofotografien. Nun, da er bewiesen hat, dass die Pest eine ansteckende und überimpfbare Krankheit ist, verursacht durch eine Mikrobe, die er isoliert hat, muss er sie bekämpfen. Und um die Mittel für diesen Kampf zu finden, hat er Vertrauen in seine Freunde im Institut Pasteur, dem er sich im April 1895 wieder anschließt. Innerhalb weniger Monate schafft er es, mit Calmette und Borrel ein Serum zu entwickeln. Mit diesem Serum wagt er im Juni 1896 den ersten therapeutischen Versuch bei einem jungen Chinesen der katholischen Mission in Kanton. Mit 30 cm^3 Serum heilt er seinen ersten Fall in weniger als 24 Stunden. Gestärkt durch diesen quasi unverhofften Sieg, bricht er nach Amoy auf, wo er von 23 behandelten Fällen 21 Heilungen erreicht.

Aus zwei Jahren der totalen Versenkung in die Forschung geht Yersin als Bezwinger der Pest hervor.

Koch ohne Pasteur

Am 27. Dezember 1892 findet eine feierliche Zeremonie im großen Amphitheater der Sorbonne in Paris statt. Man feiert dort den 70. Geburtstag Pasteurs, sein Jubeljahr. Viele Länder sind vertreten[1]. Koch begnügt sich damit, ein Telegramm zu senden: »Dem Gelehrten mit solch großen Verdiensten und Genie. Das *Institut für Infektionskrankheiten* schickt zum heutigen Tag seine herzlichsten Glückwünsche. Robert Koch, *Direktor*.«* Eine Nachricht, die durch ihre Kürze und unpersönliche Banalität mit anderen Bezeugungen seiner Landsleute kontrastiert, etwa der von Behring, der »[seine] herzlichsten Glückwünsche an den unsterblichen Gelehrten sendet und an den Wohltäter der Menschheit [...] mit dem Ausdruck seines lebhaften Bedauerns, durch Krankheit daran gehindert zu sein, sie persönlich zu überbringen«*, oder jener von Klebs: »Ich gratuliere herzlich [...] dem großen und friedliebenden Eroberer der neuen und weiten Gebiete der biologischen Wissenschaft, der uns andere Ärzte erleuchtet hat, ohne selbst Arzt zu sein. Möget Ihr, verehrter Meister, Euch noch lange Jahre Eures Werkes und Eurer Familie erfreuen.«* Unter den Glückwunschschreiben, die ihn zu Dutzenden aus Deutschland erreichen, kann Pasteur nicht umhin, jenes von der Universität in Breslau zu bemerken, unterschrieben von Ferdinand Cohn, oder jenes von der medizinischen Fakultät der Friedrich Wilhelm Universität, die ihn auf Latein grüßt mit einem ergreifenden »*Viro Celeberrimo Ludovico Pasteur*« und ihn verehrt »wie einen Prinzen unserer Wissenschaft, wie einen Helden unserer Kunst«*, noch natürlich jenes von Rudolph Virchow, der seine Bewunderung bezeugt, indem er ihn zum Ehrenmitglied der Berliner medizinische Gesellschaft ernennt.

Es ist der große Joseph Lister, als Repräsentant der internationalen Wissenschaftsgemeinde, der Pasteur empfängt und seine Lobrede hält. »Wahrlich, es gibt auf der ganzen Welt keine Person, der die medizinischen Wissenschaften mehr schulden als Ihnen. [...] Sie haben den Schleier gehoben, der über Jahrhunderte die infektiösen Krankheiten bedeckte; Sie haben die mikrobielle Natur entdeckt und bewiesen.« Kein Zweifel, dass Koch, wenn er anwesend gewesen wäre, dies wenig beglückt hätte!

Drei Jahre später, im Mai 1895, erhält Pasteur einen Brief eines Mitglieds der Akademie der Wissenschaften: »Die Akademie der Wissenschaften zu Berlin soll demnächst Ihrer Majestät dem Deutschen Kaiser eine Liste von Kandidaten vorlegen, die unter den berühmtesten Gelehrten unserer Epoche ausgewählt wurden für den preußischen Orden »Pour le Mérite«. Ich wurde darüber informiert, dass die Akademie beabsichtigt, Ihren sehr großen und sehr ehrenvollen Namen auf diese Liste zu setzen. Ich habe den Auftrag erhalten, für die Akademie zu erfragen, ob sie die vollständige Versicherung haben kann, dass Sie diese Auszeichnung nicht ablehnen würden, im Falle, dass sie Ihnen von Ihrer Majestät verliehen würde ...« Die Akademie der Wissenschaften zu Berlin erinnert sich natürlich daran, wie Pasteur 1871 das Diplom eines Doktors *honoris causa* an die Universität Bonn zurückgeschickt hat, die es ihm verleihen wollte. Daher ihre Vorsicht. Mit Fug und Recht! Die Stigmata von 1870 waren in der Erinnerung Pasteurs nicht verblasst[2]: »Ich kann nicht anders als höchst geehrt zu sein von den Absichten der Berliner

Akademie der Wissenschaften und als Gelehrter danke ich ihr lebhaft. Aber aufgrund heraufbeschworener Erinnerungen [jener des Krieges], werden Sie besser als jeder verstehen, dass es mir unmöglich ist, eine günstige Antwort auf die Frage zu geben, die man Ihnen zu übermitteln auftrug.« Er lehnt gleichwohl die öffentlichen Glückwünsche ab, die ihm ein rasch gegründetes, französisches Komitee für diese Ablehnung der deutschen Ehrung anbietet. Man soll es bei dieser Geste belassen »in aller Einfachheit von einem schlichten Charakter gemacht«. Ein letzter Protest seines Patriotismus, seiner Pflicht. Er schließt seine Korrespondenz ab, die er 55 Jahre zuvor begonnen hat. In diesem Mai 1895 werden dies die letzten Briefe Pasteurs sein. Sehr geschwächt verlässt der alte Gelehrte das Institut Pasteur am 13. Juni.

Vier Monate später, am 28. September 1895, verstirbt Pasteur in Villeneuve-l'Étang, in der Gemeinde Marnes-la-Coquette nahe Paris. Ganz Frankreich legt Trauer an. Seine Beisetzung ist per Dekret der Regierung national und finden in Notre-Dame statt, das in schwarze Draperie gehüllt ist. Die Briefe und Beileidsbekundungen treffen aus allen Ecken der Welt ein. Eines der Telegramme ist mit Robert Koch unterschrieben[3]: »Tief bewegt von dem universell empfundenen Verlust, den das Institut Pasteur in der Person seines genialen Gründers ereilt hat, sendet das Berliner Institut für Infektionskrankheiten seine tiefe Anteilnahme an dem allgemeinen Schmerz.«*

Koch beerdigt seinen Rivalen, den 20 Jahre Älteren. Er wird ihn noch um 15 Jahre überleben, bis 1910.

Der junge Robert Koch träumte von Reisen, von fernen Ländern. Fortgehen, auswandern. Ein Hirngespinst? Sein erster

Kontakt mit Ägypten, dann mit Indien 1883–1884, wo er das Cholera-Vibrio verfolgt hatte, hatte ihn fasziniert und in seinem innersten Wunsch bestärkt, seine Karriere woanders, weit weg, fortzusetzen. Seine kürzlich erlittenen Kränkungen und Enttäuschungen, der Misserfolg des Tuberkulins, seine von der Berliner Gesellschaft kritisierte neue Ehe, haben sie seine Entscheidung beeinflusst, sich von Deutschland zu entfernen? Er geht fort. Von 1896–1907 durchreist Koch nahezu elf Jahre lang Südafrika, Indien, Ostafrika, Java und Neuguinea, Italien ... Neugierig auf alles, interessiert er sich für Ethnografie, Klimatologie, Geografie, koloniale Kulturen. Und für die exotische Pathologie mit einem breiten Spektrum: Amöbenruhr, Pest, Rückfallfieber, Malaria, Schlafkrankheit, Rinderpest, Piroplasmosen. Auf all diesen Gebieten erzielt er wichtige Ergebnisse mit bedeutsamen Auswirkungen auf die menschliche und tierische Gesundheit, aber sie reichen nicht an die so grundlegende Bedeutung der Dreiheit Milzbrand, Cholera und Tuberkulose heran. Diese große Epoche reiht sich unter den glücklichen Erinnerungen ein. Koch ist nahezu 60 und lebt intensiv in der Gegenwart, ganz in seiner Arbeit, in seinem Glück, begleitet von seiner jungen Ehefrau, auf einer Hochzeitsreise, die er für ewig hält. Mit einigen Unglücken: 1900 erkrankt Hedwig in Neuguinea an Malaria und muss vorzeitig nach Berlin zurückkehren.

Seine Reisen durch die Kolonien hindern ihn nicht daran, im Zentrum mehrerer Ereignisse in Europa zu stehen. 1900 wird in Berlin ein neues Institut für Infektionskrankheiten eröffnet, kaum zehn Jahre nach dem ersten, dem zukünftigen Robert-Koch-Institut, das für ihn gebaut wurde und mit einem Krankenhaus verbunden ist. 1900, das ist auch das Jahr der Ausdehnung des Institut Pasteur, das von nun an ebenfalls ein Krankenhaus mit einschließt.

Koch ist mit der Tuberkulose noch nicht fertig. Im Juli 1901, auf einem Kongress in London, der dieser Krankheit gewidmet ist, verblüfft seine Rede das Publikum. Gestützt auf seine Versuche behauptet er, dass die Bazillen der menschlichen und der Rindertuberkulose verschieden sind und dass die Risiken einer Ansteckung des Menschen durch Milch und andere Rinderprodukte demnach sehr gering seien. Eine Position, die seinen früheren Erklärungen von 1882 und den Hygienemaßnahmen, die durchgeführt werden, widerspricht. Es entwickeln sich lebhafte Diskussionen, bei denen Lister selbst Stellung bezieht, um diese These zu bekämpfen. Behring erklärt ebenso, dass die Bazillen vom Menschen und vom Rind nicht unterschieden werden können, was ihren Zwist eindeutig verstärkt.

Nach dem Tod Virchows 1902 wird Koch an seiner Stelle als ausländisches Mitglied der Académie des sciences in Paris berufen. Im gleichen Jahr trägt er seinen letzten wichtigen Anteil zur medizinischen Wissenschaft bei. Eine schwere Typhusepidemie war in Trier ausgebrochen. Koch wird beauftragt, einer Kommission vorzusitzen, die untersuchen soll, wie man sie beendet. Koch stellt fest, dass sich die Ansteckung der Bevölkerung über das Wasser vollzieht und aus einer Verseuchung der Trinkwasserreservoirs durch benutztes Wasser entsteht, so, wie er es mehrfach für die Cholera bewiesen hat. Die Auswirkungen der Krankheit werden erheblich reduziert, als diese Quelle der Ansteckung beseitigt ist. Reduziert, jedoch nicht gänzlich ausgeräumt. Koch kommt zu dem Schluss, dass die Infektion ebenfalls aus einem Kontakt mit Menschen stammen könne, die gänzlich gesund erscheinen, jedoch das virulente Bakterium tragen. Er entwickelt so den Begriff des »gesunden Keimträgers«, der bei vielen Infektionskrankheiten verwendet werden soll.

Ein Besuch in Paris, Stadt der Vergnügungen und der Theater – Hedwig träumt davon, sie möchte Pariser Aufführungen sehen, berühmte Künstler treffen. Herr und Frau Koch treffen 1904 dort ein, sie besuchen jeden Abend die Theatersäle, besuchen Museen ... und genießen das gute Essen. »Ich glaubte, dass diese Abendgesellschaften Koch ermüden müssten, der bereits über 60 war, schreibt Metchnikoff[4]. Auch als Frau Koch am Vorabend ihrer Abfahrt ihren Wunsch aussprach, »die Nachtlokale« von Montmartre zu sehen, schlug ich als Führer einen jungen Arzt vor, der diese Rolle mit Freude ausgefüllt hätte. Aber Koch bestand auf dem Wunsch, seine Frau zu begleiten und die absurden Darbietungen von Montmartre zu sehen.« Auch wenn das Ziel des Aufenthalts nicht wirklich wissenschaftlicher Natur war, führt Metchnikoff Koch durch das Institut Pasteur. »Wir zeigten ihm [...] alles, was ihn auf seinem Gebiet interessieren könnte, erinnert sich Metchnikoff. Der Empfang, den er am Institut Pasteur erhält, übersteigt den, den alle gekrönten Häupter erhalten hatten. Das Personal ist in der Bibliothek versammelt, heißt ihn willkommen und begrüßt ihn mit einem Beifallssturm [...]. Er zeigte das meiste Interesse für technische Details.«

In einer Reportage, die *Le Figaro*[5] dem Besuch Robert Kochs im Institut Pasteur widmet, kann man lesen: »Nachdem er im Untergeschoss aufmerksam die wichtigen Maschinen betrachtet hatte, die die gesamte Einrichtung mit Strom, Wärme und Licht versorgen, wünschte der bedeutende Bakteriologe das Modellkrankenhaus für Infizierte genau zu besichtigen, das nach den Angaben errichtet wurde, die Doktor Roux' auf dem Kongress in Budapest gegeben hat (isolierte Krankenzimmer ...). Doktor Koch hat sie in höchstem Maße geschätzt und berichtet, dass Berlin bereits von diesem Beispiel profitiert hat, indem für Doktor Ehrlich eine Klinik nach dem Modell des Hospital Pasteur errichtet wurde.«

Es scheint nicht, als hätte Robert Koch in stillem Gedenken am Grab seines früheren Rivalen verharrt ...

Vollständigkeitshalber und bevor sie sich »als Freunde« trennen, nimmt Metchnikoff Koch mit zu Pierre Curie, der ihnen Experimente mit Radium enthüllt.

1905 erhält Koch den Nobelpreis für Medizin für seine Arbeiten über die Tuberkulose. Metchnikoff, der ihm wegen der Art und Weise, wie er ihn 1887 empfangen hat, nicht grollt[6], hatte an das Nobel-Komitee geschrieben, um seine Unterstützung zu der Kandidatur auszudrücken. Man kann darüber erstaunt sein, dass diese Ehrung für Koch so spät kam, wenn man bedenkt, dass der Preis vor ihm seinem Schüler Behring, Ronald Ross[7] und zwei anderen Forschern verliehen wurde. Die Gründe für diese Verspätung sind zweifellos vielfältig. Einer unter ihnen bestand ohne Zweifel in der Unsicherheit, die bei der Verleihung der ersten Nobelpreise geherrscht hatte. In seinem Testament hatte Alfred Nobel gewünscht, dass der Preis für eine Entdeckung aus dem vorigen Jahr verliehen werde. Diese Bedingung wurde vom Nobel-Komitee nicht zurückgenommen, obwohl sie unrealistisch war, denn es dauert eine gewisse Zeit, die Bedeutung einer Entdeckung einschätzen zu können. Trotzdem herrschte für die ersten Preise, und jener von Behring war der erste, die Idee vor, dass die ausgezeichnete Entdeckung neu sein müsse. Nun aber, 1901, lagen die wichtigen Entdeckungen Kochs, jene der verantwortlichen Bakterien für den Milzbrand, die Tuberkulose und die Cholera, bereits nahezu 20 Jahre zurück. Aber wahrscheinlich trugen andere Überlegungen zu der

Verzögerung bei, besonders der »Tuberkulin-Skandal«, vielleicht seine irrigen Behauptungen von 1901 über die nicht vorhandenen Risiken einer Ansteckung des Menschen durch den Erreger der Rindertuberkulose und vielleicht gleichfalls die Schande, die durch seine Scheidung gefolgt von einer neuen Ehe mit einer 30 Jahre jüngeren Schauspielerin auf ihn fiel.

Jetzt ist er zurückgekehrt nach Afrika, hat sich mit seiner lieben Ehefrau am Victoriasee niedergelassen, um die Schlafkrankheit zu studieren. Eine neue Malariaattacke verkürzt den Aufenthalt von Hedwig. Ende 1907 kehrt Koch nach Berlin zurück. Man feiert dieses Mal den 25. Geburtstag der Entdeckung des Tuberkelbazillus.

Eine internationale Spendenaktion wird ins Leben gerufen, um seine Arbeiten zu unterstützen. Der Kaiser gibt eine Schenkung von 100 000 Mark, der amerikanische Industrielle und Philanthrop Andrew Carnegie von 500 000, die wichtigste. 1908 schifft sich Koch für eine Weltreise ein, die letzte große Reise, eine triumphale Reise, immer begleitet von Hedwig, die sich von ihrem Malariaschub erholt hat. Zunächst London, wo er eine Konferenz über die Schlafkrankheit abhält. Dann New York. Umjubelt von der deutschen medizinischen Gesellschaft New Yorks, wo Carnegie, »der reichste Mann der Welt«, eine begeisterte Rede zu seinen Ehren hält und bekräftigt, dass »sein Platz in der Ruhmeshalle bereits gesichert ist« an der Seite solcher Helden wie Jenner und Pasteur!

Danach Japan, wo Kitasato seinem Lehrer einen prächtigen Empfang bereitet. Er begleitet ihn mit zwei Assistenten während der zweimonatigen touristischen Reise in die Landesteile, die Koch nach einigen Tagen mit Besuchen der Laboratorien in Tokio unternimmt. Diese Reise verzaubert ihn. Als Zeugnis dient der Brief, abgeschickt am 12. August an seine Tochter[8]: »Ich reise nun schon fast 2 Monate in dem Wunderlande umher und sehe immer täglich neue, schöne und interessante Dinge. Man hat mich hier mit großen Ehren aufgenommen und thut alles, um mir den Aufenthalt in Japan angenehm zu machen.« Er ist in Kyoto, wie er schildert, und bereitet sich vor, nach Osaka und dann Kobe aufzubrechen. »In beiden Orten erwarten mich Versammlungen von Ärzten, welche mich feierlich begrüßen, Geschenke überreichen und mich bewirten wollen. So ist es jetzt in jedem Ort gewesen, wohin ich gekommen bin.« Nun aber verschweigt er in seinem Brief einen Vorfall, der Gertrud beunruhigt hätte. Trotzdem ein Alarm: Während einer Exkursion in den Bergen hat er einen Schwächeanfall, der seine Begleiter beunruhigt und den er als Arzt zu ignorieren entscheidet. Bereits früher in Rhodesien hat er einen ersten Herzinfarkt, eine erste Warnung, heruntergespielt. Er kennt die Schwäche seines Herzens, aber er hat andere Ideen im Kopf. Er muss nach New York zurückkehren, um am internationalen Kongress über die Tuberkulose teilzunehmen.

Mit einer schuldhaften Halsstarrigkeit wiederholt er dort seine umstrittenen Schlussfolgerungen über die Nicht-Ansteckung der Rindertuberkulose, über die Unterschiede zwischen den Bazillen der menschlichen Tuberkulose und der Rindertuberkulose. Die amerikanische Verwaltung folgt Koch nicht und fährt fort, die Milch zu pasteurisieren. Sein Beharren auf den Fehler trübt ein wenig das Ende dieser Expedition, die seinen Ruf gefestigt hatte. Wie es einer der Delegierten des Kongresses ausdrückt[9]: »Doktor Koch hat den Tuberkelbazillus isoliert; heute hat die Wissenschaft Doktor Koch isoliert.«

Nach seiner Rückkehr nimmt Koch seine Arbeiten, sein Schlachtross, wieder auf, den Kampf gegen die Tuberkulose, wobei ihn Metchnikoff überraschen wird, im Sommer 1909, vergnügt, ihn voller Schwung zu sehen. Das folgende Jahr kündigt sich durch gegensätzliche Ereignisse an. Im Februar feiert er fröhlich den 60. Geburtstag seines Schülers Georg Gaffky. Anfang März werden die Alarmzeichen deutlicher, sein kardiologischer Zustand verschlechtert sich, aber er bleibt weiter aktiv. Er bereitet eine Rede über die Tuberkulose vor, die er am 9. April vor der Akademie der Wissenschaften hält. Am gleichen Abend ein neuer Schwächeanfall. Man kennt die Hartnäckigkeit des Mannes, der das Bergsteigen bewundert. Im Mai bricht er zu Exkursionen im Schwarzwald auf. Er ist 67 Jahre alt. Am 27. Mai 1910 stirbt er im Schlaf in Baden-Baden.

In der Juniausgabe der *Annales de l'Institut Pasteur*, ehren die Schüler Pasteurs »das Andenken an diesen großen Mann«, und sprechen von »ihrer Bewunderung für sein Werk und dem Bedauern, das ihnen sein Verlust verursacht«. Für sie »ist Koch einer der Begründer der Bakteriologie; es gab nur einen Vorgänger, Pasteur«. »In Robert Koch, schreiben sie, muss man nicht nur den großen Erfinder bewundern, sondern auch den großen Lehrer, den Kopf der Schule. Die Bakteriologen aller Länder sind seine Schüler, denn sie bedienen sich Methoden, die er erfunden hat, und ihre Untersuchungen haben oft seine Arbeiten zum Ausgangspunkt.«

Die Beerdigung Pasteurs waren von allem feierlichen und majestätischen Pomp umgeben, der für nationale Helden reserviert ist. Jene von Koch findet im engsten Familienkreis statt. Das ist sein Wunsch. Seine Witwe und einige wissenschaftliche Persönlichkeiten sind am 30. Mai bei seiner Einäscherung anwesend.

Pasteur, Koch, die beiden Meister der Mikrobiologie, die beiden Rivalen, ruhen nunmehr jeder im Schoß seines Instituts. Der eine in einer Krypta unter dem Funkeln goldener Mosaike, der andere in einem ebenfalls prächtig verzierten Marmormausoleum. In der Nähe von Kochs Mausoleum, inmitten zahlreicher Auszeichnungen und Ehrungen jeder Art, findet sich eine Gedenktafel mit Palmen und Lorbeer aus Bronze verziert, Zeugnis der Wertschätzung seiner Berufskollegen und von Metchnikoff im Namen des Institut Pasteur gespendet.

Der Gegensatz zwischen den beiden Gelehrten nährte sich aus ultranationalistischen Gefühlen, entstanden durch den Krieg von 1870. Kaum waren beide verschwunden, Pasteur 1895 und Koch 1910, als ein neuer Krieg ausbrach. Der Große, der letzte Große! Ein schrecklicher und mörderischer Krieg, der jedoch noch schrecklicher gewesen wäre ohne die wunderbaren Fortschritte in der Hygiene und der Medizin, die aus ihren Arbeiten resultierten, ohne dabei jene von Lister zu vergessen.

Vor seinem Tod 1916 konnte Metchnikoff die Auswirkungen dieser Arbeiten quantitativ messen, indem er die Todesursachen während des Krimkrieges, der vor den Arbeiten Pasteurs 1853–1856 stattfand, mit denen verglich, die sich während des russisch-japanischen Krieges 1904–1905 zeigten[10]. Wenn er etwas länger gelebt hätte, hätte er die gleiche Analyse für den Krieg von 1914–1918 erstellen können, und die Ergebnisse wären noch viel spektakulärer gewesen. Die Anwendung der Techniken von Antisepsis und Keimfreiheit, die Nutzung der Serumtherapie haben Todesfälle erheblich reduziert, die durch Infektionen nach Verwundungen oder Operationen verursacht wurden. Auf französischer Seite brachte sich das Institut Pasteur unter der Leitung von Émile Roux voll und ganz mit der Massenproduktion des Serums ein, um gegen den Tetanus zu kämpfen, den Wundbrand, den Typhus, die Cholera, etc. Die Hygienemaßnahmen hatten ebenfalls einen wichtigen Effekt, besonders für die Verhütung von Krankheiten, die mit dem Wasser verbunden waren. Und hier setzte sich erneut das Institut Pasteur dafür ein, indem es Laboratorien auf dem Land schuf, um die Hygiene des Wassers und der Nahrung zu kontrollieren, Roux selbst führte Inspektionsfahrten hinter die Front durch und beriet die militärischen Leiter über die Maßnahmen, die ergriffen werden müssen.

Wenn der Krieg es erlaubt hat, die Bedeutung der Entdeckungen Pasteurs, Kochs und ihrer Schüler »unter realen Bedingungen« zu erproben, so waren die Auswirkungen dieser Entdeckungen sehr viel größer. Dank ihnen sind viele verbreitete und tödliche Krankheiten praktisch in den meisten entwickelten Ländern verschwunden. Das trifft auf die Tuberkulose zu, die Cholera, die Pest, die Diphtherie, den Tetanus ... Mehrere tierische Krankheiten, zuallererst der Milzbrand, tauchen nur noch vereinzelt auf. Noch allgemeiner hat das Wissen um die Ursachen der Infektionskrankheiten die Erarbeitung vieler Strategien und deren Überwindung ermöglicht, etwa durch die Impfung.

Es hieß, dass es »ein Vor und ein Nach Louis Pasteur« gäbe. Man kann diese Formulierung nun erweitern und Robert Koch hinzunehmen. Ein »Vor« beschränkt in der Unwissenheit über die Ursachen der Krankheiten, ein »Nach«, das nun den Ursprung ermittelt hatte. Und es hat genügt, dass die Mikroben bestimmt und bekämpft wurden, damit die Lebenserwartung um mehrere Jahre verlängert wurde.

Epilog

Seit mehr als einem Jahrhundert gibt es Pasteur und Koch nicht mehr. Seit mehr als einem halben Jahrhundert sind ihre Mitarbeiter verstorben. Seit dem Krieg von 1870 haben ihre Länder sich in zwei blutigen Konflikten als Gegner gegenübergestanden, bis der Élysée-Vertrag sie 1963 zusammenführte. Ein Vertrag der Freundschaft, der Kooperation, der die Versöhnung besiegelte. Aber reicht ein Vertrag aus, um nationalistische Gefühle auszulöschen? Zollen die deutschen und französischen Bürger nunmehr den Gelehrten des anderen Landes die gebührende Anerkennung? Im Fall von Pasteur und Koch ist dem nicht so. Koch bleibt in Frankreich nahezu unbekannt, umgekehrt wird Pasteurs Werk in Deutschland unterschätzt. Wir hoffen, dass dieses Buch zeigen wird, wie sehr die Entdeckungen dieser beiden großen Wissenschaftler sich zum Wohle der Menschheit ergänzt haben.

War der Ultranationalismus der einzige Grund für die Auseinandersetzung zwischen den beiden Gelehrten? Die Niederlage von 1870 war der Gärstoff des starken antideutschen Gefühls, das von Pasteur gehegt wurde. Der Verlust Elsass und Lothringens hatte eine tiefe und dauerhafte Wunde bei dem überzeugten Patrioten hinterlassen. Hinzu kommt die Erinnerung an das Entsetzen, das er erleben musste, als er fürchtete, seinen Sohn bei den Kämpfen verloren zu haben, nachdem drei seiner fünf Kinder bereits durch Krankheiten verstorben waren. In seinen Augen war Koch vor allem ein Repräsentant dieses siegreichen

Preußens, das er hasste. Andererseits, auch wenn Koch Teil der Siegesarmee war, scheint der Nationalismus kein maßgebliches Element in seiner Opposition zu Pasteur gewesen zu sein. Die Quelle seiner Gegnerschaft war anderer Natur. Es handelte sich vor allem um den Ehrgeiz eines jungen Landarztes ohne Mittel, dem es gelang, sich gegenüber einem älteren Gelehrten durchzusetzen, der von einer beeindruckenden internationalen Aura umgeben war.

Wie hat die Auseinandersetzung zwischen den beiden Gelehrten begonnen? Wir erinnern uns, dass die spektakulärsten Waffengänge den Milzbrand betrafen. Was warf Pasteur Koch auf dem Kongress in London vor? Schlicht, dass er ihn nicht für die Entdeckung der bakteriellen Sporen zitiert hatte! Koch seinerseits war entrüstet darüber, dass Pasteur unerwähnt lässt, dass es er, Koch, war, der die Rolle des *Bacillus anthracis* in der Ätiologie des Milzbrandes nachgewiesen hatte; Pasteur zog es vor, die Arbeiten von Davaine und seine eigenen in den Vordergrund zu stellen. Kleinliche Streitigkeiten würde man sagen. Sie sind jedoch in der wissenschaftlichen Welt zu allen Zeiten üblich gewesen. Wenn die Öffentlichkeit sich dessen bewusst wird, dann ist sie überrascht, um nicht zu sagen schockiert, denn sie denkt, dass die Forscher selbstlos all ihre Bemühungen vereinen, um das Wissen voranzubringen. Das heißt zu vergessen, dass sich in diesem Teil der Wirklichkeit eine Hauptantriebskraft des Forschers einschleicht: der Geist des Wettstreits. Beitragen zum Fortschritt des Wissens, freilich, unter der Bedingung, dass es Anerkennung gibt. Der fruchtbare Boden, auf dem das Ego aufblüht. Und eher heute als gestern können zudem für Arbeiten, die wirtschaftliche Auswirkungen zur Folge haben, zuweilen finanzielle Aspekte eine Rolle spielen[1]. Dieser Wettstreit, falls er »auf faire Weise« geführt wird, ist meist vorteilhaft für den Fortschritt der Wissenschaft. Er schafft einen Wetteifer, der jeden antreibt, seine Anstrengungen zu verdoppeln.

Die Streitigkeiten um die Priorität zwischen Pasteur und Koch lassen die Frage nach dem Informationsfluss zu dieser Zeit aufkommen, der von der schnellen Verbreitung der heutigen Zeit weit entfernt ist. Wenn Koch 1876 in seinem ersten Artikel über die Ätiologie des Milzbrandes Pasteur nicht als Entdecker der bakteriellen Sporen zitiert hat, dann wahrscheinlich, weil er seine Publikationen über die Buttersäuregärung und die Krankheiten der Seidenraupen nicht kannte. Noch allgemeiner war die wissenschaftliche Information mit der Sprachbarriere konfrontiert. So scheint Pasteur keine Kenntnis von den Arbeiten Semmelweis' gehabt zu haben, diesem ungarischen Arzt, der dreißig Jahre vor ihm elementare Hygienemaßnahmen empfohlen hatte, um das Kindbettfieber zu vermeiden. Ebenso wusste Koch nichts von den heute berühmten Erkenntnissen John Snows über die Übertragung der Cholera über das Wasser, auch kannte er nicht die Arbeiten von Filippo Pacini, der 1854 den Choleravibrionen entdeckt hatte. Von Pasteur wurde ebenso der Brite William Smith Greenfield übergangen, dem es ein Jahr vor ihm gelungen war, Tiere gegen den Milzbrand zu schützen, indem er eine geschwächte Art des Bakteriums auf sie übertrug. Beispiele dieser Art sind reichlich vorhanden, sie führen häufig dahin, *a posteriori* die Priorität vieler Entdeckungen grundsätzlich in Frage zu stellen. Um seinen Namen auf dem Olymp der Geschichte der Wissenschaften graviert zu bekommen, macht der Gelehrte nicht nur eine wichtige Entdeckung, sondern er muss sie auch von der internationalen Wissenschaftsgemeinde anerkennen lassen. Eventuelle Vorreiter, die in den Brunnen des Vergessens fallen, haben ihre Arbeiten nicht auf überzeugende Art und Weise zu präsentieren gewusst oder waren zu früh in einer Welt, die für ihre Argumente taub war.

Welches sind objektiv die jeweiligen Beiträge der beiden großen Gelehrten zu Geburt der Mikrobiologie gewesen? Seit 1850 hatte Pasteur die Basis für diese Disziplin durch seine Arbeiten über die Gärung gelegt. In der folgenden Etappe, seine Studie über die Krankheiten der Seidenraupen, hatte er gezeigt, dass diese Krankheiten von Keimen verursacht wurden, und er hat die Mechanismen ihrer Übertragung nachgewiesen. Diese Arbeiten Pasteurs waren ebenso sehr Wege der Inspiration. Für Lister, der die Antisepsis entwickelte. Für Davaine, der dem Beweis der Wirkung des Bactéridie in der Ätiologie des Milzbrands sehr nahe kam. Wie wäre es jedoch Pasteur und seinen Schüler ohne die Kultur auf festem Medium gelungen, die von Koch und seinen Schülern entwickelt wurde, ein pathogenes Bakterium in einer Population zu isolieren, die viele andere Mikroben enthielt, wie es Koch mit den Choleravibrionen getan hatte? Und wenn es Koch und nicht den Pasteurianer gelungen ist, den Tuberkelbazillus in infiziertem Gewebe zu entdecken, dann geschah dies, weil er vorher den Färbeprozess der Mikroorganismen erarbeitet und neue Techniken der Mikroskopie entwickelt hatte. Wie man sieht, haben so Kochs Arbeiten meisterlich jene Pasteurs ergänzt.

Durch ihre Arbeiten haben Pasteur und Koch nicht nur eine neue Disziplin, die Mikrobiologie, geschaffen, sie haben auch die Medizin revolutioniert. Nach ihnen hörte man auf, die Krankheiten nach ihren Umständen, ihren Symptomen und ihrer pathologischen Anatomie zu definieren, um sie nach ihren Ursachen zu definieren. Die Kausalität! Die große Sache! Pasteur hat sie recht verstanden, wenn er vorschlug, dass man nicht mehr vom Milzbrand, sondern von der *Krankheit des Bactéridie* sprechen müsse. Die sehr zahleichen Debatten, die die Arbeiten von Pasteur und Koch über den Milzbrand begleitet haben oder ihnen gefolgt sind, haben sich alle um diesen Begriff der Kausalität gedreht. Welcher der Beiden hat wirklich einen Zusammenhang zwischen Ursache und Wirkung hergestellt, zwischen der Mikrobe und der Krankheit? Die Debatte bleibt offen, ohne zu vergessen, dass andere vor ihnen, etwa Davaine, ganz nahe daran waren, diesen Beweis zu erbringen. Die Aussage der berühmten Kochschen Postulate gehört zu dieser Suche nach den Voraussetzungen, die erfüllt sein müssen, um einen Kausalzusammenhang zwischen einer Mikrobe und einer Krankheit zu zeigen. Jedoch leiden diese Postulate, auf die man sich so häufig beruft, unter vielen Beschränkungen. Koch selbst, wie wir gesehen haben, hat sie nur unter großen Schwierigkeiten auf die Cholera übertragen können, einfach, weil diese Krankheit spezifisch für die menschliche Rasse ist. Er konnte also nicht das, was man heute ein Tiermodell nennt, aufstellen. Darin, dass sein Gegner von Pettenkofer und mehrere Mitglieder des Labors von Metchnikoff den *Kommabazillus* schluckten, ohne die Krankheit zu bekommen, zeigte sich eine andere Schwierigkeit in der Anwendung dieser Postulate. Es musste der Begriff des *terrain* auftauchen, um die Ungleichheit der Individuen gegenüber den Infektionen zu übersetzen. Anders gesagt, wenn eine Mikrobe einen *notwendigen* Grund der Krankheit darstellen kann, ist er im Allgemeinen nicht *ausreichend*. Je nach den Umständen der Infektion, ihrem Allgemeinzustand oder vielleicht ihrer genetischen Veranlagung, werden einige Individuen die Krankheit bekommen und andere nicht.

In seinen Arbeiten über die Impfstoffe stieß sich Pasteur an der dauerhaften Skepsis Kochs, der sich weigerte, die Vorstellung der Abschwächung zu akzeptieren. In dieser Debatte hat sich Pasteur visionärer als Koch gezeigt. Als er geschwächte Arten der Mikroben der Geflügelcholera, des Schweinerotlaufs und des Milzbrands erhielt, hatte er offensichtlich keine Idee von dem Mechanismus, der der Schwächung zugrunde liegt. Wie hätte er es gekonnt, nahezu ein Jahrhundert, bevor die DNA als Träger der Vererbung erkannt wurde? Aber er folgte der Bewegung der Ideen, die Darwin 1859 mit der Publikation seines Werkes *Die Entstehung der Arten* lanciert hatte. Gemäß Darwin, hören die lebenden Arten nicht auf sich weiterzuentwickeln. Pasteur wandte diese Vorstellung nur auf Mikroorganismen an. Was Koch betrifft, so glaubte er an die Unveränderlichkeit der Bakterienarten. Diese Arten, die er dank seiner technischen Verbesserungen weitaus besser als Pasteur identifizieren konnte. Er glaubte nicht an die Abschwächung der Bakterien, die implizierte, dass die Bakterienarten sich verändern könnten. Und man neigte lange Zeit dazu zu denken, dass Pasteurs geschwächte Bakterien nichts als Verunreinigungen seien ... was Letzterem nicht gefallen konnte! Die Geschichte hat Pasteur Recht gegeben. Einerseits ist die Tatsache der Abschwächung bei vielen Gelegenheiten demonstriert worden und stimmt meist mit der Inaktivierung oder dem Verlust der Gene überein, die verantwortlich für die Virulenz einer pathogenen Mikrobe sind. Andererseits kann man ebenfalls bei einer Erhöhung der Virulenz eines Mikroorganismus für eine spezifische Art helfen. So geschieht es, dass man heute das häufige Auftauchen von neuen infektiösen Krankheiten bemerkt durch ein Überschreiten der Artenbarriere zwischen verschiedenen Tieren und der menschlichen Art[2]. Mikroben tierischen Ursprungs, die zunächst unfähig zur Entwicklung beim Menschen waren, können sich durch Mutation jenem anpassen und eine Epidemie verursachen.

Wenn die französische und deutsche Schule der Mikrobiologie auch Rivalen gewesen sind, so haben sie sich doch bemerkenswert ergänzt. Dies war sofort der Fall bei Pasteur und Koch. Es war ebenso der Fall bei ihren Schülern.

Wir haben gesehen, wie die Entwicklung der Serumtherapie, zur Behandlung der Diphtherie und des Tetanus, das Resultat eines Hindernisparcours mit vielen Übergaben von Staffelstäben der einen zur andern Schule war. In Verbindung mit dieser Arbeit haben die beiden Schulen eine andere Disziplin geschaffen, die Immunologie. Tatsächlich hat die Entdeckung der Antitoxine durch Behring und Kitasato zum ersten Mal gezeigt, dass die Bestandteile des Serums zur Verteidigung des Organismus gegen Krankheitserreger eingreifen. Man nennt dies *humorale Immunität*. Paul Ehrlich, der mit Behring bei der Entwicklung der Antidiphtherie-Serotherapie gearbeitet hat, hat die Allgemeingültigkeit dieses Typs der Immun-Verteidigung gezeigt, die Antitoxine waren nur ein Beispiel für das, was wir die Antikörper nennen. Auf Seiten des Institut Pasteur, auch wenn Roux, der zur Entwicklung der Serotherapie beitrug, den Begriff der humoralen Immunantwort unterstützt hat, war doch sein Pasteur-Kollege Metchnikoff der Erste, der vorschlug, dass Zellen, die Phagozyten, in die Immunität eingreifen, indem sie die Mikroben fressen, die den Organismus infizieren. Dies ist die *zelluläre Immunität*. 1908 erkennt das Nobelkomitee die Koexistenz dieser beiden Typen der Immunität an, indem sie den Preis für Medizin gemeinschaftlich an Ehrlich und Metchnikoff verleiht. Genau dadurch ruft es die Geburtsstunde der Immunologie aus.

Die Geschichte des Kampfes gegen die Tuberkulose ebenso wie der Serotherapie ist beispielhaft für jene Fortschritte, die im unaufhörlichen Hin und Her zwischen deutschen und französischen Akteuren gediehen. 1865 zeigte der französische Militärarzt Villemin, dass die Tuberkulose übertragbar war. 1882 identifizierte Koch den für die Krankheit verantwortlichen Bazillus, den Kochschen Bazillus. Es blieb, gegen diesen Bazillus, gegen diese Krankheit zu kämpfen. Leider hatten die Deutschen kein Glück. Kochs Tuberkulin, das als Zauberheilmittel angekündigt worden war, war ein schmählicher Fehlschlag, auch wenn es sich als ein ausgezeichnetes Diagnosewerkzeug erweisen sollte, das noch heute genutzt wird. Einige Jahre später, 1921, kam es Pasteurianern zu, Calmette und Guérin, einen Impfstoff gegen die Tuberkulose zu entwickeln, das BCG.

Die Strukturen der französischen und der deutschen Schulen der Mikrobiologie waren recht verschieden. Die meisten Schüler Kochs haben ihre weitere Karriere außerhalb der Sphäre des Lehrers ausgeführt. Loeffler wurde Professor in Greifswald in Mecklenburg-Vorpommern; dort wurde ein Institut mit seinem Namen gebaut. Gaffky war für mehrere Jahre Professor an der Justus Liebig Universität in Gießen, bevor er 1904 Koch an der Spitze des Instituts für Infektionskrankheiten folgte. Behring hat sein Institut in Marburg geschaffen. Paul Ehrlich ging 1897 nach Frankfurt am Main, wo er ein Institut leitete. Richard Pfeiffer bekleidete für zehn Jahre eine Stelle in Königsburg (heute Kaliningrad in Russland) damals in Ostpreußen, dann in Breslau, heute in Polen, damals Schlesien. Bernhard Proskauer scheint in Berlin an Kochs Institut geblieben zu sein. August von Wassermann hat eine Abteilung in Berlin-Dahlem geleitet.

Die Schüler Pasteurs, auch wenn Duclaux einen Teil seines Lebens in der Provinz unterrichtet hat (Tours, Clermont-Ferrand, Lyon), sind alle beim Institut Pasteur geblieben, um einen

Zirkel zu formen, eine wahre Familie um ihren Lehrer. Neben der Verbundenheit und dem Respekt, den sie Pasteur zuteilwerden ließen, zeigt dies auch den sehr zentralistischen Charakter Frankreichs, im Vergleich mit dem Dezentralismus Deutschlands, ein Erbe seiner Vergangenheit. Jedoch sind einiger dieser Schüler, eher als in Frankreichs Provinzen auszuschwärmen, fortgegangen, um die Pasteursche Wissenschaft in Übersee, in den Kolonien zu verbreiten. So geschah es, dass Albert Calmette, Alexandre Yersin, Adrien Loir und später einige andere, wie die Brüder Edmond und Étienne Sergent, Émile Marchoux, Charles Nicolle, etc. die Basis dessen erstellt haben, was heute das »Réseau international« des Institut Pasteur ist, einzigartiges Beispiel von etwa 30 Instituten verteilt auf die fünf Kontinente. Koch, der selbst die Infektionskrankheiten in vielen Ländern Afrikas und Asiens hartnäckig verfolgt hat, hat ein wirklich dauerhaftes Erbe nur in Japan hinterlassen, via Kitasato, seinem unbedingten Schüler.

Die Schulen von Pasteur und Koch haben am Ende des 19. Jahrhunderts eine maßgebliche Rolle in den Anfängen des Anti-Infektions-Kampfes gespielt. Sie haben eine eindrucksvolle Zahl an Nobelpreisen erhalten. Seit dem Anfang des 20. Jahrhunderts jedoch haben die Gelehrten anderer Nationen, besonders der angelsächsischen, begonnen, ihren Beitrag zu leisten. Die Geschichte der antiinfektiösen Chemotherapie liefert darin ein Beispiel. Sie beginnt mit einer französisch-deutschen Geschichte. Der Pionier der antiinfektiösen Chemotherapie war der bereits erwähnte Paul Ehrlich. Er begann mit der Suche nach der »magischen Kugel«, einer geeigneten Verbindung, um Mikroben in einem infizierten Organismus zu zerstören, ohne ihn zu schädigen. Er erlangte 1909 einen gewissen Erfolg durch die Entdeckung eines Erregers, der Arsen enthielt und im Fall der Syphilis wirksam war. 1935 entdeckte ein anderer Deutscher, Domagk, ein Färbemittel, das er Prontosil nannte und das bei Streptokokkeninfektionen wirksam war. Wenig später bewiesen die Pasteurianer Jacques und Thérèse Tréfouel, Federico Nitti und Daniel Bovet, dass ein farbloser Teil des Moleküls des Prontosils das wirksame antibakterielle Element war. Es handelte sich um Sulfonamid, das später zu einer antiinfektiösen Verbindung wurde. Parallel wurden die Antibiotika entdeckt, in der Hauptsache von Angelsachsen. Dies betrifft zunächst die Entdeckung des Penicillins durch die Briten Alexander Fleming, Howard Florey und Ernst Chain von 1929 bis 1938, denen durch die amerikanische Industrie geholfen wurde. Dann entdeckte der Amerikaner Selman Waksman mehrere andere Antibiotika, darunter 1943 das Streptomycin, das erste Antibiotikum, das gegen den Kochschen Bazillus wirkte und jenen der Pest. Die antiinfektiöse Chemotherapie war geboren. Nach der Entwicklung der Hygiene und der Entdeckung der Serotherapie und der Impfstoffe war dies der letzte große Sieg der Menschheit über die pathogenen Mikroben.

So viele Eroberungen wurden erreicht im Kielwasser zweier versessener Arbeiter, mit manchmal schwierigem Charakter, die sich engagierten und sich misstrauten im wilden Kampf gegen die Mikroorganismen, die verhängnisvoll für die Gesundheit des Menschen waren. Ein seltsamer Zweikampf, den die beiden Giganten führten. Sie stritten miteinander für den gleichen Kreuzzug und gingen daraus sieghaft hervor, Seite an Seite, im Kampf gegen die Infektionskrankheiten.

Danksagung

Nachdem er unser voriges Buch »Pasteur et ses lieutenants« gelesen hatte, hat Mathieu Schwartz geahnt, dass die Rivalität zwischen Pasteur und Koch Grundlage für ein interessantes Buch sein könnte. Und ohne große Mühen gelang es ihm, uns davon zu überzeugen. Ihm sei dafür besonders gedankt, ebenso für die Anregungen, die er uns bei der Lektüre unseres Manuskripts gegeben hat.

Agnès Ullmann hat uns von Anfang an motiviert, indem sie uns Unterlagen überließ, die sie 1991 zur Vorbereitung einer Konferenz des Robert Koch-Instituts anlässlich seiner Hundertjahrfeier zusammengestellt und anlässlich anderer Konferenzen ergänzt hatte, zuletzt 2010 aus Anlass des 100. Jahrestages des Todes Robert Kochs.

Um ein Buch über Robert Koch zu schreiben, war es notwendig, mehrere deutsche Texte einzusehen – obwohl keiner von uns beiden diese Sprache richtig versteht. Besonders musste hier mehrfach die sehr umfangreiche Biografie (750 Seiten) des letzten seiner Schüler, Bernhard Möllers, konsultiert werden. Dies konnte nur dank Michèle Mock geschehen, die das Deutsche perfekt beherrscht. Zudem kennt sie das Thema unseres Buches sehr gut. Tatsächlich hat sie einen großen Teil ihrer Karriere als Forscherin am Institut Pasteur verbracht, wo sie sich besonders für den Milzbrand interessierte, den Zankapfel zwischen Pasteur und Koch. Wir schulden ihr außerdem große

Dankbarkeit für ihre beständige Unterstützung und ihre Vorschläge zum Manuskript.

Unsere Dankbarkeit gilt ebenso dem Personal des Musée Pasteur, besonders Chantal Pflieger und Stéphanie Colin, Daniel Demellier von den Archiven des Institut Pasteur und Sandra Legout von der Mediathek für ihre Hilfe bei der Suche nach den Büchern und Dokumenten, auf die wir uns bezogen haben. Von Heide Tröllmich, Archivistin des Robert Koch-Instituts, Wolfgang Mönkemeyer, Bürgermeister von Kochs Geburtsstadt Clausthal, Wolfgang Pfuhl, Urenkel Robert Kochs, und Lisa Kitasato, Urenkelin Shibasaburo Kitasatos, haben wir wertvolle Informationen oder Dokumente erhalten. Wir danken ihnen dafür herzlichst.

Unseren aufrichtigen Dank auch jenen, die unser Manuskript gegengelesen haben, uns nützliche Vorschläge gegeben oder uns in unserer Aufgabe bestärkt haben: Louis Alesina, Jean Castex, Agnès Desquand, Martine de Galbert, Frédéric Grosjean, Arthur Hubschmid, Claudie Lesieur, Jean-François Perrot, Caroline Pottier, François und Françoise Rodhain und Agnès Ullmann. Die wertvollen Meinungen von Jörg Hacker, Präsident der Akademie Leopoldina, und seiner Ehefrau Margit, ebenso wie jene der beiden österreichischen Forscher des Institut Pasteur, Roland Brosch und Carmen Buchreise, haben uns hoffen lassen, dass dieses Buch Lesern der deutschen Kultur gefallen könnten.

Schließlich danken wir Odile Jacob herzlich dafür, dass sie mit Begeisterung bereit war, dieses Buch zu verlegen.

Anmerkungen

Wie Pasteur von Deutschland überwältigt wurde

1 Eine detailliertere Erklärung dieser ersten Arbeiten Pasteurs findet sich vor allem bei Perrot A. und Schwartz M., Pasteur et ses lieutenants. Roux, Yersin et autres, Paris, Odile Jacob, 2013, S. 37–38.

2 Jean-Baptiste Biot (1774–1862), Physiker, Mathematiker und Astronom, erkannte, dass Meteoriten kosmischen Ursprungs sind, und war mit Gay-Lussac am ersten wissenschaftlichen Flug mit einem Heißluftballon beteiligt, um das Erdmagnetfeld zu studieren. 1820 studierte er mit Félix Savart im Bereich des Elektromagnetismus die Veränderungen des Magnetfeldes, welche durch einen elektrischen Strom je nach Distanz hervorgerufen werden. Er formulierte das Gesetz, das ihren Namen trägt (Biot-Savart-Gesetz, Anm. d. Übers.). Den größten Teil seiner Forschungen widmete er der Optik. Beeindruckt von den Arbeiten, die Pasteur über die Kristallografie realisieren sollte, beeilte er sich, diesen vielversprechenden Schüler zu unterstützen. Zudem wurde er der Pate von Pasteurs Sohn Jean-Baptiste, der seinen Namen zu Biots Ehren erhielt.

3 Jean-Baptiste Dumas (1800–1884), berühmter Chemiker, leistete außerordentliche Beiträge sowohl zur Allgemeinen als auch zur Organischen Chemie. 1832 Mitglied der Académie des sciences, wurde er 1868 ihr ständiger Sekretär, 1843 Mitglied der Académie de médecine, 1875 wurde er in die Académie française gewählt. Er war Professor am Collège de France, an der Sorbonne, und ein außergewöhnlicher Lehrer, der gerne von Studenten gehörte wurde, die sich in seine Vorlesungen drängten. Als Politiker war er zunächst Abgeordneter, dann für 30 Jahre Senator und Landwirtschafts- und Handelsminister von 1850–1851. Er unterstützte Pasteur bei vielen Gelegenheiten.

4 Der junge Louis war durch seinen Vater, einen alten Haudegen des Kaisers, im Kult um Bonaparte erzogen worden.

5 Brief vom 12. September 1852 an Madame Pasteur.

6 Brief vom 27. September 1852.

7 Ja, Sie haben richtig gelesen! Pasteur, einmal ist keinmal, zeigt Humor, indem er sich auf die Meinung bezieht, die die Franzosen von den Österreichern haben.

8 Brief vom Oktober 1852.

Robert Koch, Landarzt

1 *Deutsche Med. Wochenschrift*, 1909, n° 29. Zitiert in Lagrange È., *Robert Koch. Sa vie et son œuvre*, Brüssel, Édition universelle, 1938.

2 Obwohl Pasteur seine Studie über die Milchsäuregärung 1858 publiziert hatte!

3 Die Informationen über diesen Besuch von Alfred Nobel in Clausthal wurden uns im Dezember 2013 von Wolfgang Mönkemeyer vorgelegt, dem Bürgermeister von Clausthal-Zellerfeld.

4 Rudolf Virchow (1812–1902) ist einer der Begründer der modernen pathologischen Anatomie. Seine Theorie von der Zellularpathologie brachte ihm Weltruhm. Nach dieser Theorie muss man in den Zellen nach der letzten Erklärung sowohl für die normalen Vorgänge als auch für die Krankheiten suchen: Diese haben ihren Ursprung in den Körperzellen. Dies führte ihn dazu, die Mikroben-Theorie der Krankheiten abzustreiten. Neben seinen zahlreichen medizinischen und biologischen Arbeiten über die Trichinose, die Entzündung, verschiedene Krebsarten, etc. waren seine wissenschaftlichen Aktivitäten sehr weit gefächert, so die Anthropologie, die Ethnologie und die öffentliche Hygiene. Als Politiker war an der Gründung der Deutschen Fortschrittspartei beteiligt und stellte sich übrigens gegen Bismarck.

Säbelrasseln

1 Es scheint, dass verschiedene Arten von Krankheiten existieren, die die Symptome der Schlaffsucht zeigen, eine durchfallartige Krankheit der Seidenraupen. Sie rühren von verschiedenen Bakterienarten her, ja sogar von Viren.

2 Pasteur sagte auch: »Arbeiten wir, es gibt nur das, was erheitert«, Formulierung übernommen von J.-B. Biot.

3 In einer idealen Kulisse für einen Bonapartisten, wie Pasteur einer war. Als Zeugnis dient dieser Brief von Madame Pasteur an eine Freundin: »Wir leben mitten in Erinnerungsstücken der Familie von Napoléon I, Vater und Mutter wohnen im Zimmer der Prinzessin Elisa, Jean-Baptiste bewohnt jenes des Prinzen Jérôme, bei Tisch hat Monsieur Pasteur die Büste Napoléons vor sich, ich das Portrait der Prinzessin Bacciochi als Kind, Jean-Baptiste jenes von Napoléon, wie er aus seiner Grabstätte auf St. Helena heraustritt, Mademoiselle Zizi [Marie-Louise] betrachtet die vornehmen Züge von Frau Laetitia, und vor aller Augen essen wir Macaronis und Polenta, ohne uns irritieren zu lassen.« Zitiert in Desquand A., *Madame Pasteur*, Dole, Dmodmo Édition, 2013, S. 156.

4 Eigentlich ein Bakterium.

5 Zu dieser Zeit handelte es sich, wenn man von *Impfung* sprach, ausschließlich um eine Immunisierung gegen die Pocken durch Einimpfung einer Tierkrankheit, die Kuhpocken.

6 Opera buffa *Les Brigands*; am 10. Dezember 1869.
7 Zitiert in Desquand A., *Madame Pasteur*, op. cit., S. 161.
8 Wir haben bereits gesehen, dass Koch mit diesem Moment preußisch wird.
9 Katholischer Zweig der regierenden Familie in Preußen.

Der Krieg

1 Die schreckliche Krankheit, die zwei seiner Schwestern hinweggerafft hatte.
2 Brief an seinen Schüler Raulin, datiert vom 17. September 1870.
3 Brief an Roulin, 20. Oktober 1870.

Frankreich besiegt, Pasteur tief verletzt

1 Brief vom 11. Januar 1871.
2 Der berühmte Chemiker ist 85 Jahre alt – er stirbt mit 103!
3 Brief vom 18. Januar 1871 an den Dekan der medizinischen Fakultät der Universität Bonn, im rheinischen Preußen.
4 Brief vom 1. März 1871.
5 Brief vom 7. März 1871.
6 Im Rahmen der Verhandlungen des allgemeinen Waffenstillstands vom 15. Februar.
7 Aufgrund der Tapferkeit der Truppen von Denfert-Rochereau verbleibt das Gebiet um Belfort, obwohl es zum Elsass gehörte, bei Frankreich.
8 Brief vom 11. Januar 1871 an Madame Cribier.
9 Es war höchste Zeit! Am folgenden Tag ziehen die Preußen im Arbois ein, das sie am 20. Juni 1871 verlassen werden.
10 Émile Duclaux (184—1904) war einer der allerersten Mitarbeiter Pasteurs. Ab 1862 arbeitet er mit ihm in seinem Labor der École normale und beteiligt sich sofort an seinen Arbeiten über die Gärung, ein Thema, für das er sich seine ganze Karriere lang interessieren wird. Er trägt zur Verbreitung der Ideen Pasteurs in wichtiger Weise bei, sowohl auf dem Land, bei den Winzern und Viehzüchtern, als auch in seinen Seminaren an der Universität, aber auch durch wichtige Werke und indem er 1895 die *Annales de l'Institut Pasteur* ins Leben ruft. Am Ende seines Lebens wurde er ein Dreyfusianer der ersten Stunde und gründete die Liga der Menschenrechte. Siehe Perrot A. und Schwartz M.; *Pasteur et ses lieutenants*, op. cit.
11 Frankreich verliert 1 447 000 Hektar, 1694 Gemeinden und 1 597 000 Einwohner sowie etwa 20 % seiner potenziellen Minen und Eisenhütten.

Der junge Arzt aus Wollstein [und der Milzbrandbazillus]

1 Das heutige Wolstyn in Polen nahe Poznan.

2 Pfuhl G., »Robert Koch in Wollstein. Erinnerung seiner Tochter Gertrud Pfuhl«, Deutsche medizinische Wochenschrift 1940, Nr. 66, S. 355–357. Zitiert in: Möllers B., *Robert Koch. Persönlichkeit und Lebenswerk 1843–1910*, Hannover, Schmorl und von Seefeld Nachf., 1950, S. 93, und in Brock T. D., *Robert Koch. A Life in Medicine and Bacteriology*, Madison (Wisconsin), Science Tech Publishers, 1988, S. 22.

3 Heute wieder polnisch.

4 Zitiert nach Möllers B., *Robert Koch. Persönlichkeit und Lebenswerk 1843–1910*, op. Cit., S. 96, und bei Wilson T., Robert Koch 1843 to 1910. *Adventures in Science*, Ashford, Selbstverlag, 2000, S. 7–8.

6 Joseph Lister (1827–1912), britischer Chirurg, erfuhr 1865 von der Theorie der Keime, die Pasteur über die Verwesung formuliert hatte. Indem er eine Parallele zwischen der Verwesung und des Absterbens von Gewebe (Wundbrand) zog, häufig eine Folge von Verwundungen oder Operationen, kam er zu dem Schluss, dass letztere durch einen Keim verursacht werden könnte, der sich in der Umgebungsluft befinden könnte. Er begann also eine antiseptische Substanz (das Karbol) um das Operationsfeld herum zu zerstäuben und behandelte Instrumente und Arbeitskittel mit der gleichen Substanz. Er verringerte so beträchtlich die Sterblichkeit nach Operationen. Dies war die Erfindung der Antisepsis.

7 Siehe Kapitel 2.

8 Siehe Kapitel 10.

9 »Einimpfung von Milzbrand«, *Comptes rendus des séances et mémoires de la Société de biologie*, 1850 [1851], II, S. 141–144.

10 Die »pathologie comparée« ist das vergleichende Studium der menschlichen und tierischen Krankheiten.

11 »Mikroskopische und Mikrochemische Untersuchungen des Milzbrandblutes so wie über Wesen und Kur des Milzbrandes«, *Vierteljahrschrift für gerichtliche Medizin und öffentliches Sanitätswesen*, 1855, 8, S. 103–114.

12 Metchnikoff É., *Trois fondateurs de la médecine moderne: Pasteur, Lister, Koch. Derniers écrits*, Paris, Librairie Félix Alcan, 1933, S. 45—47. Siehe auch Vallery-Radot R., La Vie de Pasteur, Paris, Hachette, 1900, S. 372.

13 »Recherches sur les infusoires du sang dans la maladie connue sous le nom de sang de rate«, *Comptes rendues de l'Académie des sciences*, LVII, séance du 27 juillet 1863.

14 Élie Metchnikoff (1845–1916). Ilya Ilitch Metchnikov, französisiert in Élie Metchnikoff, war ein russischer Zoologe, Anatom und Bakteriologe, der 1888 zum Institut Pasteur stieß. 1882 führte ihn die Forschung an Larven von Seesternen zu der Entdeckung von mobilen Zellen bei diesen Organismen, die sie

offenbar gegen Fremdkörper verteidigen. Es kam ihm die Idee, dass ähnliche Zellen, die er als Phagocyten bezeichnete, zur Verteidigung tierischer oder menschlicher Organismen gegen die Mikroben eingreifen. Diese Idee, deren Gültigkeit er während seiner ganzen Karriere zu beweisen suchte, brachte ihm 1908 den Nobelpreis ein und er wurde als Vater der zellulären Immunantwort anerkannt. Siehe Perrot A. und Schwartz M., *Pasteur et ses lieutenants*, op. cit.

15 Metchnikoff É., *Trois fondateurs de la médecine moderne*, op. cit., S. 45–50.

16 Das heutige Wroclaw in Polen.

17 *Comptes rendus de l'Académie des sciences*, Sitzung vom 25 Februar 1861.

18 *Comptes rendus de l'Académie des sciences*, Sitzung vom 30. April 1877.

19 Heymann B., *Robert Koch*, t. I: Teil. *1843—1882*, Leipzig, Academische Verlagsgesellschaft, 1932, S. 109–111. Zitiert in Möllers B., Robert Koch. *Persönlichkeit und Lebenswerk 1843–1910*, op. cit., S. 457, und in Brock, T. D., *Robert Koch. A Life in Medicine and Bacteriology*, op. cit., S. 44.

20 Beiträge zur Biologie der Pflanzen, Zeitschrift gegründet von Cohn.

21 Koch R., »Die Ätiologie der Milzbrandkrankheit, begründet auf die Entwicklungsgeschichte des Bacillus Anthracis«, Beiträge zur Biologie der Pflanzen, 1876, 2, S. 277–310.

Gekränkter Pasteur versucht, wieder in Führung zu gehen

1 Pasteur L., *Études sur la bière, ses maladies, causes qui les provoquent, procédé pour la rendre inaltérable*, Paris, Gauthier Villars, 1876.

2 Duclaux É., Pasteur. *Histoire d'un esprit*, Sceaux, Imprimerie Charaire, 1896, S. 313.

3 Émile Roux (1853–1933), Arzt, Bakteriologe und Immunologe, war ohne Zweifel der Mitarbeiter, der Pasteur am nächsten stand. Er traf ihn 1878 in einem Labor der École normale. Er arbeitete aktiv an der Forschung zu den Impfstoffen gegen die Geflügelcholera, den Milzbrand und die Tollwut mit. Seit der Eröffnung des Institut Pasteur 1888 übernahm er mit Émile Duclaux de facto die Direktion, da Pasteur durch aufeinanderfolgende Schlaganfälle sehr geschwächt war. Er wurde nach dem Tod von Duclauxs 1904 amtierender Direktor des Instituts bis zu seinem eigenen Tod 1933. Seine Arbeiten über die Diphtherie, einschließlich der Entdeckung des Diphterietoxins gemeinsam mit Alexandre Yersin, und, parallel mit Emil Behring, der Serumtherapie, werden ausführlich in späteren Kapiteln vorgestellt werden. Siehe Perrot A. und Schwartz M. *Pasteur et ses lieutenants*, op. cit.

4 Duclaux É., Pasteur. *Histoire d'un esprit*. op.cit., S. 315.

5 Metchnikoff É., Trois fondateurs de la médicine moderne, op. cit., S. 58.

6 Roux É., »L'œuvre médicale de Pasteur«, in Combes A., Girard C., Griner G. (dir.), *Agenda du chimiste*, Paris, Hachette, 1896, S. 527–548.

7 »Sur l'étiologie du charbon«, mit den Herren Chamberland et Roux, *Comptes rendus de l'Académie des sciences*, 12 Juli 1880, XCI, S. 86.

Koch, Bändiger der Mikroben

1 Die Idee ist nicht ganz neu, sie wurde bereits von Albert Moitessier 1866 erwogen in La Photographie appliquée à la microscopie (Paris, J.-B. Baillère et fils).

2 *Bulletin de l'Académie nationale de médecine*, Sitzung vom 8. Oktober 1872.

3 Friedrich Loeffler (1852–1915). Deutscher Militärarzt, Hygieniker und Bakteriologe. Er war einer der ersten Mitarbeiter Kochs. Er entdeckte die Erreger, die verantwortlich für verschiedene Infektionskrankheiten sind, darunter Rotz, die Schweinepest, aber vor allem war er der Erste, der das Diphterie-Bakterium kultivierte. 1910 gründete er das erste virologische Forschungsinstitut, später Friedrich-Loeffler-Institut genannt. 1913 übernahm er die Leitung des Robert-Koch-Instituts.

4 Georg Gaffky (1850–1918). Deutscher Militärarzt und Bakteriologe. Er wurde gemeinsam mit Loeffler einer der ersten Mitarbeiter Kochs. Wir verdanken ihm die Isolierung des Typhusbakteriums 1884, das vorher von Eberth identifiziert worden war. Er nahm an der Expedition nach Ägypten teil, die Koch zur Identifizierung des Choleraarregers Vibrio cholerae führte, und schaltete sich bei der Choleraepidemie 1892 in Hamburg ein sowie bei der Pestepidemie 1897 in Indien. Von 1904 bis 1913 war er Direktor des Instituts für Infektionskrankheiten in Berlin.

5 Loeffler F., »Robert Koch. Zum 60. Geburtstage«, *Deutsche medizinische Wochenschrift*, 1903, S. 938. Zitiert in Möllers B., *Robert Koch. Persönlichkeit und Lebenswerk* 1843–1910, op. cit., S. 129 und in Wilson T., Robert Koch 1843 to 1910. Adventures in Science, op. cit., S. 27.

6 Zu Zeiten Kochs waren diese Schalen aus Glas, heute bestehen sie aus durchsichtigem Plastik.

7 Im Nachruf auf Chamberland wird Roux schreiben: »Indem er die Forschung der sporenbildenden Bakterien, die hohe Temperaturen aushalten, weiter verfolgte, hat Chamberland die Regeln der Sterilisierung von Kulturmedien festgelegt. Sie wurden in seiner These für das Doktorat der Wissenschaften vorgelegt, die er 1879 verteidigte. Sie enthält die Grundlagen der aktuellen bakteriologischen Technik. Um bequem die Sterilisierung der Kulturmedien und der Geräte zu bewerkstelligen, tüftelte Chamberland einen Autoklav aus, der ein unentbehrliches Werkzeug für bakteriologische Labore, chirurgische Stationen und Desinfektions-Anlagen geworden ist.« (Roux É., Charles Chamberland, Sceaux, Imprimerie Charaire, 1906, S. 2–6.) Die Deutschen beziehen sich jedoch nicht darauf.

Die Begegnung: Der Londoner Kongress

1 Brief vom 2. Januar 1880.
2 Die schmerzliche Erinnerung an die berühmten Krupp-Kanonen!
3 Manche hatten die Idee, präventive Einimpfungen vorzunehmen, um andere Krankheiten zu bekämpfen, etwa der Naturforscher Azias Turenne (1812–1870). Eher Theoretiker als Praktiker, rühmte er die »Syphilisation« nach dem Modell der Variolisation. Adrien Loir, Neffe und Assistent Pasteurs, behauptete, dass Letzterer dieses Buch – *La Syphilisation* – besessen habe, das er in einer besonderen Schublade bei sich aufhob.
4 Zu dieser Zeit bezeichnete das Wort »Virus« ohne Unterschied alle krankheitserregenden Gebilde. Man unterschied nicht zwischen Bakterien, die unter dem Lichtmikroskop sichtbar sind und fähig sich autonom zu vermehren, und den Viren im modernen Sinne, die erst nach 1930 dank des Elektronenmikroskops gesehen wurden und die sich nur innerhalb von Zellen vermehren. Die Mikroben des Milzbrands und der Geflügelcholera sind Bakterien, jene der Pocken und der Kuhpocken sind Viren.
5 Diese Krankheit hat, wie man heute weiß, nichts mit der menschlichen Cholera zu tun, von der wir später noch sprechen werden, und wird durch ein Bakterium namens *Pasteurella* hervorgerufen, das seinen Namen wegen der Bedeutung des Versuches, den Pasteur an ihm vornahm, erhielt.
6 Société centrale de médecine vétérinaire, Sitzung vom 22. Januar 1880.
7 Pasteur L., avec la collaboration de MM. Chamberland und Roux, »de l'atténuation des virus et de leur retour à la virulence«, *Comptes rendus de l'académie des sciences*, Sitzung vom 28. Februar 1881.
8 *In* Vallery-Radot R., *La Vie de Pasteur*, op. cit., S. 466.
9 Pasteur L., »*Vaccination in relation to chicken cholera and splenic fever*«, Vortrag gehalten auf dem Internationalen Medizin-Kongress in London, bei der Sitzung am 8. August 1881 und erschienen in *Transactions of the International Medical Congress*, ebenso in *Revue scientifique* am 20. August 1881. Pasteur L., *Œuvres complètes*, zusammengetragen von Pasteur Vallery-Radot, Paris, Masson, 1922–1939, t. 6, S. 370–378.
10 Nur wenige Menschen, die sich impfen lassen, wissen, dass das Wort »vaccin« (Impfstoff, Anm. d. Übers.) von »vaccin« (Kuhpocken, Anm. d. Übers.) stammt, das wiederum vom lateinischen Wort *vacca* stammt, was »Kuh« bedeutet!
11 Brief vom 3. August 1881.
12 Lister J., »On the relations of minute organisms to unhealthy processes arising in wounds, and to inflammation in general«, *Transactions of the International Medical Congress*, siebte Sitzung, 1881, I, S. 311–312. Zitiert in Brock T. D., Robert Koch. *A Life in Medicine and Bacteriology*, op. cit., S. 115.
13 Zitiert in Möllers B., *Robert Koch. Persönlichkeit und Lebenswerk 1843–1910*,

op. cit., S. 332, und in Brock T. D., *Robert Koch. A Life in Medicine and Bacteriology*, op. cit., S. 116.

14 Koch R., »Zur Aetiologie des Milzbrandes«, *Mitteilungen aus dem Kaiserlichen Gesundheitsamte*, 1881, 1, S. 49–79.

15 Durch die Epochen wurden die Benennungen »pastorien« und »pasteurien« gebraucht. In diesem Werk haben wir erstere genutzt, wie es im 19. Jahrhundert Brauch war, auch wenn heute eher der zweite gebraucht wird.

17 Appréciation de M. le professeur Koch, de Berlin, sur les travaux de M. Pasteur par H. Bouley«, *Recueil de médecine vétérinaire*, chronique de mars 1882, S. 1–14.

18 Der erste Hund wird im Dezember 1882 gegen die Tollwut immun.

19 Zur Aufnahme vorgeschlagen am 8. Dezember 1881, wurde er am 27. April 1882 aufgenommen.

20 Louis Thuillier (1856–1883). Zugelassen zur École normale 1877, wurde er 1880 zum Abschluss angenommen und trat dann in Pasteurs Labor als Laborant ein. Er nahm an den Experimenten zur Impfung von Schafen gegen den Milzbrand teil, namentlich 1881 in Ungarn, dann wie hier erwähnt in Deutschland. Er entdeckte die Mikrobe, die für die Krankheit Schweinerotlauf verantwortlich ist, und beteiligte sich mit Pasteur an den ersten Versuchen der Impfung gegen diese Krankheit. Er nahm auch teil an den Arbeiten Pasteurs über die Tollwut und verstarb auf tragische Weise während der Forschungen in Ägypten über die Cholera.

21 Drei Schafe von 25 sterben nach der Einspritzung des zweiten Impfstoffes.

22 Die deutsche Regierung, sehr zufrieden mit diesem Resultat, verleiht Thuillier einen Orden. Als Zeugnis dieser Brief Pasteurs an Thuillier, datiert vom 5. Oktober 1882: »Ich beglückwünsche Sie zunächst zu der hohen Auszeichnung, die Ihnen die deutsche Regierung verliehen hat. Sie haben gut daran getan, nicht mich damit zu beehren. Sie erinnern sich: Das ist ganz richtig. Für Sie ist es anders, und ich bin zufrieden mit diesem Zeugnis, das gut zeigt, dass sie keinen Grund haben, mit den Resultaten Ihrer Mission zu unzufrieden zu sein.«

23 Der Briefwechsel zwischen Thuillier und Pasteur befindet sich in den Archiven des Institut Pasteur und wurde veröffentlicht in Frank R. A. und Wrotnowska D. (dir.), *Correspondence of Pasteur and Thuillier Concerning Anthrax and Swine Fever Vaccination*, Tuscaloosa, University of Alabama Press, 1968.

Der Kochsche Bazillus

1 Paul Ehrlich (1854–1915). Mediziner, Immunologie, beginnt seine Karriere 1878 mit seiner medizinischen Promotion über die Färbung tierischen Gewebes. Dies ermöglichte es ihm, 1882 dank des Fuchsins eine Färbungsmethode des Tuberkulosebazillus zu entdecken. Als er 1887 Professor an der medizinischen Fakultät Berlin wurde, begann er sich für die Probleme der Immunität

zu interessieren. Deshalb nahm er mit Emil Behring an der Ausarbeitung der Serumtherapie teil, danach entwickelte er eine Theorie der Immunität, die auf die Tätigkeit der Antikörper ausgerichtet war, wofür er gemeinsam mit Élie Metchnikoff 1908 den Medizinnobelpreis erhielt »in Anerkennung ihrer Arbeiten über die Immunität«. Da er feststellte, dass gewisse Färbungen die Mikroorganismen töteten, begann er Forschungen mit dem Ziel, diese Färbungen für therapeutische Zwecke zu nutzen. Er wurde so der Vater der antiinfektiösen Chemotherapie.

2 Er impfte Kaninchen tuberkulöses Sputum ein, und alle Kaninchen wurden schwindsüchtig. Er wird 1868 seine berühmte *Études sur la tuberculose* veröffentlichen.

3 Koch R., »Die Ätiologie der Tuberkulose«, *Berliner klinische Wochenschrift* 1882, 19, S. 221–230. Der Artikel wurde nur drei Wochen nach der Konferenz veröffentlicht!

4 Schadewaldt H., »L'histoire de la découverte du bacille de Koch«, *Bulletin d'histoire des sciences médicales*, 1982, XVI, n° 4.

5 Gerhard Henrik Armauer Hansen (1814–1912) ist ein norwegischer Arzt, der durch seine Entdeckung des »Hansen-Bazillus« (*Mycobacterium leprae*) berühmt wurde, dem Bakterium, das für die Lepra verantwortlich ist.

6 Eine andere Bezeichnung des roten Blutkörperchens.

7 Koch R., *ibid*. Koch hatte richtig gesehen. Die Bakterien der Lepra und der Tuberkulose erscheinen von der gleichen Art zu sein, jene der Mycobakterien.

8 Der Agar wird erst im kommenden Jahr genutzt. Trotz dieser Neuerung bevorzugte Koch das Blutserum für genau diese Kultur.

9 Die unveränderliche Impföse ist ein Basiswerkzeug des Bakteriologen. Sie wird vor jedem Gebrauch zur Sterilisierung durch eine Flamme gezogen und erlaubt es, einige Bakterien in einer Kolonie zu entnehmen, um sie danach entweder auf ein festes oder ein flüssiges Medium zu übertragen.

10 40 Jahre später benötigten die Pasteurianer Calmette und Guérin 13 Jahre für die Schwächung des Bazillus, um den BCG (Bacillus Calmette-Guérin, Anm. d. Übers.) zu erhalten.

11 Wir haben keine Spuren der Reaktionen Pasteurs gefunden, der doch von Thuillier oder seinen Mitarbeitern vor dieser Entdeckung gewarnt worden sein muss.

12 Es gibt viele Situationen, in denen die Kochschen Postulate nicht angewandt werden können. Zum Beispiel gibt es Fälle, wie jenen der Lepra, bei der die verantwortlichen Mikroben nicht kultiviert werden können. Oder andere, und wir werden ein Beispiel bei der Cholera sehen, bei der kein Labortier existiert, d. h. ein Tier, das empfindlich auf die Mikrobe reagiert, und wo es unethisch wäre, mit Menschen zu experimentieren.

13 »Privatbriefe von Robert Koch«, *Deutsche Medizinische Wochenschrift* 1911, 37, S. 1443. Zitiert in Möllers B., Robert Koch. Persönlichkeit und Lebenswerk

1843–1910, op. cit., S. 137, und in Brock T. D., *Robert Koch. A Life in Medicine and Bacteriology*, op. cit., S. 138–139.

Der Konflikt

1 Pasteur L., unter Mitarbeit von Messieurs Chamberland, Roux und Thuillier, »Über die Abschwächung der Viren«, *Quatrième congrès international d'hygiène et de démographie*, Genève 1882, I, S. 127–149. Ebenso in Pasteur L., Œvres complètes, op. cit., t. 6, S. 391–411.

2 *Quatrième congrès international d'hygiène et de démographie*, Genève 1882, I, S. 145. Siehe Möllers B., *Robert Koch. Persönlichkeit und Lebenswerk* 1843–1910, op. cit., S. 135 und 467. Koch, zitiert von Möllers, hat gemeint, dass sein Redebeitrag in einem ruhigen Ton gehalten, auf einen erregten Pasteur geantwortet hätte. Er sagt, dass er die Konfrontation nicht gesucht habe, aber politisch sie nicht hätte vermeiden können, um seiner Regierung nicht den Eindruck zu geben, sich zu entziehen.

3 Brief und Dokument von Doktor C. Ruel, adressiert an Doktor Roux am 20. September 1925, »Un hommage à la vérité«, Archive des Institut Pasteur.

4 Koch R., *Über die Milzbrandimpfung. Eine Entgegnung auf den von Pasteur in Genf gehaltenen Vortrag*, Leipzig, Georg Thieme Verlag, 1882.

5 In einem Brief an Ernest Legouvé vom 12. November 1880 gibt Pasteur zu: »Wenn eine wissenschaftliche Dummheit, die die Vermessenheit hat, sich auf meine Arbeiten zu beziehen, in meiner Anwesenheit geäußert wird, verlasse ich vor lauter Empörung quasi meinen Körper, immer noch sehr ruhig wie diese Teufel, die in einer Schachtel eingesperrt sind und die ein einfacher Knopfdruck sie von Kopf bis Fuß erscheinen lässt.

6 »La vaccination charbonneuse. Réponse de M. Pasteur à un mémoire de M. Koch«. Dem Brief geht eine Übersetzung ins Französische des Koch'schen Beitrags voraus. Der Brief erscheint in einer Broschüre, die in Paris bei Baillière 1883 veröffentlicht wurde.

7 Die Milzbrandimpfung hat sich nur sehr langsam in Deutschland ausgebreitet. 1888 schreibt Nocard in seiner Chronik des *Recueil de médecine vétérinaire* datiert vom 15. Dezember: »Es scheint, dass man in Deutschland die Wohltaten der Milzbrandimpfung nicht beachtet. Zumindest kommt sie nie in den offiziellen Berichten des Gesundheitsdienstes zur Sprache, die sich darauf beschränkt, die beträchtlichen Verluste aufzuzeichnen, die bestimmte Länder durch den Milzbrand erleiden; die Vorschrift lautet, davon nicht zu sprechen.

Gestorben für die Wissenschaft

1 *Recueil des travaux du Comité consultatif d'hygiène publique de France*, Sitzung vom 11. Juli 1883, XIII, S. 206–207, und ein Brief an die Zeitung Le Voltaire vom 26. Juli 1883. Siehe auch Pasteur L., Œuvres complètes, op. cit., t 6., S. 539–541.

2 *Revue d'hygiène*, 1883, V, S. 698–699. Siehe auch Pasteur L., *Œuvres complètes*, op. cit., t. 6., S. 541–542.

3 Tatsächlich ist diese Aussendung einer Mission von Medizinern und Wissenschaftlern an den Ort eine Epidemie eine große Premiere. Sie lässt die heutigen Aussendungen von Delegationen der WHO erahnen, wenn das Risiko einer Epidemie sich an jedem beliebigen Punkt auf dem Globus ergibt.

4 Brief vom 5. August 1883 an Doktor Roux.

5 Notiz, die den Brief vom 30. September an die Herren Straus, Nocard und Roux von der französischen Mission begleitete, bei dem Konsul Frankreichs in Alexandria (Ägypten) (siehe Pasteur L., Correspondance, réunie par Pasteur Vallery-Radot, Paris, Flammarion, 1940, t. III, S. 398).

6 Die Cholera wird nicht von Fieber begleitet. Bei anderen Infektionskrankheiten erhofft man ein Fallen der Temperatur, nicht im Falle der Cholera, hier ist es das Gegenteil.

Kochs Revanche

1 Zitiert in Möllers B., Robert Koch. *Persönlichkeit und Lebenswerk 1843–1910*. Op. cit., S. 139, und in Brock T. D., Robert Koch. *A Life in Medicine and Bacteriology*, op. cit., S. 151.

2 Zitiert in Wilson T., Robert Koch, 1843 to 1910. Adventures in Science, op. cit., S. 46.

3 *Arbeiten aus dem Kaiserlichen Gesundheitsamt*, 1887, S. 21. Zitiert in Brock T. D., *Robert Koch. A Life in Medicine and Bacteriology*, op. cit., S. 160.

4 Man vergisst häufig, daran zu erinnern, dass ein Mitarbeiter von Pettenkofers, Rudolf Emmerich, der ebenfalls die Bazillenkultur geschluckt hatte, sich die Cholera zuzog und ihr haarscharf entkam. Heute weiß man, dass eine große Variabilität verschiedener Individuen gegenüber einem Krankheitserreger besteht. Die Tatsache, dass von Pettenkofer der Einnahme einer Kultur mit Choleravibrionen widerstanden hat, ein Experiment, das im Labor von Metchnikoff wiederholt wurde, ist nicht überraschend, da dieser Vibrio besonders sensibel auf die Magensäure reagiert.

5 Zu dieser Zeit gab es keinerlei wirksames Heilmittel. Heute wird die Cholera sehr gut durch einfache Rehydratation behandelt. Sie bleibt nichtsdestotrotz eine furchtbare Bedrohung in den Ländern, in denen die sanitären Bedingungen unzulänglich sind. Die jüngste Epidemie in Haiti (2010–2012) hat dies leider bewiesen.

6 Nicati und Rietsch in Marseille, Van Ermengen in Belgien.

7 Brief vom 4. August 1884 an Bouley.

8 Es ist erlaubt, an Pasteurs Aufrichtigkeit zu zweifeln!

9 Beiliegende Notiz zum Brief vom 4. August 1884 an Bouley (siehe Pasteur L., *Correspondance*, op. cit., t. III, S. 437).

Die Tollwut

1 Die Tollwutmikrobe ist, im Gegensatz zu denen der Geflügelcholera, des Milzbrandes, der Tuberkulose oder der Cholera, kein Bakterium. Es ist ein Virus, zu klein, um unter dem optischen Mikroskop gesehen zu werden – es wird zum ersten Mal unter einem Elektronenmikroskop 1963 gesehen werden – und es kann sich, wie alle Viren, nur im Innern lebender Zellen vermehren.

2 1879 schreibt Pierre-Victor Galtier, Professor an der tierärztlichen Hochschule in Lyon: »Die Tollwut des Hundes ist auf Kaninchen übertragbar, die so zu einem bequemen und harmlosen Reagens werden, um den Zustand der Ansteckung oder der Nicht-Ansteckung verschiedener Flüssigkeiten zu ermitteln, die von tollwütigen Tieren stammen.« Pierre Galtier, »Études sur la rage. Rage du lapin«, *Comptes rendus de l'Académie des sciences*, 1879, 89, S. 444–446.

3 Zitiert in Ducout D., »Pasteur et Joseph Meister«, *Autour de Louis Pasteur, Cahiers Dolois*, 1995, n° 11, S. 315–338.

4 In der Nähe von Smolensk, in Russland.

5 Brief vom 3. November 1886.

6 *Inauguration de l'Institut Pasteur. Compte rendu*, Sceaux, Imprimerie Charonne et Fils, 1888.

7 Alexandre Yersin (1863–1943), französisch-schweizer Arzt, Bakteriologe und Forscher, geboren im Kanton Waadt in der Schweiz. Er studierte Medizin zunächst in Marburg, dann in Paris. Dort machte er die Bekanntschaft von Émile Roux, um dann in das Labor Pasteurs an der École normale einzutreten. Wir werden ihn später zunächst im Institut Pasteur wiederfinden, anlässlich seiner Arbeiten über die Diphtherie, später in Indochina und in Hongkong, wo er über den Pestbazillus forscht. Siehe Perrot A. und Schwartz M., *Pasteur et ses lieutenants*, op. cit.

8 Der Name einer großen Straße in Berlin, vergleichbar den Champs-Élysées in Paris.

9 Archive des Institut Pasteur.

10 Brief an seine Mutter vom 10. Juli 1888, Archive des Institut Pasteur.

11 Metchnikoff É., *Trois fondateurs de la médecine moderne*, op. cit., S. 111–116.

Koch schadet seinem Ruf

1 »Über bakteriologische Forschung«, *Verhandlungen des Internationalen medizinischen Kongresses*, Berlin, August Hirschwald, 1890, vol. I. Zitiert in Möllers, B., *Robert Koch. Persönlichkeit und Lebenswerk 1843–1910*, op. Cit., S. 557–558, und in Brock T. D., Robert Koch. A Life in Medicine and Bacteriology, op. cit., S. 196.

2 Metchnikoff É., *Trois fondateurs de la médecine moderne*, op. cit., S. 95.

3 Deutsche Medizinische Wochenschrift, 27. November 1890, S. 1111–1112.

4 Dieses Gelände wird tatsächlich gekauft werden, aber erst 1900, und beherbergt heute etwa die Hälfte des Campus des Instituts.

5 *La Science pour tous*, 6. Dezember 1890, S. 386.

6 Ein renommierter anatomischer Pathologe, der die Doktorarbeit von Yersin überwachte.

7 Pr Cornil, *La Méthode de Koch et sa technique*, Clermont (Oise), Imprimerie Daix frères, 1891.

8 »Fortsetzung der Mitteilungen über ein Heilmittel gegen Tuberkulose«. *Deutsche Medizinische Wochenschrift*, 1891, n° 3, S. 101; englische Übersetzung: *British Medical Journal*, 17. Januar 1891, S. 125–127. Zitiert in Möllers B., Robert Koch. Persönlichkeit und Lebenswerk 1843–1910, op. cit., S. 571, und *in* Brock T. D., *Robert Koch. A Life in Medicine and Bacteriology*, op. cit., S. 211.

9 Wie kam Koch auf diese eigenartige Idee, zu versuchen, die Tuberkulose mit einem Extrakt des Tuberkelbazillus zu heilen? Es geschah infolge der unerwarteten Beobachtung, dass sich der Zustand von Meerschweinchen, die nach einer ersten, zwei Monate zuvor erfolgten Übertragung ein zweites Mal mit dem Bazillus angeimpft worden waren, nicht verschlechterte, sondern sich die Symptome ihrer Krankheit abschwächten und sich ihre Lebensdauer verlängerte. Diese Verbesserung ihres Zustandes wurde von einer ausgeprägten Nekrose der tuberkulösen Läsionen begleitet. Diese Nekrose hatte nach Koch den Effekt, die Entwicklung der Bakterien zu blockieren, denen die Nährstoffe fehlten, die für ihr Wachstum nötig waren. Er stellte dann fest, dass die bakteriellen Extrakte, das Tuberkulin, einen vergleichbaren Effekt hatten. C. Gradmann geht auf diese Frage in seinem Artikel ein »Robert Koch and the white death: From tuberculosis to tuberculin«, *Microbes and Infection*, 2006, 8, S. 294–301.

10 Guttstadt G., »Die Wirksamkeit des Koch'schen Heilmittels gegen Tuberkulose«, *Rep. Amtliche Berichte der Kliniken, Polykliniken und Pathologisch/Anatomischen Institute der Preussischen Universitäten*, Julius Springer Verlag, 1891.

11 Zitiert in Möllers B., Robert Koch, Persönlichkeit und Lebenswerk 1843–1910, op. cit., S. 207–208, und in Brock T. D., Robert Koch. A Life in Medicine and Bacteriology, op. cit., S. 233.

12 Die zweite Hochzeit Kochs fand erst 1893 statt. Vielleicht hat Metchnikoff sich im Datum des Kongresses geirrt.

13 Einige der technischen Anlagen sind Kopien jener des Institut Pasteur. Zum Beispiel die Trockenschränke mit konstanter Temperatur, die Roux entworfen hat, um Bakterien zu kultivieren.

Gift und Gegengift

1 *Annales de l'Institut Pasteur*, 1888, S. 629–661.

2 Er wird erst 1901 ein »von« Behring sein, dem Jahr, in dem ihm der Nobelpreis verliehen werden wird.

3 Behring E., »Ueber Jodoform und Jodoformwirkung«, *Deutsche Medizinische Wochenschrift*, 1882, 8, S. 146–147.

4 Vielleicht teilweise, aber die Dinge sind tatsächlich weit davon entfernt, so einfach zu sein!

5 Behring E., Kitasato S., »Ueber das Zustandekommen der Diphtherie-Immunität bei Thieren«, *Deutsche Medizinische Wochenschrift*, 1890, 16, S. 1113–1114.

6 Nach seiner Rückkehr erkrankte seine Tochter an Diphtherie. Kitasato entschied sich, ihr Antitoxin zu injizieren und konnte sie retten. Dies war das erste Mal, dass die Serumtherapie in Japan angewandt wurde. Nach Lisa Kitasato, Urenkelin von Shibasaburo, ist die Geschichte dieser Impfung von der Liebe eines Vaters für seine Tochter sehr bekannt in Japan und war sogar Vorlage für ein Theaterstück.

7 Zitiert *in* Linton D. S., *Emil von Behring. Infectious Disease, Immunology, Serum Therapy*, Philadelphia, 2005, American Philosophical Society, S. 88.

Der Falke der Finsternis ist besiegt

1 *La Semaine médicale*, 8. September 1894, S. 405–408.

2 Zitiert in Linton D. S., *Emil von Behring*, op. cit., S. 182.

3 Archive des Institut Pasteur.

4 Albert Calmette (1863–1933), Arzt und Bakteriologe, kam 1890 ans Institut Pasteur, nachdem er Missionen an den Golf von Tonkin, nach Gabun und nach Saint-Pierre-et-Miquelon durchgeführt hatte. Er wurde von Pasteur und Roux nach Indochina geschickt und gründete das erste Institut Pasteur in Übersee, in Saigon. Dann gründete er ein Institut Pasteur in Lille, wo er mit Camille Guérin mit Arbeiten über die Tuberkulose begann, die ihn zur Ausarbeitung von BCG führten. Siehe Perrot A. und Schwartz M., *Pasteur et ses lieutenants*, op. cit.

5 Im gleichen Jahr wird Behring die Abzeichen eines Offiziers der Ehrenlegion erhalten.

6 Archive des Institut Pasteur.
7 Archive des Institut Pasteur.
8 Zitiert in Brock T. D., *Robert Koch. A Life in Medicine and Bacteriology*, op. cit., S. 299.

Die Pest in Hongkong

1 Im *Le Maître et son élève* (Tokio 1935) berichtet Miyajima, dass Kitasato während des letzten Aufenthalts Kochs in Tokio die Haare seines alten Lehrers aus dessen Kamm sammelte, um sie wie Reliquien aufzubewahren. Zitiert in Mollaret H. H. und Brossollet J., *Yersin. Un pasteurien en Indochine*, Paris, Berlin, 1993, S. 345.
2 Pasteur L., *Œuvres complètes*, op. cit., t. 6, S. 493–502.
3 Man sieht hier, dass Pasteur seit 1879 vorschlug, die »Kochschen Postulate« anzuwenden, ohne sich auf Koch zu beziehen; letztere wurden von ihm erst seit 1884 so genannt.

Pasteurs Franzose und Kochs Japaner [streiten sich um eine Mikrobe]

1 Man muss P.-L. Simond abwarten (1898), bis die Übertragung der Pest durch Flöhe von Ratte zu Ratte festgestellt wird und man die Übertragung von der Ratte auf den Menschen schlussfolgert.
2 Die Zitate Yersins stammen aus seinem Manuskript vom 3. September 1894 mit dem Titel *Mon voyage à Hong Kong au sujet de la peste*. Es wird in den Archiven des Institut Pasteur aufbewahrt.
3 Die Postschiffe benötigten etwa 30 Tage von Hongkong nach Marseille.
4 Man muss wissen, dass eine Färbemethode existiert, genannt Gram, die es erlaubt, die Bakterien in zwei große Klassen zu unterteilen, ob sie sich durch diese Technik anfärben lassen oder nicht (grampositiv oder gramnegativ). Kitasato, ein Bakteriologe auf hohem Niveau, gestand sich ein, dass er nicht sagen konnte, ob der Bazillus, den er isoliert hatte, grampositiv oder gramnegativ war. Dies ist unverständlich, denn der Pestbazillus erweist sich ohne irgendeine technische Schwierigkeit als gramnegativ. Bei einer Präsentation bei der Tokio Medical Society im Dezember 1896, erklärt Kitasato gar, dass sein Bazillus grampositiv sei! Siehe Mollaret H. H. und Brossellet J., *Yersin. Un pasteurien en Indochine*, op. cit., S. 167.
5 *Archives de médecine navale*, 1900, 74, S. 469–472.
6 Archive des Institut Pasteur. Siehe auch Howard-Jones N., »Was Shibasaburo Kitasato the co-discoverer of the plague bacillus?« Perspectives in Biology and Medicine, Winter 1973, S. 292–307, und *Schweizerische Medizinische Wochenschrift*, 1943, 73, S. 751.

7 Diese Benennung war seit 1944 von J. J. von Loghem vorgeschlagen worden, »The classification of plague bacillus«, *Antonie Van Leeuwenhoek J. Serol. Microbiol.*, 1944, 10, S. 15–16. Sie wurde offiziell 1980 anerkannt: Skerman V. B. D., McGowan V., Sneath P. H. A., »Approved lists of bacterial names«, Int. J. Sys. Bacteriol., 1980, 30, S. 225–420.

8 Siehe, zum Beispiel, Kaufmann S. und Schaible U., »100th anniversary of Robert Koch's Nobel Prize for the discovery of tubercle bacillus«, *Trends in Microbiology*, 2005, 13, S. 469–473.

Koch ohne Pasteur

1 *Jubilé de M. Pasteur*, Paris, Gauthier-Villars et Fils, 1893.

2 Briefe vom 21. und 31. Mai 1895.

3 Zitiert in Darmon O., *Pasteur*, Paris, Fayard, 1995, S. 393.

4 Metchnikoff É., *Trois fondateurs de la médecine moderne*, op. cit., S. 116.

5 In der Ausgabe vom 6. Oktober 1904.

6 Sie sind sich seither zwei Mal begegnet, in Berlin und Paris.

7 1902 »für seine Arbeit über die Malaria, durch die er gezeigt hat, wie der Parasit den Organismus infiziert, und so die Basis für die Forschung und den Kampf gegen die Krankheit gelegt hat«.

8 Zitiert nach Wilson T., *Robert Koch, 1843 to 1910. Adventures in Science*, op. cit., S. 126 und in Möllers B., *Robert Koch. Persönlichkeit und Lebenswerk 1843–1910*. op. cit., S. 349–350.

9 Zitiert in Brock T. D., Robert Koch. *A Life in medicine and Bacteriology*, op. cit., S. 283.

10 Metchnikoff É., *Trois fondateurs de la médecine moderne*, op. cit., S. 8–14 und 122–124.

Epilog

1 Siehe, zum Beispiel, Schwartz M. und Castex J., *La découverte du virus du sida. La vérité sur l'affaire Gallo-Montagnier*, Paris, Odile Jacob, 2009.

2 Für eine Diskussion über den Begriff der Artenbarriere, ebenso wie über eine Geschichte der Entdeckung der Antibiotika, kann man sich zum Beispiel beziehen auf Schwartz M. und Rodhain F., *Des microbes ou des hommes. Qui va l'emporter?*, Paris, Odile Jacob, 2008.

* In diesen Fällen ist es uns nicht gelungen, die originalen Zitate ausfindig zu machen. Die vorliegenden Textpassagen wurden aus dem Französischen rückübersetzt.